의학기생충학

MEDICAL PARASITOLOGY

의학기생충학

류재숙 · 안명희 · 민득영 · 신명헌 · 송현욱 · 이한일 공저

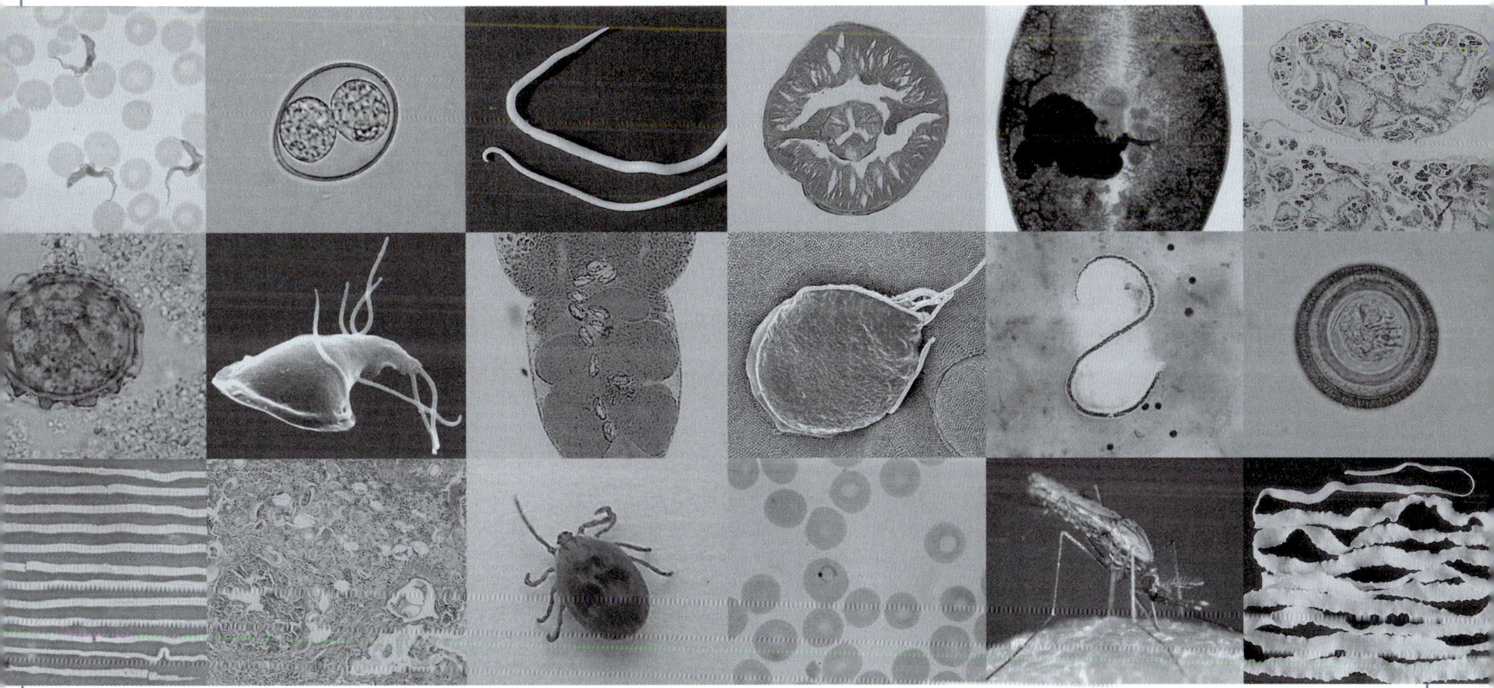

한양대학교 출판부

머리말

이 책은 저자들이 의과대학과 의학계열 학과의 학습 목표에 맞추어 대학에서 사용하고 있던 강의록을 모아 엮은 것이다.

이 책이 나오게 된 계기는 2016년 어느 모임에서 20여 년 동안 사용하던 강의록을 책으로 출간하자는 데 의견이 모아졌다. 저자로 참여한 구성원들은 우리나라 기생충학계의 개척자인 선배들에게 대학 교육 현장에서 직접 배움을 받았거나, 그 뒤를 이어받아 대학에 봉직하고 있는 전문가들이다. 구성원 간 세대의 폭이 넓은 셈이어서 정보의 폭도 넓어 우리나라 기생충학의 역사를 조망하거나 최신 정보를 기술하는 데 많은 도움이 되었다. 더구나 작업 중에 접한 대선배이시고 스승이신 행원 소진탁 교수님의 소천 소식은 그분의 역사적 업적을 다시 한 번 기리는 계기가 되었다.

이 책은 의학계열의 학부생을 주 독자층으로 집필되었지만, 일부 대학원생들의 참고 서적 또는 일반인의 교양서적으로도 활용할 수 있도록 구성하였다. 또한 각 기생충의 감염 예는 대표적인 것을 추려서 참고문헌으로 소개하여 임상의들도 찾아볼 수 있도록 하였다.

우리나라에서 아직도 만연하고 있거나 최근에 문제되고 있는 기생충에 대해서는 상세히 다룬 반면, 과거에는 감염률이 높았지만 현재로는 거의 찾아보기 힘든 기생충이나 우리나라에는 없으면서 전 세계적으로 인류 보건에 영향을 주는 기생충들은 개괄적으로 기술하였다. 원충류 중 원포자충, 점액포자충, 미포자충 등에 속하는 일부 원충은 최근에 들어서야 병원성이 확인되어 정보가 충분치 않아 깊이 있게 다루지는 못하였다.

이 책에서는 가급적 쉬운 우리말로 쓰고자 하였으며, 전문용어는 대한의학협회에서 제정하고 출간한 『의학용어집(제5판)』과 대한기생충학·열대의학회의 학술용어위원회에서 선정한 '기생충학술용어'의 표기를 따랐다. 기생충의 계통학적 분류는 한국동물학회의 의견을 많이 따랐다.

이 책은 앞으로 주변의 많은 분들의 고견과 가르침으로 부족한 부분들은 보완해 나갈 것이다.

이 책에 수록된 사진과 그림을 준비해주신 남용희 일러스트레이터, 최한규, 이수영, 한익환 님과 텍스트 교정을 도와주신 교실의 문미령애, 김정현, 김상수, 박은아 님, 마지막으로 출간을 맡아주신 한양대학교 출판부의 양주성, 이현주, 안광일, 정준기 님께 감사드린다.

2017년 3월

저자 일동

차례

총론

각론

PART 1

MEDICAL PARASITOLOGY

총론

제1절

기생충학의 정의와 범위

우리가 살고 있는 지구는 수많은 생명체를 안고 있는 독특한 행성으로, 인류를 포함하여 많은 생물들이 지구의 자원을 활용하며 서로 얽혀 생존을 유지하고 있다.

각각의 생명체는 생명 활동과 종족 보존에 필요한 먹이활동을 위해 주변과의 경쟁, 타협, 순응 또는 융화를 거듭하며 지금에 이르렀다. 생물체의 먹이활동 양식은 다양하여 한 생물이 다른 생물을 탐식하는 것을 포식생활(predation)이라 하며, 서로 다른 종의 생물이 서로 밀접한 관계를 이루며 먹이를 획득하는 것을 공생(symbiosis)이라 하고, 그 개체를 공생체(symbiont)라 한다. 공생 중에는 두 생물체가 단순히 서로 서식처를 주고받는 기거생활(commensalism), 서로 이익을 주고받는 상리공생(mutalism), 그리고 한쪽 상대 생물체로부터 먹이를 섭취하여 해를 끼치는 기생생활(parasitism) 등이 있다.

(1) 기생충학의 정의

한 생물이 생명 유지와 종족 유지를 위하여 다른 생물의 체표 또는 체내에 일시적으로 또는 지속적으로 서식하면서 영양물을 탈취하는 생활양식을 기생생활(parasitism)이라 한다. 이때 의존적인 위치의 생물을 기생물(parasite)이라 하고, 기생물이 의존하는 생물을 숙주(host)라 하며, 이를 연구 대상으로 하는 생물학의 한 분야를 기생충학(寄生蟲學, parasitology)이라 한다.

(2) 기생충학의 범위

넓은 의미에서 기생물은 숙주에 기생하는 모든 생물을 일컫는다. 기생충학(parasitology)은 동물성 기생물(zooparasite), 즉 원충(protozoa), 연충(helminths), 절지동물(arthropods)을 대상으로 하며, 미생물학(microbiology)은 바이러스(virus), 리케치아(rickettsia), 세균(bacteria), 진균(fungi)을 대상으로 하는 학문 분야이다. 인체기생충학(human parasitology) 또는 의학기생충학(medical parasitology)은 인체에 기생하여 질병을 일으키거나 병원체를 매개하는 것들을 다루는 학문 분야로, 임상 기생충학(clinical parasitology)이라고도 한다.

기생충학은 기생생물에 따라 단세포 단위로 되어 있는 원생동물 기생충에 대한 학문인 원충학(protozoology), 조직과 기관이 발달한 후생동물(metazoa)인 연충에 대한 학문인 연충학(helminthology), 절지동물(arthropoda)을 연구하는 학문인 절지동물학(arthropodology)으로 세분할 수 있다.

제2절

숙주-기생충 상호관계

의학 기생충학에서 숙주(host)는 인간이고, 기생충(parasites)은 인체에 기생하는 모든 동물이다.

(1) 숙주 Host

기생충이 성적으로 성숙하여 지속적으로 기생할 수 있는 숙주를 고유숙주(definitive host) 또는 종숙주(final host)라고 한다. 기생충이 성숙, 발육하기 위해 유충의 단계를 거치는 숙주를 중간숙주라고 하며, 두 종류의 중간숙주를 거칠 때에는 첫째 중간숙주를 제1 중간숙주(the first intermediate host), 둘째 중간숙주를 제2

중간숙주(the second intermediate host)라 한다. 기생충의 유충이 우연한 기회에 한 생물에 들어와 발육 또는 번식하지 않고 살아갈 수 있는 숙주를 연장숙주(paratenic host)라 한다. 기생충에 따라 인간 이외에 가축과 야생동물에도 기생하여 성적으로 성장하고 발육하여 인간에게 감염원이 되는 숙주를 보충숙주 또는 보유숙주(reservoir host)라 한다.

대부분의 기생충은 특정한 숙주에 의존해야만 발육, 성장하고 성적으로 완숙하여 생식이 가능하게 된다. 기생충의 일생이 완벽하게 이루어져 다음 세대로 넘어가는 주기를 기생충의 생활사(생활환, life cycle)라 한다. 이 생활사를 이루는 데 적절한 숙주를 감수성숙주(susceptible host) 또는 호적숙주(natural host)라 하며, 그렇지 못한 경우를 비감수성(unsusceptible) 또는 비호적(unnatural)숙주라 한다. 이러한 숙주-기생충 간의 상호관계를 숙주특이성이라 한다.

(2) 기생충 Parasites

기생충은 생존을 위해 최대한으로 숙주에 적응할 수 있도록 진화와 퇴화를 거듭해 왔다. 대부분의 체내 기생충들에서 불필요한 기관은 퇴화되었고, 기생생활에 필요한 기구나 조직은 고도로 발달되었으며, 특히 생식계는 극도로 발달되었다. 외부 환경에 노출되었을 때 기생 충체의 보호를 위한 포낭막(cyst wall), 난각(egg shell), 피막(capsule, sheath), 각피(cuticle) 등의 발달, 숙주 체내에서 고착을 위한 구(hook), 소구(hooklet), 흡반(sucker), 부리(rostellum), 흡구(bothrium) 등의 발달이 좋은 예이다. 최근에는 숙주의 면역계에 대항하기 위해 분비하는 단백분해효소의 생산이나 약제에 대한 저항력(resistance)은 유전자 수준의 돌연변이(mutation)로, 이러한 변화들이 진화의 과정을 이룬다.

기생충은 여러 유형이 있는데 전적으로 숙주에 의존하여 기생생활만을 영위하는 것(예 선모충)을 편성기생충(obligatory parasite)이라 하고, 자유생활 또는 기생생활을 할 수 있는 기생충을 통성기생충(facultative parasite)이라고 한다. 그리고 다른 동물의 기생충이 우연한 기회에 인체에 도입되어 성충이 되는 기생충을 우연기생충(accidental parasite)이라 한다. 고유의 기생 장소를 이탈하여 다른 장기에 가서 기생하는 경우를 이소기생(ectopic parasitism)이라 하고, 일시적으로 원래의 기생 장소를 이탈하여 다른 장소에 들어가는 경우 미입기생(erratic parasitism)이라 하며, 음식물에 섞여 들어온 충란, 유충 혹은 성충의 일부가 생존 상태로 배출된 경우 위기생(pseudoparasitism 또는 spurious infection)이라고 한다. 기생충이 숙주 체내에 기생하는 경우 내부기생충(endoparasite)이라 하고, 체표에 기생하는 것은 외부기생충(ectoparasite)이라 한다. 한 숙주 내에 여러 종의 기생충이 동시에 기생할 때 다기생(polyparasitism)이라 하고, 조직이나 장기 내를 배회하고 다니는 양상을 이행(migration)이라고 하며, 원래 감염된 위치에서 혈액이나 림프액을 따라 수동적으로 다른 부위에 이동하여 기생하는 경우를 전이(metastasis)라고 한다.

제3절

인수공통감염증 Zoonoses

인수공통감염증(Zoonoses)은 원래 동물에서 연유된 질병을 뜻하는 것으로 사용되었으나, 1959년 WHO는 척추동물과 사람의 쌍방에 자연적으로 전파된 질병과 감염(The diseases and infections which are naturally transmitted between vertebrate animals and man)이라고 정의하였다. 이 중 기생충성 인수공통질병(parasitic zoonosis)이 모든 인수공통질병의 1/3 이상을 차지한다. 근래에는 조류독감, 구제역, 지카바이러스 등 자연계에서만 유행하였던 질병들이 인간 사회에 유입되는 등 야생계와 인간 사회와의 관계가 점점 근접하고 있다.

제4절

기생충의 분류 및 명명

(1) 분류

기생충은 모두 동물계(Animal Kingdom)에 속하며, 그 하위 단위로 아계(Subkingdom), 문(Phylum), 강(Class), 목(Order), 과(Family), 속(Genus), 종(Species)으로 구분된다. 인체에 기생하는 기생충들은 원생동물아계의 육질편모충문(Phylum Sarcomastigophora), 첨복포자충문(Phylum Apicomplexa), 점액포자충문(Phylum Myxozoa), 미포자충문(Phylum Microspora), 그리고 섬모충문(Phylum Ciliophora)에 속하는 것들과 후생동물아계(Subkingdom Metazoa)의 편형동물문(Phylum Platyhelminthes), 선형동물문(Phylum Nematoda), 유선동물문(Phylum Nematomorpha), 구두충문(Phylum Acanthocephala), 환형동물문(Phylum Annelida), 그리고 절지동물문(Phylum Arthropoda)에 속하는 것들이 있다. 이들 중 원생동물의 기생충을 원충이라 하고, 편형동물기생충과 선형동물기생충을 연충(helminths)이라 하며, 나머지를 기타 기생충 및 절지동물로 구분한다. 연충은 다시 선충(Nematoda), 흡충(Trematoda), 그리고 조충(Cestoda)으로 구분한다.

(2) 명명

동물의 학술적 명칭인 학명은 각 지역이나 국가에서 부르는 일반 명칭을 피하고 국제동물명명규약(International Code of Zoological Nomenclature)에 따라 앞에는 속명(generic name)을, 뒤에는 종명(species name)을 쓰는 이명법(binomial nomenclature)을 적용한다. 학명의 표기에서 동물의 이름은 이탤릭체로 쓰고 바로 명명자 또는 발견자를 인쇄체로 쓰며 구점(,)을 찍고 연대를 쓴다. 그러나 일부 변경이 필요한 경우 처음 명명자의 이름과 연대는 괄호 안에 기록하고 다음 명명자를 규정대로 기재한다.

예 *Fasciola hepatica* Linnaeus, 1758
Paragonimus westermani(Kerbert, 1878) Braun, 1899

제5절

기생충의 생물학적 특성

기생충은 동물로서의 성장과 번식에 필요한 기본적인 대사와 생식 양상을 갖는다.

(1) 기생충의 생리 및 생화학

기생충은 종에 따라 생활사가 다양하며, 기생장소도 다양하다. 오랜 기생생활을 통해 숙주-기생충관계가 기생충에게는 번식학적으로나 생리학적으로 유리하게 진화가 이루어졌지만 숙주에게는 관용(tolerance)하도록 진행되어 왔다.

대부분의 기생충은 편성 혹은 혐기성호흡을 하면서 신진대사를 이루어가며 기초적 물질대사에 필요한 효소들도 생산한다. 탄수화물은 발효(fermentation)나 해당작용(glycolysis)을 통해 이용하고, 지방분해효소

(lipase)나 에스테르분해효소(esterase)의 존재도 밝혀져 있다. 종에 따라 숙주의 면역기전을 무력화하거나 대항하는 단백분해효소(proteolytic enzyme)나 항효소(anti-enzyme)를 분비하는 것도 있다.

(2) 기생충의 생식

대부분의 기생충은 생식기관이 매우 발달되어 있으며, 종에 따라서 독특한 번식과 증식의 방식을 갖는다. 원충류의 무성생식(asexual reproduction)방법으로 이분열(binary fission), 발아(budding), 다분열(multiple division)이 있고, 유성생식(sexual reproduction)으로 융합생식(syngamy)이 있다. 그 외에 접합(conjugation)이 있다.

연충류는 원충과 달라서 대부분 암·수 생식기관이 발달되어 있다. 암수딴몸(gonochorism)인 것은 회충, 요충 등이 있고, 암수한몸(hermaphroditism)은 흡충류와 조충류에서 볼 수 있는데, 특별히 조충류는 수컷선숙암수한몸(protandrous hermaphroditism)이다. 단성생식(parthenogenesis)은 분선충에서, 복세대발육(digenetic development)은 흡충류에서 볼 수 있다. 기생충은 난생(oviparous)인 것이 많으나 태생(viviparous)인 경우도 사상충이나 선모충에서 관찰된다.

제6절

기생충감염과 역학

기생충병은 감염병(infectious disease)이어서 지역사회, 넓게는 지구촌에서 기생충이 건강한 사람에게 어떻게 전파되는지를 파악하는 것은 매우 중요하다. 일정 지역에서 기생충 감염의 성립은 감염된 환자가 감염원(source of infection)이 되어 어떠한 전파양식(mode of transmission)에 따라 감수성이 있는 건강한 사람(susceptible healthy host)에게 감염되는 것이며, 이때 보충숙주가 관여할 수도 있다. 기생충병이 토착화하는 데는 기후, 습도, 토질 등 자연 조건과 그 지역사회의 인종, 성별, 연령, 관습, 종교, 교육과 경제 수준 등 여러 요인들이 복합적으로 작용한다. 이러한 현상들을 연구하는 분야를 역학(epidemiology)이라 하며, 이는 기생충 감염의 진단, 치료, 예방과 관리를 위해 필수적인 연구 분야이다.

지역사회에서 이루어진 감염이 정착되었을 때 풍토성(endemicity)이라 하고, 그 감염병을 풍토병(endemic disease)이라 한다. 환자가 폭발적으로 발생할 경우는 유행성(epidemic), 세계적으로 유행할 경우는 범유행(pandemic)이라 한다. 집단의 감염 정도는 일정 지역의 인구 중 현재 감염된 환자 수의 백분율(%)인 유병률(prevalence rate)로, 그리고 일정기간 중에 발생한 새로운 환자 수를 그 지역의 인구 수로 나눈 백분율(%)인 발생률(incidence rate) 등으로 나타낸다.

(1) 감염원 Sources of Infection

감염원은 감염된 환자, 증상이 없는 보충자(carrier)나 보유숙주(reservoir)이고, 이들로부터 배출된 감염체가 내포된 흙, 물, 채소나 과일, 육류나 어류 등을 이른다.

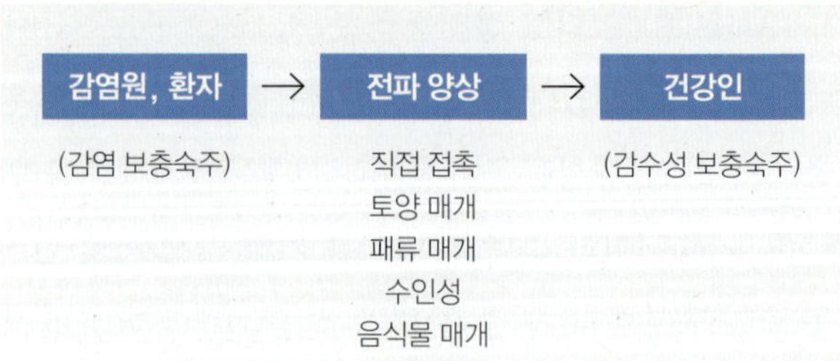

(2) 감염경로 Routes of Infection

감염체가 인체에 도입되는 경로를 말한다.

- 경구감염(oral infection) : 입을 통한 감염으로 주로 음식물이나 물을 통하여 일어난다(예 회충, 선모충, 긴촌충, 간흡충 등).
- 경피감염(cutaneous infection) : 구충, 개구충, 분선충 등의 유충이 피부를 통하여 감염된다.
- 그 외에 절지동물에 물려서 감염되거나, 호흡기, 태반(transplacental), 성기, 결막, 수혈 등을 통해서도 감염된다.

(3) 탈출경로 Routes of Escape

기생충이 숙주의 체내에서의 생식활동에 의해 생산된 다음 세대 감염체가 또 다른 숙주로의 감염 기회를 갖기 위해 원래의 숙주로부터 이탈하는 것을 탈출경로라 한다.

소화관 기생충은 대변을 통하여 외부로 나오며(예 회충, 이질아메바), 비뇨생식기에 기생하는 기생충은 소변 또는 질 분비물을 통하여 인체에서 나오게 된다(예 방광주혈흡충, 질편모충). 호흡기에 기생하는 기생충은 객담을 통하여 배출되고(예 폐흡충), 피부를 통해서도 배출된다(예 메디나충). 혈액 및 림프액에 기생하는 기생충은 곤충의 흡혈을 통하여 탈출하게 된다(예 말라리아열원충, 사상충).

(4) 전파 Transmission

감염체는 물, 공기, 음식, 곤충 등 다양한 매개체들을 통해 감수성 숙주에게 전파되는데 이때 매개에 관여하는 생물을 전파자(transmitter)라 한다. 기생충이 그 안에서 발육하여 숙주에 전파되는 경우를 생물학적 전파자(vector, 매개체)라 하고, 단순히 기생충을 옮겨주는 기계적 전파자를 운반체(carrier)라 한다.

전파양식에 따라 토양매개성(soil-transmitted), 수인성(water-borne), 음식매개성(food-borne), 절지동물매개성(arthropod-borne, vector-borne) 전파 등이 있다.

제7절

기생충감염과 병해

기생충 감염에 의한 발병과 병해는 감염 기생충의 종과 병원성, 감염 강도, 침범 부위, 숙주의 감수성과 저항력 등에 따라 다르게 나타난다. 감염이 되어 증상이 나타날 때까지를 임상적 잠복기(clinical incubation period)라 하고, 인체감염 후 최초로 기생충(충란, 유충, 성충 등)이 직접 검출되거나 기생충에 대한 항체가가 양성으로 진단될 수 있는 시기를 생물학적 잠복기(biological incubation period 또는 prepatent period)라 한다.

(1) 외상성 혹은 기계적 장해

옴벌레나 구더기의 피부 침입으로 인한 피부 손상, 회충에 의한 장 폐쇄, 포충감염 때 주위 조직의 압박, 회충의 담관 내 미입 등이 있다.

(2) 세포 및 조직의 파괴

이질아메바에 의한 염증 반응(inflammation), 궤양, 농양 등의 조직손상, 세포 내 감염 기생충에 의한 세포의 손상, 조직 및 혈액 내 호산구 증가, 만성 감염에서 피낭형성(encapsulation), 육아종형성(granuloma)과 주변조직의 섬유화(fibrosis), 증식(proliferation) 및 신생(neoplasia) 등이 있다.

(3) 독성장해

절지동물의 독소 중 일부는 신경독으로 작용하는 것을 볼 수 있다.

(4) 과민성 반응 Hypersensitivity

인체 내에서 기생충의 대사산물인 이종단백질이 항

원으로 작용하여 과민성 반응을 유발한다.

(5) 영양 물질의 손실

구충은 흡혈하고, 광절열두조충은 비타민B_{12}를 빼앗아 영양 손실을 가져온다.

(6) 숙주의 행동변화 Behavioral alteration

일부 기생충은 감염 후 숙주의 정서나 행동을 변화시켜 기생충의 생존에 유리하도록 유도한다.

(7) 기타

이질아메바의 경우 장병변에 2차적인 세균 침입 등 미생물 침입을 조장한다.

제8절

기생충감염과 면역

기생충은 자신의 삶을 영위하기 위해서 고유한 숙주에 기생하여 숙주에 절대적으로 의존하는 생명체로 대개 만성적 감염을 일으키며, 이때 숙주는 자신을 방어하기 위해 항원-항체반응을 비롯한 면역기전을 활용한다. 기생충은 복잡한 생활사를 가지며 따라서 기생충의 항원성도 복합적이다. 원충은 영양형, 포낭형 시기를 가지며, 연충은 충란, 유충, 성충 시기를 거치므로 숙주의 면역반응(세포 또는 항체 매개성 면역)은 매우 다양하게 일어날 수 있다. 이러한 숙주의 면역반응은 기생충의 감염경로, 기생충의 서식장소(세포 내, 조직 내, 또는 장강 내), 감염되는 기생충의 양, 그리고 숙주 자체가 지니고 있는 기생충에 대한 감수성(susceptibility)과 특이성(specificity)에 따라서 달라질 수 있다.

기생충은 자신의 생존에 유리한 방향으로 숙주의 방어면역 반응을 적절히 통제하거나 회피하는 능력을 가지고 있고, 또한 숙주는 감염된 기생충에 대하여 적절한 방어면역과 염증 반응을 유도함으로써, 과도한 숙주반응으로 인한 조직손상이 일어나지 않도록 한다.

(1) 선천면역

선천면역은 방어의 최일선에 관여하는데 면역세포(대식세포, 중성구, 호산구, 비만세포, 혈소판), 보체, 시토카인 등이 관여한다.

선천면역에서 항원의 인지는 면역반응을 시작하는데 중요하다. 항원의 인지에 관여하는 수용체(receptor) 중에서 대표적인 것은 Toll-like receptor(TLR)인데, 말라리아열원충의 pigment hemozoin은 숙주세포의 TLR9에 의해 인지되고, 크루스파동편모충과 만손주혈흡충의 경우 TLR2에 의해 인지된다. TLR 이외의 다른 수용체로는 보체수용체(CR3), collectin, pentraxin, C-type lectin이 있어서 기생충 항원을 인지한다.

(2) 적응면역

기생충 감염 시 선천면역의 작용으로 기생충이 제거되지 못하면 적응면역반응이 가동되어 T세포나 B세포가 작용한다. T세포나 B세포에 의해 생산된 시토카인이나 항체는 면역세포와 함께 작용하여 숙주방어에 작용한다.

마우스에서 T세포를 실험적으로 없애면 크루스파동편모충이나 요엘리열원충(*P. yoelii*) 같은 원충감염으로 마우스가 사망하는 결과를 통해 T세포의 중요성이 증명되었고, B세포에 의해 생산되는 항체도 많은 기생충을 살멸시키거나 비동화시킴이 알려져 있다.

- $CD4^+$와 $CD8^+$ T세포가 숙주의 방어기전에 관여하는데 기생충의 종류와 감염단계(stage)에 따

라 관여하는 T세포형이 다르다. 혈액 내 열원충인 요엘리열원충의 방어에 $CD4^+$ T세포가 관여하며, 간에 있는 *P. berghei*의 방어에는 $CD8^+$ T세포가 관여하여 사멸시킨다. $CD4^+$ T세포는 장에 사는 쥐편충의 배출에도 관여한다.

- 일반적으로 세포 내에 기생하는 기생충은 주로 T_H1이 작용하고 숙주세포 밖에 사는 기생충은 T_H2 세포가 주로 관여한다고 알려져 있다. T_H1과 T_H2 세포반응은 기생충감염의 결과를 결정짓는 데 큰 역할을 하며, 리슈만편모충을 BALB/c 마우스에 감염시키면 T_H2반응으로 IL-4가 생산되어 병이 악화되는 반면, C57BL/6 마우스에 감염시켰을 때는 T_H1반응으로 IFN-γ가 생산되어 병이 낫는다. 즉 T세포가 생산하는 시토카인이 감염 양상을 결정한다.
- 원충에 대한 T세포반응은 원충의 종류에 따라 다르다. 리슈만편모충의 경우 T_H1반응과 더불어 IFN-γ와 NO의 증가는 방어에 관여한다. 그러나 주혈흡충 충란항원과 선충류의 분비배설항원에 대한 면역반응은 T_H2 세포반응이다. 연충감염 때 전형적인 반응인 IgE와 호산구의 증가는 T_H2 세포반응에 의한 시토카인(IL-4, IL-5, IL-13)이 관여하며, IgE와 호산구의 작용으로 장내 연충이 제거된다.
- 기생충으로부터 유래된 B세포 유사분열촉진제(mitogen)는 항체생산을 유도하여 고감마글로불린증(hypergammaglobulinemia)을 일으킨다. 파동편모충증과 말라리아에서는 IgM이, 내장리슈만편모충증에서는 IgG가 증가한다. 항체는 보체를 활성화시켜서 상해를 준다. 또한 항체는 열원충이 숙주세포에 부착하는 것을 방해하고, 기생충을 옵소닌화시켜 대식세포의 포식작용을 활성화시킨다. 항체의존세포독성(antibody-dependent cell-mediated cytotoxicity, ADCC) 작용은 선모충, 만손주혈흡충 감염으로부터 숙주를 방어한다.

(3) 면역세포의 역할(작용) 기능

대식세포, 중성구, 호산구, 비만세포, 혈소판은 기생충에 직접 해를 끼치거나, 또는 기생충항원에 대항하여 생산된 항체와 시토카인에 의해 이런 면역세포들의 항기생충작용이 증강되어 숙주를 방어한다.

- 대식세포 : 숙주세포 밖에 기생하는 기생충(예 주혈흡충 유충)을 포식하거나 손상을 입힌다. 대식세포는 시토카인에 의해 활성화되거나, 항체의존세포독성(IgG, IgE)작용으로 기생충에 작용한다. 또한 reactive oxygen intermediate(ROI)나 nitric oxide(NO)를 생산하여 리슈만편모충, 주혈흡충 및 말라리아에 대하여 저항한다.
- 중성구 : 대식세포와 마찬가지로 포식작용을 하고 ROI, NO를 생산하여 기생충에 손상을 준다. 또한 염증 반응을 일으켜서 기생충 제거에도 기여한다.
- 호산구 : 포식하기에 큰 연충이 조직에 머무르는 시기에 호산구가 작용하여 기생충의 이동을 제한한다. 호산구는 major basic protein(MBP)을 분비하여 주혈흡충 유충에 손상을 준다. IgE의존 비만세포는 탈과립할 때 염증매개물질을 분비하여 호산구를 이동시키고 활성화시킨다.
- 비만세포 : 비만세포가 활성화되어 나온 염증매개물질은 장상피의 투과성을 변화시켜 선모충의 배출에 관여한다.
- 혈소판 : 혈소판은 흡충류의 유충, 톡소포자충이나 크루스파동편모충에 손상을 주는데, 시토카인이나 항체에 의해 활성화되면 항기생충작용이 강해진다.

(4) 기생충의 면역회피와 면역억제

기생충은 숙주 내에서 오랜 시간 동안 기생하기 위하여 숙주의 면역반응을 회피하거나 면역반응을 약화시킨다.

- 톡소포자충이나 리슈만편모충은 대식세포 안으로 뚫고 들어가 숙주의 oxidative burst를 피한다.
- 아프리카파동편모충이나 열원충은 표면항원의 변이를 통해 숙주의 인식을 피한다.
- 폐흡충이 분비하는 시스테인 단백분해효소(cysteine proteinase)는 IgG 항체를 분해하여 숙주의 항체의존성호산구매개 세포독성으로부터 피한다.
- 원충은 포낭(cyst)을 만들어 숙주의 면역계를 피하며, 선충은 두꺼운 외피로 숙주의 장내 면역기전으로부터 피한다.
- 숙주의 면역관용을 유도한다. 일반적으로 조직기생 연충의 만성감염 때 적은 양의 항원으로 지속적인 자극을 받으므로 면역관용을 일으킬 수 있는 T조절세포(Treg cell) 반응이 잘 일어난다. 그 결과 IL-10 및 TGF-β와 같은 항염증성 시토카인이 증가하여 염증 반응이 약화되고 면역반응이 억제된다. 이러한 면역관용반응은 기생충이 감염된 조직손상을 최대한 막아줄 수 있을 뿐 아니라 기생충의 생존도 적절히 보장해주어 서로 함께 살아갈 수 있는 환경을 제공해준다. 이러한 기생충의 항염증효과는 임상적으로 자가면역질환의 치료에 사용되고 있다. 자가면역질환인 궤양성대장염 환자에게 돼지편충 충란을 투여하여 성공적인 치료 결과를 얻고 있다. 또한 연충감염률이 높은 저개발 국가에서의 알레르기 질환 유병률이 연충감염률이 낮은 선진국에 비해 상대적으로 낮은 소위 위생가설(hygiene hypothesis)도 면역관용을 일으킬 수 있는 T조절 세포의 관여로 설명된다.

제9절

기생충감염의 진단

(1) 임상적 진단법

독특한 임상 증세와 증후에 따른 진단으로 말라리아열원충 감염 때 특징적으로 오한, 발열, 발한의 정기적 발작은 진단적 가치가 높다.

(2) 외부 기생충 검출

피부나 머리털 등에 기생하는 외부 기생충을 직접 검출한다.

(3) 내부 기생충 검출

기생 부위에 따라 여러 가지 방법으로 재료를 채취하여 검출한다.

- 대변검사 : 소화기관 감염 때 성충, 충란, 유충, 포낭을 검출한다.
- 소변검사 : 방광이나 여성의 질 내의 기생충을 검출한다.
- 혈액검사 : 혈액 내 기생충을 검출한다.
- 가래검사 : 폐 감염 기생충을 검출한다.
- 뇌척수액검사 : 중추신경계 감염 기생충을 검출한다.
- 생검(biopsy) : 피부나 조직에 침범한 기생충을 검출한다.
- 기타 : 기생충의 독특한 기생 양상을 고려하여 질분비물 검사, 항문주위도말검사, 배양, 동물접종 등을 이용하여 기생충을 검출할 수 있다.

(4) 면역진단법

조직침범 기생충감염이 의심될 때 혈청이나 뇌척

수액을 사용한 면역진단법이 이용된다. 효소면역측정법(ELISA), 간접형광항체법(indirect fluorescent antibody test), 간접혈구응집검사(indirect hemagglutination assay), 피내반응검사(skin test) 등이 이용된다.

(5) 분자생물학적 진단법

중합효소연쇄반응(polymerase chain reaction; PCR)은 배출되는 기생충 양이 적을 경우(예 남성 소변 내 질편모충), 조직 내 기생충(예 리슈만편모충) 및 형태적으로 구분이 어려운 원충(예 이질아메바)을 진단할 때 이용된다.

(6) 영상진단법

컴퓨터단층촬영술(computed tomography, CT), 자기공명영상(magnetic resonance imaging, MRI), 초음파촬영술(sonography)은 조직 내 기생충감염(예 뇌낭미충증, 스파르가눔증, 포충증)의 진단에 유용하게 사용된다.

(7) 대변 내 충란의 정량검사

대변 1g당 충란수(egg per gram of feces; EPG)를 측정한다. 대변 1g 내에 포함된 충란의 수를 측정하는 것으로 대변 내 충란검사 때 가장 많이 쓰이는 정량검사법이다.

제10절

기생충감염의 치료

기생충 감염에서 치료는 기생충을 제거하는 화학요법과 감염에서 수반되는 여러 증상을 완화시키는 대증요법을 병행한다.

(1) 대증요법

기생충감염으로 인한 심한 영양 결핍, 설사로 인한 전해질 불균형을 교정하고, 2차 감염의 경우 이에 대한 치료와 기생충의 근치를 위한 화학요법을 병행한다.

(2) 화학요법

대부분의 기생충은 근래에 개발된 약물로 용이하게 구충할 수 있다. 이상적인 화학요법제는 치료 효과가 높고 약리적으로 안전하여 부작용이 적으며, 투여 방법이 간편하고 가격이 적정하여 쉽게 구입할 수 있어야 한다. 기생충의 종류에 따라 약물을 선택하여 투여해야 한다.

(3) 구충 효과 판정

1) 장내 기생 연충에 대한 화학제제의 구충 효과는 다음과 같은 방법으로 평가한다.
   ① 충란음전율(egg negative conversion rate)측정 : 충란 양성자에게 구충제 투여 후 치유되어 재검사에서 충란 음성으로 판정된 사람의 백분율(%)을 측정하는 것으로 치유율(cure rate)이라고도 한다.
   ② 충란감소율(egg reduction rate)측정 : 충란 양성자에게 구충제 투여 후 완전한 치유가 되지 않고 충란이 감소되어 양성인 경우에 구충제 투여 전의 EPG에 대한 투여 후 감소된 EPG의 백분율(%)을 나타낸다.
   ③ 재검사하여 판정하는 시기는 구충제 투여 후 2주일 후가 좋다. 충체와 충란은 1주일 후 완전히 배출되지만, 성충이 남아 있다면 약제투여 1주일 후에 회복되기 때문이다.
2) 면역학적 진단법에서는 항체가의 감소로 판정한다. 조직침범 기생충병에서 화학요법의 시행 전과 후의 항체가를 비교하여 그 효과를 판단한다.

3) 장내 기생충 충란검사에서 음성인 경우 : ① 실제로 음성이거나, ② 수컷만 기생하는 경우, ③ 미성숙 시기, ④ 약물 또는 음식물에 의해 산란수가 적거나 일시 정지한 상태, 그리고 ⑤ 노쇠한 경우 등이다.

제11절

기생충감염의 예방과 관리

기본적인 예방법은 각 기생충감염 발생의 역학적 특성에 따라 감염원으로부터 건강인에게 전파되는 모든 경로를 차단하고 지역사회에서 체계적인 관리대책을 세워 시행하는 것이다.

- 감염원을 제거하거나 감소시키기 위해 감염자와 보유숙주를 색출하여 치료하며 주변의 환경을 개선, 정비하여 기생충에 오염되지 않도록 한다.
- 전파인자를 제거하기 위해 중간숙주 및 매개체의 서식처에 대한 관리, 어패류 등 식자재 및 식품가공의 관리 등이 수행되어야 한다.
- 개인 및 집단에 대한 보건 교육을 실시한다.
- 예방 접종을 시행한다.
- 예방약물치료(preventive chemotherapy)로 지역사회나 집단의 감염을 예방하기 위해 구충제를 집단투여(mass administration)한다.
- 해외유입병의 유입 차단을 위해 해외에서 유입될 수 있는 질병에 대한 정보를 제공받아 대처하여야 한다.

우리나라에서는 한국전쟁 이후 만연된 기생충감염을 관리하기 위하여 1966년 기생충질환예방법을 제정하고 한국기생충박멸협회(현 한국건강관리협회)를 설립하여 장기간에 걸친 체계적인 집단검사, 치료 및 예방교육을 수행하여 장내기생충의 예방과 관리에 성공을 거두었다. 그러나 근대화의 과정에서 근로자의 해외파견과 여행기회의 증가로 해외로부터 유입되는 질병들이 증가하고 있고, 과거에 박멸되었던 말라리아가 재발

표. 우리나라 장내 기생충 감염률(%) 변동(보건복지부, 한국건강관리협회).

연도	피검자수	충란양성률	회충	구충	편충	간흡충	유·무구조충
1971	24,887	84.3	54.9	10.7	65.4	4.6	1.9
1976	27,178	63.2	41.0	2.2	42.0	1.8	0.7
1981	35,018	41.1	13.0	0.5	23.4	2.6	1.1
1986	43,590	12.9	2.1	0.1	4.8	2.7	0.3
1992	46,912	3.8	0.3	0.01	0.2	2.2	0.06
1997	45,832	2.4	0.06	0.07	0.04	1.4	0.02
2004	20,541	3.7	0.05	0	0.3	2.4	0.0
2012	23,956	2.6	0.03	0	0.4	1.9	0.04

생(re-emerging)하여 토착화되었으며, 새로운 종의 기생충이 발견되고 있어 이들에 대한 꾸준한 관리가 필요하다.

제12절

열대의학과 소외열대병

기생충병은 열대 지역에서 기원하여 여러 지역으로 전파되었다. 열대 지역의 풍토병 연구는 서구 문명국들이 열대 지역에 대한 탐구와 교역, 그리고 점령과 더불어 발전하였다. 과거에 세계적으로 만연하였던 기생충 감염이 선진국에서는 체계적인 예방과 관리로 거의 박멸되었으나 저개발 국가들에서는 아직도 감염률이 높아 세계보건기구(World Health Organization, WHO)를 중심으로 열대병(tropical diseases)에 대한 연구와 관리가 수행되고 있지만 미흡하다. 우리나라에서도 대한기생충·열대의학회가 중심으로 활발한 연구가 시행되고 있다.

WHO는 2007년 14종의 열대병을, 선진국에서는 문제시되지 않지만 저개발 국가들에서는 중요한 질병임을 인정하여 소외열대병(Neglected Tropical Disease ; NTD)으로 규정하고 범세계적으로 관리할 것을 제안하였다. 그중 8개가 기생충감염으로 주혈흡충증(schistosomiasis), 파동편모충증(trypanosomiasis), 리슈만편모충증(leishmaniasis), 회선사상충증(onchocerciasis), 림프사상충증(lymphatic filariasis), 메디나충증(dracunculiasis), 비대흡충증(fasciolopsiasis), 그리고 토양매개연충증(soil-transmitted helminthiasis) 등이다. 나머지 6개 질환은 트라코마(blinding trachoma), 요스(yaws), 부룰리궤양(buruli ulcer), 콜레라(cholera), 뎅기열(dengue fever), 그리고 한센병(leprosy)으로 미생물감염병에 속한다.

참고문헌

대한기생충학회 학술용어위원회(2011) 기생충학 학술용어(IV). http://www.parasitol.or.kr/download/parasitology2.pdf

대한의사협회(2009) 의학용어집. 제5판, 아카데미아.

민홍기, 신대환, 신명헌(1998) 최신기생충학, 수문사.

소진탁(1984) 기생충학개요. 신광출판사.

제8차 전국 장내기생충 감염통계(2013) 질병관리본부 & 국립보건연구원.

朱鼎均(1977) 韓國의 人體寄生虫·家畜寄生虫 및 醫用昆虫에 관한 文獻集. 螢雪出版社.

朱鼎均, 安致烈(1980) 韓國寄生虫 論著解題. 文苑精版社.

한국동물분류학회(1997) 한국동물명명집. 아카데미서적.

________(2008) 동물분류학. 집현사.

한국수의기생충학 교수협의회(2007) 수의기생충학. 농경애니텍.

Beaver PC, Jung RC, Cupp EW(1984) Clinical Parasitology. 9th ed. Lea & Febiger, Philadelphia, USA.

John DT, Petri WA(2006) Markell and Voge's Medical Parasitology. 9th ed. Elsevier Saunders, Missouri, USA.

Levine ND, Corliss JO, Cox FE, Deroux G, Grain J, Honigberg BM, Leedale GF, Loeblich AR 3rd, Lom J, Lynn D, Merinfeld EG, Page FC, Poljansky G, Sprague V, Vavra J, Wallace FG(1980) A newly revised classification of the protozoa. Journal of Protozoology 27(1): 37-58.

Miyazaki I(1991) An Illustrated Book of Helminthic Zoonoses. International Medical Foundation of Japan, Tokyo.

Male D, Brostoff J, Roth DB, Roitt IM(2013) Immunology. 8th ed. Elsevier Saunders, Philadelphia, USA.

Soh CT(1980) KOREA. A Geomedical Monograph of the Republic of Korea. (Geomedical Monograph Series, 6), Springer-Verlag, Germany.

WHO(2007) Report of the first meeting of WHO strategic and technical advisory group on Neglected Tropical Disease, Geneva, Switzerland.

PART 2

MEDICAL PARASITOLOGY

각론

Chapter 1

원충류 Protozoa

제1절

일반 및 분류

원충(protozoa)은 단세포성(single-celled)의 진핵성 생물체(eukaryotic organism)이다. 작지만 운동성이 있고, 생명유지 및 생식 등 생물체로서의 모든 기능을 갖추고 있어 동물로 분류되어 있다. 대부분이 자연계에 존재하지만 일부는 병원성이 있어 인체에 감염되며, 근래에는 비병원성이라고 알려졌던 자연종이 감염체로 밝혀져 원충에 의한 감염병은 인체감염병의 중요한 부분을 차지하고 있다.

원충은 기생생활에 적합하도록 내부 구조와 기능을 변형시켜 진화와 퇴보를 거듭하여 왔다. 대표적인 예로 이질아메바의 포낭(cyst) 형성은 구조의 변형이며, 질편모충의 수소발생소포(hydrogenosome)는 기능의 진화라고 할 수 있다. 원충의 이러한 가변성(variability)은 생명과학 연구의 한 부분을 차지한다.

(1) 형태

크기는 모두 현미경을 이용해야 볼 수 있을 만큼 작다. 원충은 핵과 세포질로 이루어진다. 세포질은 내형질(endoplasm)과 외형질(ectoplasm)로 구분되는데 외형질은 운동, 음식 섭취, 배설, 호흡 및 방어에 관여한다. 운동에 관여하는 기관은 위족(pseudopodium), 섬모(cilium), 편모(flagellum), 파동막(undulating membrane) 등이 있다. 음식물은 대부분 체표를 통해 섭취하지만 종에 따라 입주변부(peristome)에 세포입(cytostome)의 구조를 가진 것도 있다. 내형질에는 핵과 식포(food vacuole), 수축포(contractile vacuole), 미토콘드리아(mitochondria), 글리코겐과립(glycogen particle), 골지체(Golgi complex)와 염색질체(chromatoidal body) 등이 있다. 핵의 모양은 염색질(chromatin)이 핵 가운데로 모여 있는 소포성 유형

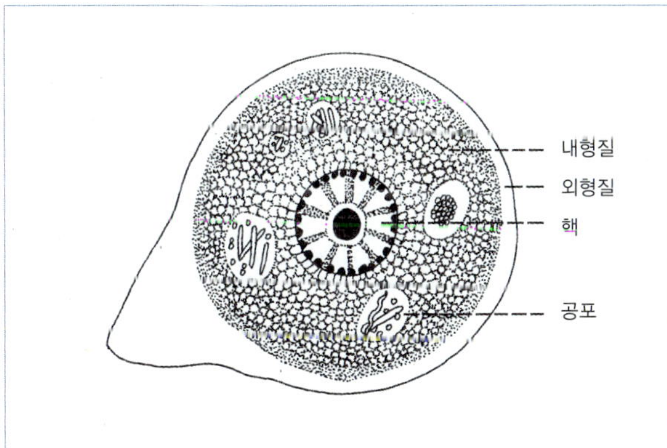

그림 1-1. **원충류의 일반적 구조.**

(vesicular type)과 과립상의 염색질이 퍼져 있는 치밀한 형태의 핵(compact nucleus)이 있으며 종 감별에 도움이 된다.

핵소체(karyosome)는 보통 핵의 중심부 가까이에 위치하며 진하게 염색된다. 핵소체의 분포, 위치, 모양, 크기에 따라 종이 감별된다.

(2) 생리

① 운동은 음식물을 포획하거나 물리적, 화학적 자극에 반응하여 일어난다. 위족으로 아메바운동을 하거나 섬모, 편모로 운동한다.

② 기생원충은 대부분 호기성, 혐기성 호흡의 하나 또는 두 가지 방법을 취하고 있다. 호기성 원충은 산소를 직접 받아들이고 이산화탄소를 배출하나 혐기성 원충은 효소의 작용에 의해 복합물질(complex substance)로부터 산소를 얻는다.

③ 영양분은 액체 음식물을 확산(diffusion)으로 흡수하거나 고형물질을 탐식(phagocytosis)한다. 고형물질이 세포외질을 통해 포획되면 식포에 의해 둘러싸이고 소화효소에 의해 당화에 적당한 형태로 변화한다. 원충의 생존과 번식에는 탄수화물, 단백질, 지방, 비타민, 성장보조물질(growth accessory substance) 등 많은 영양소가 필요하다.

④ 배설은 삼투압, 확산, 침강에 의해 이루어지며 액체나 고체 배설물이 표면으로부터 배출된다.

⑤ 분비물질로는 영양물질의 대사를 위한 소화효소를 포함하여 용혈소, 세포용해소, 항원성 물질 등이 있으며, 어떤 것은 숙주의 면역글로불린을 무력화시키는 단백질분해효소를 분비한다.

(3) 생식

원충의 생식은 무성생식과 유성생식으로 구분할 수 있다. 무성생식은 단순하게 분열증식하는 것으로 핵분열에 이어서 세포질이 분열되며 종에 따라 종분열 또는 횡분열 하는 이분열법(binary fission)이 가장 흔하다. 내부이분법(endodyogeny)과 다분열(multiple fission)도 무성생식의 방법들이다.

유성생식에는 두 개체에 의한 융합생식(syngamy)과 접합에 의한 접합생식(conjugation)의 두 가지 방법이 있다. 융합생식은 관여하는 두 생식세포(gamete : 후생동물의 성세포에 해당)의 형태와 크기가 같은 것끼리의 동형융합(isogamy)과 형태와 크기가 다른 것끼리의 이형융합(anisogamy)이 있다. 포자충의 이형융합은 숫생식자(microgamete)와 암생식자(macrogamete)가 융합하여 접합체(zygote)를 형성하고, 접합체는 다수의 포자(spore)로 나뉘어지는 포자생식(sporogony)을 한다. 접합(conjugation)은 두 개체가 일시적으로 접촉해서 핵질의 일부를 교환한 뒤 다시 떨어져서 분열하는 방법으로, 섬모충류에서 일어난다.

(4) 생활사

원충의 생활사는 종류에 따라 다양하다. 발육환경에 따라 포낭(cyst)과 영양형(trophozoite)을 오가는 종류도 있고, 오직 영양형만 존재하는 것도 있다. 편모충류와 포자충류에서는 숙주를 바꿔가며 복잡한 생활사를 영위하기도 한다. 이질아메바의 경우 영양형의 환경이 변할 때 두꺼운 낭벽(cyst wall)을 갖는 포낭을 형성(encystation)하여 증식하고 외계로 배출되어 타숙주로 전파하게 된다. 외계의 포낭이 숙주 내에 도입되어 기생생활에 적합한 상황에서 낭벽을 깨고 탈낭(excystation)하여 영양형이 된다.

(5) 전파

각 원충의 생활사에 따라 전파방식도 다양하다. 영양형 상태로 숙주에서 숙주로 직접 전파되거나(direct transmission), 외부로 배출된 포낭이 음식물이나 물을

표 1-1. **원충류의 분류.**

- 원생동물아계(Subkingdom Protozoa)
  - 육질편모충문(Phylum Sarcomastigophora)
    - 편모충아문(Subphylum Mastigophora)
      - 동물편모충강(Class Zoomastigophorea)
        - 운동핵편모충목(Order Kinetoplastida)
          - 파동편모충과(Family Trypanosomatidae) : 내장리슈만편모충(*Leishmania donovani*), 열대리슈만편모충(*L. tropica*), 브라질리슈만편모충(*L. braziliensis*), 감비아파동편모충(*Trypanosoma brucei gambiense*), 로데시아파동편모충(*T. b. rhodesiense*), 크루스파동편모충(*T. cruzi*), 랑겔파동편모충(*T. rangeli*), 쥐파동편모충(*T. lewisi*)
        - 후진편모충목(Order Retortamonadida)
          - 후진편모충과(Family Retortamonadidae) : 장후진편모충(*Retortamonas intestinalis*), 메닐편모충(*Chilomastix mesnili*),
        - 중복편모충목(Order Diplomonadida)
          - 장편모충과(Family Enteromonadidae) : 맹장편모충(*Enteromonas hominis*)
          - 육편모충과(Family Hexamitidae) : 람블편모충(*Giardia lamblia*)
          - 단편모충과(Family Monocercomonadidae) : 이핵아메바(*Dientamoeba fragilis*),
        - 세모편모충목(Order Trichomonadida)
          - 세모편모충과(Family Trichomonadidae) : 장세모편모충(*Trichomonas hominis*), 구강편모충(*T. tenax*), 질편모충(*T. vaginalis*)
    - 육질충아문(Subphylum Sarcodina)
      - 근족충상강(Superclass Rhizopoda)
        - 엽상근족충강(Class Lobosea)
          - 아메바목(Order Amoebida)
            - 기생아메바과(Family Entamoebidae) : 이질아메바(*Entamoeba histolytica*), 대장아메바(*E. coli*), 잇몸아메바(*E. gingivalis*), 왜소아메바(*Endolimax nana*), 요드아메바(*Iodamoeba butschlii*)
            - 가시아메바과(Family Acanthamoebidae) : 쿨버트손가시아메바(*Acanthamoeba culbertsoni*)
            - 자유아메바과(Family Vahlkampfiidae) : 파울러자유아메바(*Naegleria fowleri*)
  - 첨복포자충문(Phylum Apicomplexa)
    - 포자충강(Class Sporozoea)
      - 진구포자충목(Order Eucoccidiida)
        - 구포자충과(Family Eimeriidae) : 사람등포자충(*Isospora belli*), 구포자충(*Eimeria* sp.)
        - 와포자충과(Family Cryptosporidiidae) : 작은와포자충(*Cryptosporidium parvum*), 쥐와포자충(*Cryptosporidium muris*)
        - 근육포자충과(Family Sarcocystidae) : 톡소포자충(*Toxoplasma gondii*), 사람근육포자충(*Sarcocystis hominis*), 린데만근육포자충(*Sarcocystis lindemanni*), 폐포자충(*Pneumocystis carinii*)
        - 열원충과(Family Plasmodiidae) : 삼일열원충(*Plasmodium vivax*), 사일열원충(*P. malariae*), 열대열원충(*P. falciparum*), 난형열원충(*P. ovale*)
      - 이형열원충목(Order Piroplasmidae)
        - 바베스열원충과(Family Babesiidae) : 텍사스바베스열원충(*Babesia bigemina*), 깁슨바베스열원충(*B. gibsoni*)
  - 점액포자충문(Phylum Myxozoa)
  - 미포자충문(Phylum Microspora)
    - 미포자충강(Class Microsporea)
      - 미포자충목(Oder Microsporida)
  - 섬모충문(Phylum Ciliophora)
    - 운동편섬모충강(Class Kinetofragminophorea)
      - 모구섬모충목(Order Trichostomatida)
        - 낭섬모충과(Family Balantidiidae) : 대장섬모충(*Balantidium coli*)

통해 전파되기도 하며(food & water-borne transmission), 다른 숙주(주로 곤충) 체내에서 증식하거나, 발육한 후 또 다른 숙주로 전파되는 것도 있다(arthropod-borne transmission).

(6) 병리 및 증상

숙주의 종족, 성별, 연령, 개인의 저항력, 환경조건 등에 따라, 그리고 원충의 병원성, 숙주 체내에서 기생 부위, 증식 환경 등에 따라 병리조직학적 변화와 임상 증상의 정도가 달라진다. 어린이나 노인에서 감염이 쉽게 되고, 심한 증상을 보이는 것은 개인의 저항력이 약하기 때문이다.

(7) 원충류의 분류

Society of Protozoologists by a Committee on Systematics and Evolution의 분류(Levine et al., 1980)에 따라 원생동물(Protozoa)을 아계(subkingdom)로 올리고, 인체 기생원충은 그 밑에 5문으로 구분한다(표 1-1).

제2절

육질편모충

I. 편모충 Flagellates

인체기생 편모충은 모두 동물편모충강에 속한다. 형태는 다양하고 이분열로 증식한다. 보통 1개의 핵과 운동에 관여하는 신경운동장치(neuromotor apparatus)를 가지고 있다. 신경운동장치는 운동핵(kinetoplast)과 편모(flagellum)로 구성되며, 운동핵은 기립체(blepharoplast)와 부기저체(parabasal body)로 구성된다. 기립체와 연결된 편모는 독립적으로 운동을 하거나 체표와 연결되어 파동막(undulating membrane)을 이루어 운동에 관여한다. 기립체에서 뻗어 나와 체표까지 이르는 편모 내부분(inner portion of flagellum)을 축사(axoneme)라 하며 몸체를 지지하는 구조로 여겨진다. 기생 위치에 따라 장관 및 내강에 기생하는 것과 혈액 및 조직에 기생하는 것들로 구분한다.

A. 장관 및 내강 기생 편모충 Intestinal and Luminal Flagellates

1. 람블편모충 *Giardia lamblia* Stiles, 1915

람블편모충은 1681년 van Leeuwenhoek가 자신의 대변을 현미경으로 관찰하여 처음 발견하였고, 1859년 Lambl이 처음으로 기술하였다. 전 세계적인 분포를 보이며 따뜻한 지역에 많고, 어린이에게서 주로 발병한다.

(1) 형태 및 생활사

영양형은 9~21×5~15×2~4μm 크기로 앞쪽은 둥글고 뒤쪽은 뾰족한 형태로 운동이 활발하다. 4쌍의 편모(flagella)와 기립체(blepharoplast)가 있고, 2개의 흡반(sucking disc)이 특징적이다. 한 쌍의 둥근 핵이 충체 전반에 위치하며 중앙에 핵소체(central karyosome)가 있다. 축사(axoneme)가 후방으로 뻗어 있고, 기립체-축사-편모(blepharoplast-axoneme-flagella organelle)가 복합기관을 이룬다. 소시지 형태의 부기저체(parabasal body)가 흡반 바로 뒤에 위치한다. 이분법(longitudinal binary fission)으로 분열한다.

포낭(cyst)은 난원형이고 8~12×7~10μm의 크기로 과립상(granular)의 세포질을 가지며 성숙한 포낭은 4개의 핵을 가진다.

십이지장 부위의 점막(움, crypt)의 분비성 세관(secretory tubule)으로 들어가 기생하는데, 때로는 담낭과 담관에 기생하기도 한다. 설사변에서는 영양형이 관찰되고 결장 이하 부위에서 피포형성(encystation)이 일어난다. 포낭이 오염된 음식이나 물을 통하여 들어와 십이지장 부위에서 탈낭(excystation)이 일어나 감염된다.

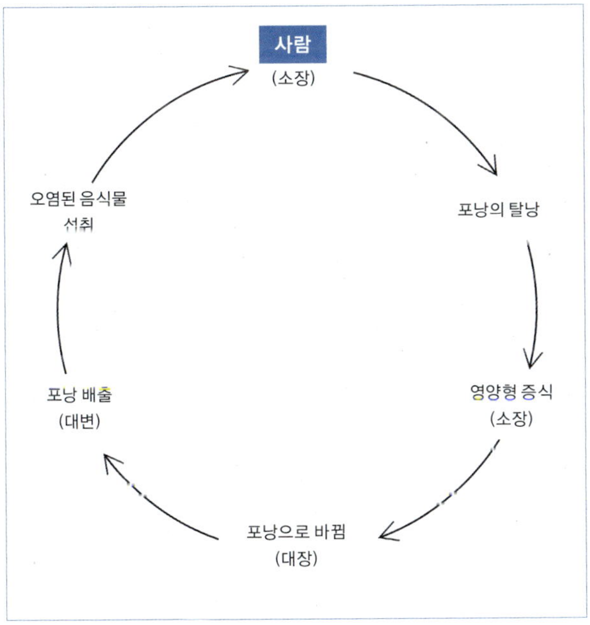

그림 1-2. 람블편모충의 생활사.

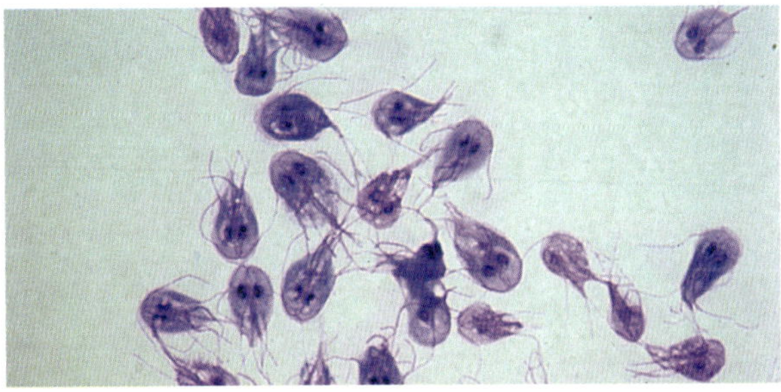

그림 1-3. 람블편모충(*Giardia lamblia*), 영양형.

(2) 역학

어린이가 많은 학교나 고아원, 탁아소(nurseries, day care center) 등에서 발병이 빈번하다. 음식이나 식수에 오염되어 유행(epidemic)을 일으키므로 물의 공급이 중요하다. 여행자설사(traveler's diarrhea)의 원인이 된다. 동성연애자(homosexual group)에서 많다. 무증상이면서 포낭을 배출하는 보충자(carrier)가 역학적으로 중요하다.

(3) 병리·증상

잠복기는 7일 정도이고 3~4주 후에 대변에 포낭을 배출한다. 십이지장, 공장 점막의 샘의 움(glandular crypts)에 기생하며, 조직을 침범하지는 않으나 융모(villi)가 짧아지고, 십이지장을 자극하여 점액을 많이 분비하게 되어 지속적인 설사, 가스, 탈수, 상복부 동통, 식욕 감퇴 및 체중 감소 등의 증상을 일으키며, 지방의 흡수장애로 지방변(steatorrhea)을 배출하게 된다. 십이지장에서 담낭을 침범하여 쓸개 급통증을 일으키고 황달이 생기기도 한다. 무위산증(achlorhydria), 면역결핍증 및 무감마글로불린혈증(agammaglobulinemia)이 있는 환자가 쉽게 감염된다. 심하면 흡수장애증후군(malabsorpion syndrome)을 일으킬 수 있다.

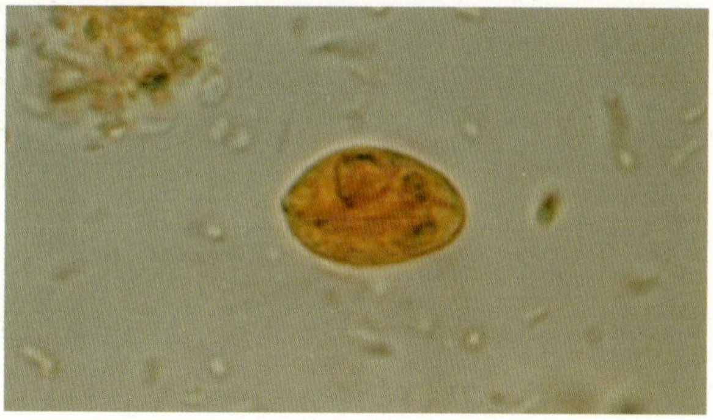

그림 1-4. 람블편모충(*Giardia lamblia*), 포낭.

(4) 진단

대변검사로 진단한다. 설사변에서 운동이 활발한 영양형을 관찰하거나 고형변에서 포낭을 관찰한다. 때에 따라 십이지장 내용물을 흡인(duodenal aspiration)하여 영양형을 관찰한다.

(5) 치료

Metronidazole 250mg씩 하루 3회, 5일간 투여한다. Furazolidone은 어린이 치료에 사용한다.

(6) 예방

람블편모충감염은 수인성 질환이므로 물을 소독하거나 끓여 먹는 것이 중요하다. 어린이가 이용하는 집단시설의 청결과 어린이의 개인위생 교육도 중요하다.

2. 질편모충 *Trichomonas vaginalis* Donné, 1837

(1) 분포 및 역학

Donnė(1836)가 여성의 비뇨생식기 분비물에서 처음 발견하였다. 전 세계적으로 분포한다. 국내 감염률은 7%로 보고된 바 있다. 질병의 전파(transmission)는 주로 감염자와의 성관계(sexual intercourse)로 이루어진다. 출산 때 엄마로부터 신생아의 폐로 감염되기도 한다.

(2) 형태 및 생활사

질편모충은 미세호기성 혐기성(microaerophilic anaerobic)이며 영양형만 존재한다. 크기는 7~23μm 정도 크기의 둥글거나 난원형이다. 핵은 앞부분에 위치하고 운동기관으로는 파동막(undulating membrane), 축주(axostyle), 편모(flagella) 등이 있다. 세포질 내에 미토콘드리아는 없고 특이한 과립인 수소발생소포(hydrogenosome)가 존재한다. 이분법(longitudinal binary fission)으로 분열하고, 사람에서 사람으로 직접 감염이 이루어지는 성병(sexually transmitted disease ; STD)에 속한다. 기생 부위는 여성에서는 질(vagina)이고 남성에서는 요도, 전립선 등이다. 여성의 경우 생리 시기에 질 내에서 풍부한 철분 섭취로 원충 수가 증가하고, 생리 직후에는 질의 수소이온농도(pH)가 알칼리화되어 증식이 잘 되고 증상도 악화된다.

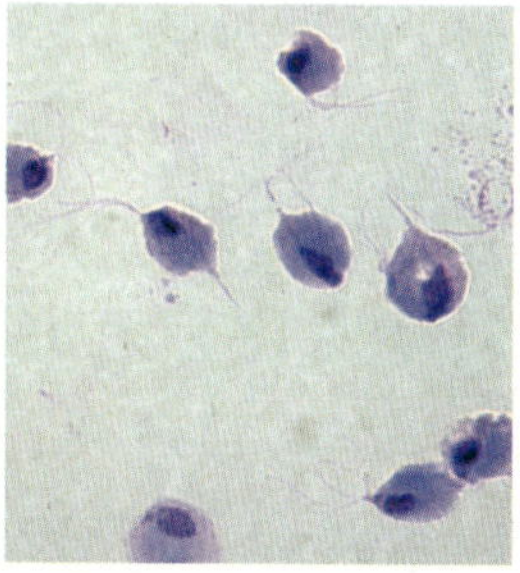

그림 1-5. 질편모충(*Trichomonas vaginalis*), 영양형.

(3) 병리 및 증상

질상피세포의 변성(degeneration), 박리(desquamation), 염증소견이 관찰된다. 질분비물은 녹황색이며 심한 냄새가 난다. 현미경하에서 다수의 질편모충을 쉽게 볼 수 있다. 만성적일 경우 충체 수나 백혈구는 줄고 자궁경부의 사마귀형 증식(verrucose proliferation)을 볼 수 있다. 남, 여 모두에게 불임을 야기할 수 있다. 잠복기는 4~28일 정도이고 여성에서는 외음부나 질의 소양증, 질분비물의 증가, 배뇨 곤란, 빈뇨, 자궁 경부의 미란(cervical erosion) 등이 나타난다. 남성은 감염되어도 거의 무증상이지만 전립선염, 요도염, 불임을 일으킨다. 비특이성 요도염(nonspecific urethritis) 환자의 10~20%

에서 질편모충감염을 볼 수 있다.

(4) 진단

여성은 질분비물이나 소변에서, 남성은 전립선 마사지 후 얻은 소변 또는 요도분비물에서 충체를 관찰하거나, 소변의 침사물을 분자생물학적방법으로 분석하여 진단할 수 있다.

(5) 치료

Metronidazole 250mg을 하루 3번 10일간 사용하거나 2g을 단회요법으로 사용하기도 한다. 질정제(suppository)를 보조제로 사용하기도 한다.

(6) 예방

증상이 없는 성 배우자도 함께 치료하여야 한다.

3. 구강편모충 *Trichomonas tenax*(Muller, 1773) Dobell, 1939

전 세계적으로 분포한다. 구강 내에 기생하지만 비병원성이다. 5~12μm 크기로 조롱박 모양(pyriform)의 형태이고, 4개의 자유로운 편모(free flagella)와 파동막을 따라가는 다섯 번째 편모가 있다. 치석(tartar), 충치(carious tooth), 잇몸염(gingivitis) 주위에 기생하며, 접시, 컵의 공동 사용, 입맞춤 등에 의해 전파된다. 구강위생을 개선하면 없어진다.

4. 장세모편모충 *Trichomonas hominis*(Davaine, 1860) Leuckart, 1879

전 세계적으로 분포하며 주로 설사변에서 발견된다. 5~14×7~10μm 정도의 크기로 조롱박모양(pyriform)이며 운동성이 있다. 5개의 편모(flagella), 축주(axostyle) 및 파동막이 있다. 맹장에 기생하며 장점막은 침범하지 않는다. 금방 나온 대변에서는 빠른 운동성을 관찰할 수 있다. 음식, 음료수, 야채나 과일의 섭취로 감염된다. 인체 감염은 온대 지방에 많고, 10세 이하 어린이에서 많다. 병원성이 있다는 증거는 없으나 설사환자에서 자주 발견되므로 의학적인 주의를 필요로 한다.

5. 메닐편모충 *Chilomastix mesnili*(Wenyon, 1910) Alexeieff, 1912

전 세계적으로 분포하며, 사람, 원숭이, 토끼, 쥐, 염소, 닭 등에 기생한다. 온대 지방에 많다. 영양형은 비대칭형으로 서양배 무양이며, 크기는 6~20×3~10μm 정도이다. 핵은 구형이며, 3~4μm 크기이고 전단부에 위치한다. 충체 중간에 나선형의 홈(spiral groove)이 있고 후단부에는 기다란 원뿔(cone)이 있다. 세포입(cyostome), 편모핵(blepharoblast), 그리고 4개의 편모가 있다. 포낭은 서양배 또는 레몬 모양으로, 7~10×4~6μm 크기로 한쪽 끝은 둥글고, 다른 쪽은 뭉툭한 원뿔 모양이며, 과립상의 세포질을 가진다. 기생 부위는 맹장(cecum)부위이다. 포낭에 오염된 음식물이 주 감염원이고 때로는 곤충이 전파한다. 인체에 해가 없는 원충(commensal)이다.

6. 맹장편모충 *Enteromonas hominis* da Fonseca, 1915

열대 및 온대 지역에 분포하며 사람, 기니피그에 감염된다. 영양형은 서양배 모양이고, 둥글고 난형으로

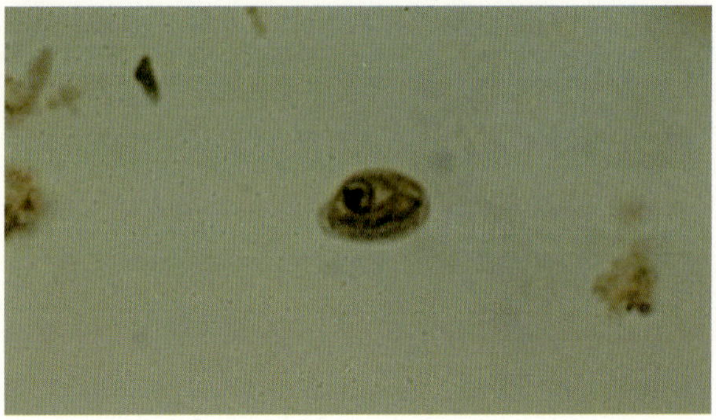

그림 1-6. 메닐편모충(*Chilomastix mesnili*), 포낭.

4~10×3~6μm의 크기이며 4개의 편모를 가지고 있다. 세포질은 과립성이고 공포가 있다. 포낭은 6~8×4~6μm 크기로 긴 난원형이며 1~4개의 핵과 포낭막을 가진다.

7. 장후진편모충 *Retortamonas intestinalis*(Wenyon and O'Connar, 1917) Wenrich, 1932

전 세계적으로 분포하며 따뜻한 지역에 많다. 집단수용소, 정신병원 등에서 볼 수 있다. 포낭이 오염된 음식이나 물을 통해 감염된다. 병원성이 있다는 근거는 없지만 설사변에서 주로 관찰된다.

영양형은 4~9×3~4μm 크기이며, 2개의 편모가 있다. 운동이 활발할 때는 길다란 조롱박 모양(pyriform)이며 운동하지 않을 때는 난형이다. 핵은 1개이며, 세포질은 가는 과립상이고 공포가 있다. 포낭은 4~7×3~4μm 정도의 크기로 조롱박 모양이며, 핵은 1개이다.

8. 이핵아메바 *Dientamoeba fragilis* Jepps and Dobell, 1918

전 세계적으로 분포하며, 병실과 병동 등 집단시설에서 감염률이 높다. 주로 오염된 음식물을 통해 감염되는 것으로 추정한다.

영양형으로만 존재하며 크기는 보통 5~12μm 정도이다. 핵은 보통 2개이며 핵막은 엷고 핵질은 투명하다. 내세포질 내에는 식포가 산재해 있으며, 위족으로 운동한다.

주로 맹장이나 대장에 기생한다. 조직을 침범하지는 않지만 장점막을 자극하여 복부 불안, 복통과 설사를 유발한다. 대변에서 영양형을 관찰하여 진단하고 metronidazole을 투여하여 치료한다.

B. 혈액 및 조직 기생편모충
Blood and Tissue Flagellates

Trypanosomatidae과에 속하는 리슈만편모충(*Leishmania*)속과 파동편모충(*Trypanosoma*)속이 인체에 감염을 일으킨다. 발육 시기에 따라 무편모형(amastigote), 전편모형(promastigote), 상편모형(epimastigote) 및 파동편모형(trypomastigote)으로 구별하지만 종에 따라 생활사 중 2~4개의 단계를 거치며, 모든 종이 한 개씩의 핵, 운동핵, 편모를 갖는다. 생활사는 무척추동물 매개체와 척추동물을 오가며 이루어진다. 무편모형은 감염된 척추동물의 세포 내에서 관찰되며 크기는 3~5μm 정도이다. 전편모형과 상편모형은 대부분 매개체나 배양액에서 볼 수 있으며 편모가 충체 외부로 나와 있다. 파동편모형은 발육이 완성된 단계로 크기는 15~30μm×1.5~3.5μm 정도이고, 앞쪽으로 나온 편모와 파동막으로 운동한다. 인체에 기생하는 리슈만편모충은 모래파리가 매개체이며, 전편모형이 인체에 감염되면 무편모형으로 기생한다.

리슈만편모충은 동종효소분석(zymodeme analysis)에 따라 40여 종으로 분류하고 있으나 임상상과 지역 특성을 고려하여 복합체(complex)로 묶기도 한다.

파동편모충속(Genus *Trypanosoma*)은 포유동물을 위시하여 물고기, 파충류, 양서류와 조류 등의 척추동물의 혈액 및 조직 내에 기생하며 그 생활사 중 전형적인 파동편모형의 형태를 갖는다. 자연계에서 흡혈하는 무척추동물들이 중간숙주가 되지만, 말이나 노새에 기생하는 *T. equiperidum*은 중간숙주 없이 성적접촉에 의해 직접 옮겨지기도 한다.

인체에 감염되는 파동편모충의 종은 아프리카 수면병(African trypanosomiasis)을 일으키는 *Trypanosoma brucei gambiense*, *T. brucei rhodesiense*와 아메리카 파동편모충증(American trypanosomiasis : Chagas' disease)을 일으키는 *T. cruzi*가 있다.

1. 피부리슈만편모충증(Cutaneous leishmaniasis, Oriental sore)

원인 기생충은 모두 리슈만편모충속(Genus *Leishmania*)에 속한다. 열대리슈만편모충복합체는 지중해 연안국들과 동유럽, 중동, 아프리카 지역에 분포하고, 멕시코리슈만편모충복합체는 멕시코와 중미, 브라질과 남미 북부 국가들에 분포한다. 브라질리슈만편모충 복합체는 대부분 남미 북부 지역에 분포한다. 북미와 남미에 분포하는 리슈만편모충은 피부병증과 점막피부병증을 함께 유발할 수 있다.

(1) 형태

사람에서는 세포 내 기생형인 무편모형(amastigote)이고, 크기는 3~5μm 정도이다. 이분열법으로 증식한다. 매개체인 모래파리의 장에서는 전편모형(promastigote)으로 발육, 분열한다. Giemsa 염색이나 Wright 염색에서 세포질은 푸른색, 핵은 붉은색으로 보인다.

(2) 생활사

감염된 *Phlebotomus*속의 모래파리(sand fly)가 흡혈할 때 전편모형이 인체에 들어와 단핵 식세포, 그물내피계통(RES)과 피부 내 림프조직을 침범하여 무편모형으로 바뀌고 이분열로 증식한다. 증식으로 숙주세포가 파괴되면 무편모형은 새로운 세포에 침입하고 증식한다.

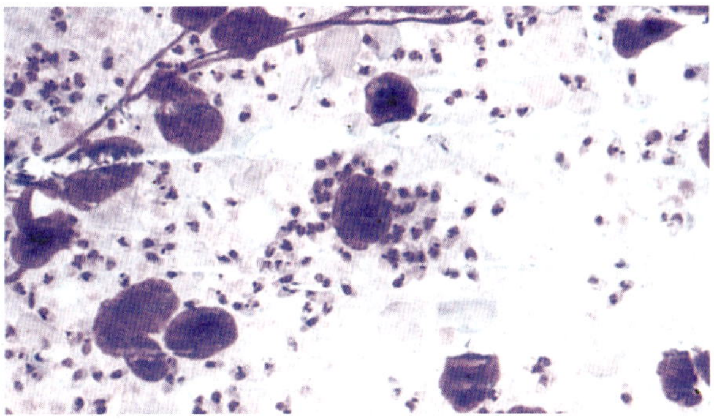

그림 1-7. 리슈만편모충(*Leishmania* sp.), 무편모형.

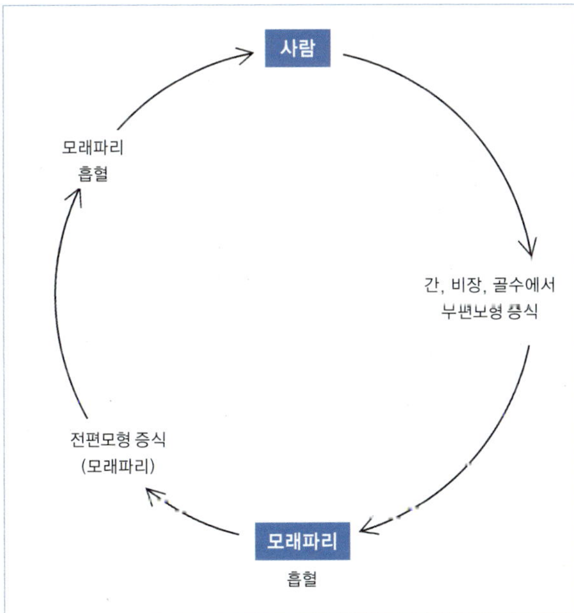

그림 1-8. 리슈만편모충의 생활사.

표 1-2. 인체 혈액 및 조직 편모충증의 분류와 주요 원인 기생충 및 지리적 분포.

임상상	원인 기생충	지리적 분포
피부리슈만편모충증 (Cutaneous leishmaniasis)	열대리슈만편모충복합체(*L. tropica complex*)	
	열대리슈만편모충(*L. tropica*)	지중해 연안, 동유럽, 인도, 케냐
	에티오피아리슈만편모충(*L. aethiopica*)	에티오피아, 케냐, 예멘
	큰리슈만편모충(*L. major*)	중동, 지중해 연안, 중앙아시아
	멕시코리슈만편모충복합체(*L. mexicana complex*)	
	멕시코리슈만편모충(*L. mexicana*)	멕시코, 중미
	피파노리슈만편모충(*L. pifanoi*)	아마존 유역
	아마존리슈만편모충(*L. amazonensis*)	브라질
	브라질리슈만편모충복합체(*L. braziliensis complex*)	
	페루리슈만편모충(*L. peruviana*)	페루
	가이아나리슈만편모충(*L. guyanensis*)	중미
	콜럼비아리슈만편모충(*L. colombiensis*)	남미 북부
피부점막리슈만편모충증 (New world cutaneous and mucocutaneous leishmaniasis)	브라질리슈만편모충복합체(*L. braziliensis complex*)	
	브라질리슈만편모충(*L. braziliensis*)	중남미
	가이아나리슈만편모충(*L. guyanensis*)	중미
	멕시코리슈만편모충(*L. mexicana*)	중미
내장리슈만편모충증 (Visceral leishmaniasis)	도노반리슈만편모충복합체(*L. donovani complex*)	
	도노반리슈만편모충(*L. donovani*)	중동, 에티오피아, 인도, 중국
	소아리슈만편모충(*L. infantum*)	지중해 연안, 중앙아시아, 중국
	샤가스리슈만편모충(*L. chagasi*)	중남미
아프리카파동편모충증 (African trypanosomiasis)	감비아파동편모충(*T. b. gambiense*)	아프리카 북위 15°~남위 28°
	로데시아파동편모충(*T. b. rhodesiense*)	
아메리카파동편모충증 (American trypanosomiasis)	크루스파동편모충(*T. cruzi*)	미국 텍사스, 중남미

(3) 역학

인수공통질환(anthroponosis)이며 모래파리에 의해 전파되고 보충숙주는 개나 들쥐이다. 상처를 통해 사람과 사람 간에도 전파가 가능하다. 우리나라에서는 중동 지역에 파견되었던 근로자들이 감염되어 처음으로 유입된 이후 여러 국가로부터 유입 예가 보고되고 있다.

(4) 병리

감염된 전편모형은 호중구나 대식세포에서 무편모형(amastigote)으로 바뀌고, 분열, 증식하여 세포를 파괴시키고 새로운 세포로 들어간다. 감염 초기에는 대식세포의 증식, 림프구와 형질세포(plasma cell)의 침윤이 있고, 진행되면 괴사와 궤양 등이 생기며, 비특이적 육아조직도 생긴다.

(5) 증상

잠복기는 수일 내지 수개월이다. 인체의 노출된 부위가 모래파리에 물리면 물린 부위에 구진 및 결절이 생기고, 진행되면 병소의 중심은 괴사되고, 주변에 새로운 육아조직이 생성(granulation)된다. 병소가 건조한 것이 특징이다. 큰리슈만편모충증에서는 자연 치유가 빠르지만 열대리슈만편모충증은 병의 경과가 느려서 치유기간도 1년 이상 걸린다. 흉터 주위로 재발이 되어 치유 없이 육아조직과 흉터 생성이 수년간 계속될 수 있다. 이를 재발리슈만편모충증(leishmaniasis recidivans)이라 한다.

(6) 진단

경화(induration) 부위를 생검하거나, 궤양 주변 조직액을 도말하거나, 림프조직을 생검하여 원충을 검출한다. 또 검체를 배양하여 진단하기도 한다. 안티모니 약제에 효과가 있으면 임상적 피부리슈만편모충증으로 진단할 수 있다. 피내반응검사(Montenegro test)는 지연형 과민반응검사로 개인 진단 및 역학조사에도 이용된다.

(7) 치료 및 예후

치료제로는 5가 안티모니제제(sodium antimony gluconate) Pentostam®이 최적의 약제이다. 상처를 깨끗하게 하여 2차 감염을 예방하는 것이 자연 치유에 도움이 된다. 예후는 좋은 편이다.

(8) 예방

만연 지역에서 살충제나 곤충기피제를 사용하고 방충망을 설치하여 중간숙주에 물리지 않도록 한다. 보충숙주인 개의 감염을 예방한다.

2. 피부점막리슈만편모충증(New world cutaneous and mucocutaneous leishmaniasis, American leishmaniasis)

(1) 분포와 역학

Leishmania braziliensis complex와 *Leishmania mexicana*가 북미와 남미(New World)에서 발생하는 피부점막리슈만편모충증의 중요한 원인 기생충이다. 멕시코의 남부, 파라과이 등 중남미와 아르헨티나 북부의 습기가 많은 삼림 지역이 만연 지역이다.

(2) 분류

*Leishmania mexicana*는 원충이 빠르게 성장하고 *Leishmania braziliensis*는 느리게 성장한다. *Leishmania mexicana*는 파종성질환의 원인이 된다.

(3) 생활사

피부리슈만편모충증의 원인 원충과 비슷한 생활사를 갖는다. *Lutzomyia*속의 모래파리가 매개체이다.

(4) 역학

대부분이 야생동물에서 들쥐를 중심으로 하는 동물토착병 주기(enzootic cycles)를 가지며, 사람에서의 감염은 산발적이다. *L. braziliensis*의 감염(espundia)은 숲 속에서 발생하며, *L. peruviana* 감염(uta)은 마을에서 많이 발생한다.

(5) 병리 및 증상

잠복기는 수일 내지 수주이다. 초기에 결절이 생겼다가 자연 치유되거나 악화되어 궤양으로 발전한다. 입, 코, 인후두의 점막을 침범하고 주위로 직접 전파되거나 림프류나 혈류를 따라 전이되기도 한다. 병소는 보통 구진-결절-폴립형성-궤양의 과정을 거친다.

Espundia의 경우 입, 코, 구개, 후두 등에서 발생하고, 발전하면 조직과 연골이 파괴되어 심한 기형이 생긴다. 유행 지역에 따라 질병의 명칭과 증상이 다르다.

① Chiclero ulcer : *L. mexicana* 감염에 의한 것이며, 치클(chicle)을 채취하는 사람에서 감염이 많다. 병소가 얼굴, 귀에 국한되며 자연 치유된다. 코인두(nasopharynx) 침범은 없다.

② Pian bois(forest yaws) : *L. guyanensis*의 감염이다. 처음에는 한 개의 궤양을 보이나 림프류를 따라 전이되어 몸통과 사지에 많은 궤양이 생긴다.

③ Panamanian Leishmaniasis : *L. panamensis* 감염에 의하며, 병소는 림프관을 따라 전이되지만 코인두(nasopharynx) 침범은 없다.

④ Uta : *L. peruviana*의 감염이다. 한 개 또는 몇 개의 병소로 국한되지만 재발하는 경우가 흔하다. 코인두 침범은 없다.

⑤ Espundia : *L. braziliensis*의 감염이다. 전형적인 점막피부리슈만편모충증을 일으키며 대부분 남미에서 보고되었다. 환자는 통증이 심하여 음식을 못 먹게 되며, 코인두와 후두로 전이된다. 점막의 병소는 6개월에서 수년 후에 나타난다. 얼굴과 후두의 연골을 침범하나 뼈는 침범하지 않는다. 치료에 내성이 있다.

⑥ 전신피부리슈만편모충증(disseminated cutaneous leishmaniasis) : *L. mexicana*, *L. amazonensis*의 감염에 의해 발병하고, 감염 후 면역이 억제되어 원충이 퍼지게 된다. 구진은 서서히 플라크(plaques)를 형성하고 결절로 변한다. 궤양 형성은 없고 눈썹, 코, 귀를 침범하여 사자의 얼굴(leonine face) 모양이 된다.

(6) 진단

다른 피부질환과 임상적 감별진단이 필요하다. 초기 병소에서 리슈만편모충을 검출하거나 NNN배지(Novy-MacNeal-Nicoll's medim)에서 배양 후 관찰한다. 피내반응검사(Montenegro test)를 시행하여 48시간 후 홍반성 두드러기(erythematous wheal)를 관찰한다.

(7) 치료 및 예후

피부의 병소는 대부분 자연 치유되지만 필요한 경우 5가 안티모니제제를 투여한다. 그러나 espundia와 전신피부리슈만편모충증의 경우 치료에 대한 내성이 가장 강하여 안티모니제제가 효과 없으면 pyrimethamine(Daraprim)을 사용한다. Amphotericin B를 겸용하기도 한다. 전신피부리슈만편모충증과 espundia를 제외한 다른 형태는 예후가 좋다. 치유되면 재건술(reconstructive surgery)을 시행한다.

(8) 예방

감염 예방을 위하여 적극적으로 환자를 색출하고 치료하여 감염원을 감소시키고, 살충제나 기피제, 백신 등을 사용하여 새로운 감염을 줄일 수 있다. 만연 지역에서는 지역사회의 관리프로그램을 개발하여 실행하는 것이 필요하다.

3. 내장리슈만편모충증(Visceral leishmaniasis, Kala-azar)

(1) 원인

원인 리슈만편모충은 대부분 *L. donovani* complex를 이루는 *L. donovani*, *L. infantum*, *L. chagasi*이다.

(2) 분포

인도, 중국, 미얀마, 동파키스탄, 중동, 아프리카(챠드, 에티오피아, 소말리아, 케냐, 수단, 감비아 등), 남미 및 중미 등에 분포한다. 우리나라에서는 중동 지역에 근무했던 근로자의 수입감염 예가 있다.

(3) 형태

두 개의 다른 시기(stages)가 있다. 사람이나 보충숙주에서는 무편모형이며, 모래파리나 배양에서는 전편모형이 된다. 인체감염 부위는 그물내피계통(RES : 비장, 간, 골수, 장간막 림프절 등), 신장의 내피세포, 폐 및 수막 등이고 대소변, 혈액, 콧물 등에서 원충을 발견할 수 있다. 대식세포, 조직구(histiocyte)나 호중구 등에 잡히고, 무편모형으로 변하여 세포 내에서 증식하고 세포를 터뜨리고 나온다. 배양하면 전편모형을 얻는다. Giemsa 염색을 하면 세포질은 푸른색, 핵은 붉은색으로, 부기저체(parabasal body)는 붉은색이나 보랏빛의 막대기 모양으로 염색된다. 아시아, 아프리카, 중동, 유럽에서는 *Phlebotomus* sp.가, 그리고 남미, 중미, 멕시코 등에서는 *Lutzomyia* sp.가 중요한 매개곤충이다. 내장리슈만편모충증은 지리적으로 생활사, 역학 및 임상 증상이 다르다.

(4) 역학

지리적으로 감염 종이 다르다. 인도에서는 *L. donovani*, 지중해-중앙아시아에서는 *L. infantum*, 동아프리카에서는 *L. archibaldi*, 남미에서는 *L. chagasi*이지만 충체는 형태학적으로 감별이 힘들다. 감염 연령층도 조금씩 다르다. 인도에서는 청년층에서 다수 발생하고, 지중해와 중국에서는 어린이들에서 감염이 많다.

(5) 병리 및 증상

모래파리가 흡혈할 때 전편모형이 인체에 들어오고, 곧 대식세포에 탐식되어 무편모형으로 변하여 수주 또는 수개월 동안 서서히 증식한 뒤 세포를 파괴하고 나와 혈행을 타고 그물내피계통으로 가서 빠르게 증식한다. 대식세포의 증식, 심한 간장비대(hepatomegaly)와 비장비대(splenomegaly)를 보이며 빈혈을 초래하기도 한다. 림프절병증(lymphadenopathy), 고글로불린혈증(hyperglobulinemia), 백혈구감소증(leukopenia)과 저혈소판증(thrombocytopenia)도 보인다.

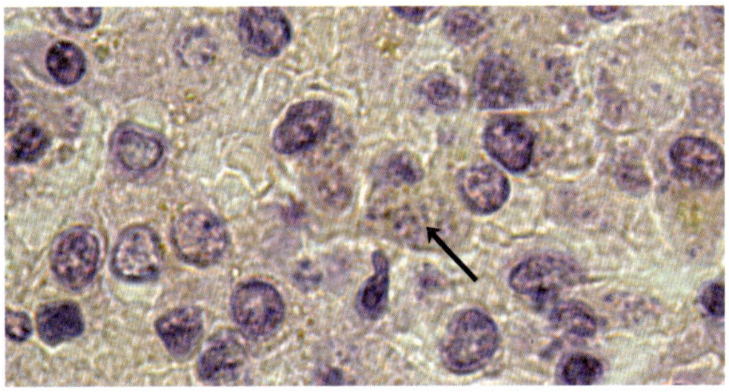

그림 1-9. 내장리슈만편모충(*Leishmania donovani*), 간세포 내 무편모형.

(6) 임상 증상

초기 병변은 피부리슈만편모충증과 유사하다. 잠복기는 10일 이내 또는 수개월 또는 1년 이상으로 다양하다. 증상은 권태, 두통, 불규칙한 열, 점진적인 비장비대 등이다. 발병 24시간 내에 급격한 열(spike fever)이 발생한다.

진행되면 불규칙한 파동성의 열(undulating fever), 빈혈, 백혈구감소증, 피부 및 뼈막의 부종, 설사, 잇몸이나 코점막의 출혈, 전신쇠약 및 악액질(cachexia) 등이 생긴다. 급성감염은 수주 내에 사망하고 아급성 또는 만성 감염일 때는 1년 또는 2~3년 생존하며, 증상이 없으면 저절로 회복된다.

- Post Kala-azar dermal leishmaniasis : 안티모니제제의 부적절한 치료 후 원충의 내장감염이 피부감염으로 바뀌어 생긴다. 인도나 그 외의 만연 지역에서 볼 수 있다. 발진, 색소침착이 저하된 반점(hypopigmented macules)이 몸통, 사지, 목 등에 생기고 드물게는 얼굴, 손, 발에서도 볼 수 있다. 처

음의 병소는 1cm 정도의 점상의 색소침착이 약한 반점과 루프스를 닮은 홍반성의 얼굴 발진이며, 나중에는 주로 얼굴에 남게 된다.

(7) 진단

피내반응검사(Montenegro test)를 하거나 조직생검, 비장천자(splenic puncture), 골수 및 림프절의 흡인물, 배양 등에서 원충을 검출한다.

(8) 치료 및 예후

5가 안티모니제제(Pentostam®)를 하루 600mg을 사용하는데 인도형은 6일, 나머지는 30일간 주사한다. Amphotericin B 투여로 좋은 효과를 얻을 수 있다. 모든 약제에 내성이 있으면 비장을 절제한다. 치료에 대한 반응은 대부분 좋다. 인도의 Kala-azar가 가장 좋고, 지중해 및 중미의 리슈만편모충증도 예후가 좋지만, 아프리카의 리슈만편모충증은 치료에 내성이 있다.

(9) 예방

피부 및 점막피부리슈만편모충증의 예방에 따른다.

4. 감비아파동편모충 *Trypanosoma brucei gambiense*

감비아파동편모충은 중앙 및 서부 아프리카 수면병을 일으킨다. 1901년 Forde가 잠비아에 거주한 유럽인의 혈액에서 처음 발견하였으며, Dutton(1902)에 의해 명명되었다. Castellani(1903)는 수면병 환자의 척수액에서 원충을 검출하였고, Bruce와 Nabarro(1903), Kleine(1909) 등은 *Glossina*속의 체체파리(tsetse fly)가 중간숙주임을 밝혔다.

(1) 분포 및 역학

중앙 및 서부 아프리카 파동편모충증이라고도 한다. 아프리카 대륙의 북위 15°와 남위 20° 사이의 넓은 지역에 분포하며 이 지역은 체체파리(tsetse fly)인 *Glossina* 파리가 서식하는 지역이다. 매개체는 *G. palpalis*나 *G. tachinoides* 등이다. 체체파리는 하천의 그늘진 둑과 하천과 가까운 마을 주변에 서식하므로 하천에서 일하는 근로자가 감염되기 쉽다. 현재 열대 아프리카 만연 지역에서의 감염률은 1% 미만이다. 동물 보충숙주는 알려져 있지 않다. 선천성 감염도 드물게 발생한다.

(2) 형태 및 생활사

사람에 감염되었을 때의 전형적인 파동편모형(trypomastigote)은 방추상으로 14~33×1.5~3.5μm의 크기로 한 개의 핵과 많은 공포를 가지고 있다. 편모핵(blepharoblast), 부기저체(parabasal body)는 후방에 있으며 편모핵으로부터 1개의 편모가 나와 파동막(undulating membrane)을 형성하며 전방으로 나온다. 사람에 있는 파동편모형이 체체파리에 흡혈되면 미숙파동편모형(metacyclic trypomastigote)으로 바뀌어 증식하며, 새로운 숙주(사람)를 흡혈할 때 침범하여 파동편모형으로 바뀌고 이분열로 증식한다. 주로 혈액, 림프절, 뇌척수

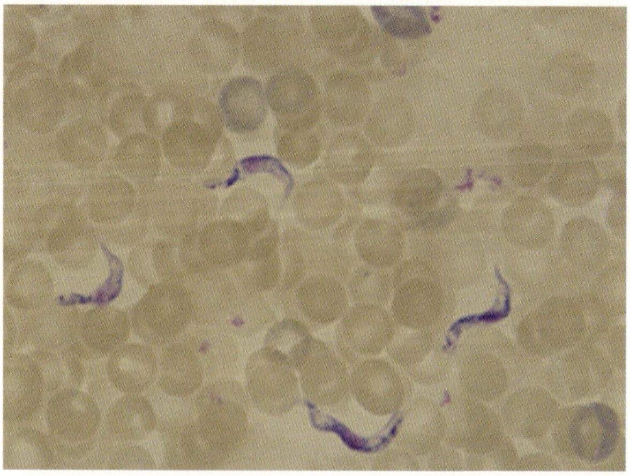

그림 1-10. 파동편모충(*Trypanosoma* sp.), 파동편모형.

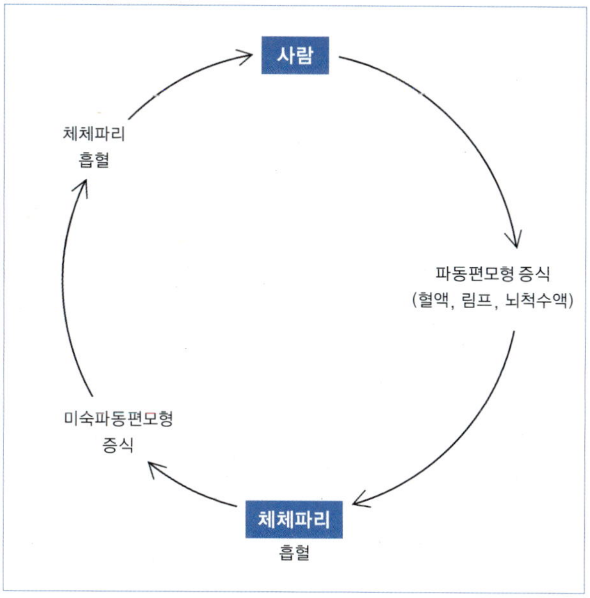

그림 1-11. 아프리카파동편모충의 생활사.

액 및 그물내피계통(RES)의 세포 간의 공간에 기생한다. 세포 내 기생은 하지 않는다.

(3) 병리

인체에 유입된 미숙파동편모형은 혈류 내로 들어가 파동편모형으로 되고 증식하여 목, 턱 및 샅굴 부위(inguinal region) 등의 림프절을 침범한다. 간장, 비장 등의 침범도 일어난다. 림프절에서 원충의 증식으로 림프모양 증식(lymphoid hyperplasia)이 일어난다. 빈혈이 있고 그물내피계통(RES)의 비대로 저혈소판증(thrombocytopenia)이 있다. 원충이 표면항원을 계속 바꿈으로써 숙주의 방어기전을 회피하여 혈청 내 IgM이 증가하고 고감마글로불린혈증이 동반된다. 병이 진행되면 중추신경계를 침범하여 항원-항체반응, 염증 반응과 진행성 연수막염(progressive leptomeningitis)이 발생한다. 척수액 내 단백질의 증가와 백혈구의 수도 증가한다. 면역계가 억제되어 2차 감염이 발생하거나 지병이 악화되기도 한다. T림프구를 억제하는 프로스타글란딘 D의 증가는 환자의 졸음 증상을 악화시킨다.

(4) 증상

증상은 흔히 잠복기, 무증상의 발병기, 발열기, 만성기 및 수면기로 구분할 수 있다.

잠복기는 2일~수주일(평균 2주일)이며 별다른 증상이 없다. 시일이 경과하면서 발열과 함께 림프절비대가 나타나는데 특히 후경 삼각부위(postcervical triangle)의 림프절비대가 특징적으로 나타난다. 이를 Winterbottom징후라 한다. 열이 나면서 혈액 내에서 많은 원충이 검출되며 두통, 식욕부진, 쇠약감, 동통반사지연(Kerandel's sign), 국소적 부종이 나타난다. 호흡곤란과 심장동통, 시력장애, 기력상실 등도 나타난다. 이 시기에 림프절은 커지고 파동편모형이 림프절에서 검출된다.

원충이 신경조직을 침범하는 만성 혹은 수면병기에서는 근육의 잔떨림, 심한 두통, 정신력 둔화, 무기력, 반사 기능의 현저한 장애, 목 부위의 경직, 국부적 마비, 감각 이상 등의 정도가 커진다. 대체로 발병 1년 이내에 수면기가 시작되며 경련, 대변 및 요실금, 망상, 전신적 마비 등이 나타나며, 계속적 수면과 깊은 혼수에 빠졌다가 사망한다. 합병증으로 말라리아, 이질, 폐렴 등이 흔하며 간혹 직접 사망의 원인이 된다.

대체로 로데시아파동편모충(*T. rhodesiense*)에 의한 수면병은 그 과정이 짧고 급성으로 1년 이내에 사망하지만 감비아파동편모충에 의한 수면병은 병의 진행과정이 좀 더 길다.

(5) 진단

만연 지역에서의 거주 경험이 있고 특징적 임상 증상을 보이면 감염을 예측할 수 있다. 발열기에 혈액도말검사나 림프절흡인검사, 신경증상이 나타나는 경우 척수액 검사에서 원충을 검출하면 확진된다. 면역학적 진단법이나 혈청 및 척수액 내 IgM의 증가도 진단에 도움이 된다.

(6) 치료

중추신경계 침범 이전에 치료하는 것이 가장 중요하다.

① Pentamidine isethionate : 감염 초기에 효과적이며 매일 4mg/kg을 근육주사로 10일간 투여한다.

② Suramin : 급성일 때 처음 100~200mg을 정맥주사하는데 환자의 상태가 괜찮으면 1g을 1, 3, 7, 14, 21일 간격으로 주사한다.

③ 3가 비소제 melarsoprol : 신경증상이 있는 환자에게 주사한다. 3.6mg/kg을 3일간 정맥주사하고 2주 후에 다시 같은 방법으로 주사한다.

(7) 예방

① 주민을 매개곤충 서식처로부터 안전한 지역으로 이주시킨다.

② 매개곤충의 서식처를 제거하거나 살충제를 사용한다.

③ 집단검사에 의한 감염자를 조기 색출하여 치료한다.

④ 보건교육 : 만연 지역 방문 시 두꺼운 천으로 된 긴 옷을 입고 기피제를 뿌리거나 바르도록 한다.

5. 로데시아파동편모충 *Trypanosoma brucei rhodesiense*

로데시아파동편모충은 동부 아프리카 수면병을 일으킨다. 1910년 Stephens와 Fantham이 로데시아(Rhodesia)의 수면병으로 생각되는 환자의 혈액에서 처음 발견하였다. 1912년 Kinghorn과 Yorke는 *Glossina moristans*가 매개함을 증명하였다.

(1) 분포 및 역학

이 원충은 아프리카 적도 이남, 동부 아프리카 국가인 짐바브웨, 말라위, 탄자니아, 르완다, 부룬디, 동부 우간다, 수단 남부, 빅토리아호, 모잠비크, 보츠와나 등에 분포한다. 사람뿐만 아니라 사냥감 동물(game animal), 영양, 양, 가축 등에 넓게 감염되는 주요 인수공통 기생충이다.

(2) 형태 및 생활사

감비아파동편모충과 동일한 형태를 가지며 생활사 역시 감비아파동편모충과 같으나 매개 곤충이 주로 *G. moristans*, *G. pallidipes*이다. 혈액, 림프절, 뇌척수액 등에 기생한다.

(3) 병원성, 병리 및 증상

인체 내에서 감비아파동편모충과 같은 병리, 증상을 나타낸다. 다만 진행과정이 빨라 급성이다. 잠복기는 1~2주이며 열발작이 빈번하고 모든 증상이 감비아파동편모충 감염 때보다 심하다. 파동편모형이 감염 초기에 말초혈액에 많은 수가 관찰되며 중추신경 침범도 초기에 일어난다. 원충이 말초혈액 및 뇌척수액에서 관찰된다. 치료하지 않으면 발병 9개월 이내에 사망한다.

(4) 진단·치료·예방

감비아파동편모충에 준한다.

6. 크루스파동편모충 *Trypanosoma cruzi* Chagas, 1909

크루스파동편모충은 샤가스병(Chagas' disease)이라 하며, 일명 아메리카파동편모충증을 일으킨다. 1909년 Chagas가 의과대학 학생 시절 브라질에서 말라리아를 연구하던 중 침노린재(triatomid bug)의 장에서 크루스파동편모충을 처음 발견하였으며, 감염된 곤충이 원숭이를 물게 하여 원숭이의 혈액에서 파동편모형의 원충을 검출하였다. 그 후 발열, 빈혈, 림프절비대가 있는 브라질 어린이의 혈액에서 같은 원충을 관찰하였다.

(1) 분포 및 역학

미국 남부 텍사스주에서부터 브라질, 아르헨티나 등 주로 중남미에 분포하며 특히 브라질에 많다. 침노린재인 *Triatoma infestans*와 *Panstrongylus megitus*, *Rhodnius prolixus* 등이 매개하며 보충숙주는 원숭이, 개, 고양이, 아르마딜로, 박쥐, 여우, 다람쥐 등이다. 특히 칠레에서는 개와 고양이의 10% 정도가 자연감염이 이루어지고 있다.

남미에서 감염된 사람의 10%는 급성감염으로 죽고, 만성기로 가면 심근염을 일으킨다.

(2) 형태 및 생활사

인체 내에서 파동편모형은 혈액에서, 무편모형은 망상내피세포 및 조직세포 내에서 관찰되며 매개 숙주 내에서는 무편모형, 상편모형(epimastigote), 미숙파동편모형(metacyclic trypomastigote)으로 관찰된다. 인체 내에서 파동편모형은 20μm 내외의 방추형이며 C형이나

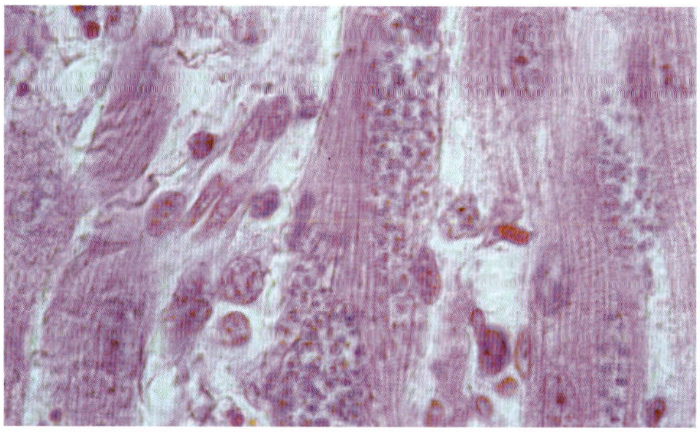

그림 1-12. 크루스파동편모충(*Trypanosoma cruzi*), 심근세포 내 무편모형.

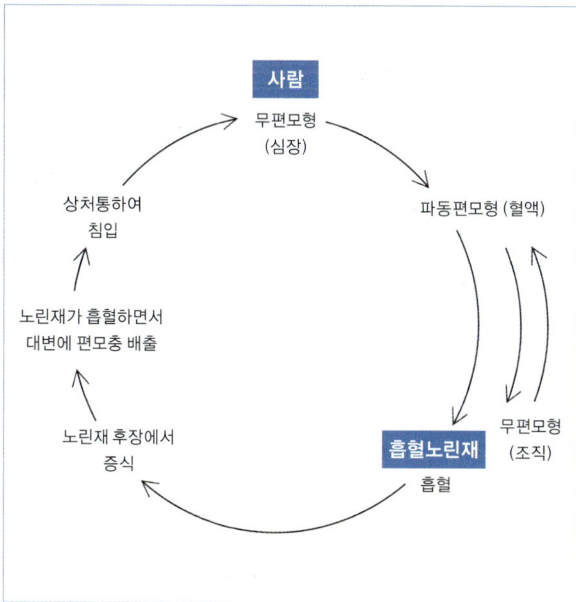

그림 1-13. 크루스파동편모충의 생활사.

U형으로 보인다. 세포 내의 무편모형은 1.5~4μm의 원형 또는 다원형으로 내장리슈만편모충과 매우 흡사하여 구별되지 않는다. 인체 내에서 무편모형은 세포를 파괴하고 나와 전편모형(promastigote), 상편모형(epimastigote), 파동편모형(trypomastigote) 등으로 변하지만 말초혈액에서는 파동편모형만이 관찰된다.

매개곤충이 흡혈하면서 배설한 배설물 내의 파동편모형은 상처를 통하여 인체에 감염되며 인체에 감염된 파동편모형은 분열, 증식 없이 조직세포 내에 침범하여 무편모형이 된 후 분열, 증식한다. 이 무편모형은 숙주세포가 파괴되면 다시 혈중에서 파동편모형이 된다.

(3) 병원성 및 병리

매개곤충이 인체의 연약한 부분(주로 입술, 눈꺼풀)에서 흡혈할 때 감염된다. 인체에 감염된 원충(미숙파동편모형)은 피하조직의 지방세포나 근육세포에 들어가 무편모형으로 분열, 증식하고 숙주세포가 파괴되면 혈중에 나와 파동편모형으로 되어 혈류를 따라 여러 장기에 이동하여 세포 내에 기생한다. 인체에서는 주로 그

물내피계통, 심근 및 중추신경계의 신경교세포를 침범한다.

심근에서는 무편모형이 증식하여 세포 내 낭포(pseudocyst)를 형성하며 근육질이 소실되고 사이질 결합조직(interstitial connective tissue)이 증식한다. 중추신경계에 침입하여 피질(cortex) 및 수막(meniges)에 염증을 일으킨다. 특히 간, 비장, 림프절, 심장의 세포에 침범이 많다.

(4) 증상

잠복기는 1~2주이며 급성과 만성으로 구별한다. 감염된 장소에 원충이 증식하여 홍반성경화(erythematous induration)인 샤가스종(chagoma)이 얼굴에 생기는데 수 cm 크기로 2~3개월 후에는 없어진다. 얼굴의 한쪽 눈꺼풀에 부종이 생기면서 결막염이 함께 있는 로마냐징후(Romaña's sign)가 나타난다.

급성증상은 주로 5세 이하의 어린이에서 관찰된다. 불규칙한 고열, 입술이나 눈꺼풀 주변의 점액성 종창(myxedema), 비장과 간장의 비대, 빈혈, 급성 심근염 증상, 수막뇌염 증상을 보이며 2~4주에 사망하는 경우가 많다. 급성기가 지나면 증상 없이 지나가거나 만성으로 이행한다. 만성기에는 비장 및 간비대, 전신적인 림프절종대, 심근염, 수막뇌염 증상, 신장증세 등을 보인다. 심근염 증상은 심부전 등을 유발하고 심근부전이나 심장마비로 사망하게 된다. 만성에서 소화관 벽의 신경절(ganglia)의 파괴로 인한 연동운동의 장애와 근육층의 비대로 소화기의 확장이 나타나 삼킴곤란(dysphagia), 큰식도증(megaesophagus), 큰결장증(megacolon) 및 심한 변비가 생긴다. 태반을 통한 선천감염도 있고, 신장이식이나 모유 수유 때에도 원충의 전파가 가능하다.

(5) 진단

유행 지역에서는 로마냐징후 등 임상적 증상을 참고한다. 혈액, 비장, 골수, 림프절, 척수액에서 원충을 검출하고 검체를 배양하거나 타숙주진단법(xenodiagnosis)을 이용한다. 면역진단법(RIA, ELISA)도 도움이 된다.

(6) 치료

Nitrofurylidine 유도체인 nifurtimox는 세포 내 원충의 발육을 막아 급성기 및 만성기 초기 환자에 가장 많이 쓰이고 있다. 이외에 benznidazole이 사용된다.

(7) 예방

만연 지역에서 매개곤충의 서식처를 없애기 위해 살충제를 뿌리거나 주택을 정비하며, 개나 고양이 등 보충숙주의 감염을 색출하고 치료하여 감염원을 감소시킨다. 지역사회의 보건 교육도 중요하다.

7. 랑겔파동편모충 *Trypanosoma rangeli* Tejera, 1920

페루, 베네수엘라, 콜롬비아, 온두라스, 과테말라 등 중남미에 분포한다. 중간숙주는 흡혈노린재(*Rhodnius prolixus*)이다. 개, 쥐, 개미핥기 등에 자연감염되고 사람도 감염되는 인수공통감염증(zoonosis)이다. 인체에서는 혈액 내에서만 검출된다. 크루스파동편모충과 유사하여 감별해야 한다. 크루스파동편모충은 운동핵(kinetoplast)이 랑겔파동편모충보다 크다.

8. 쥐파동편모충 *Trypanosoma lewisi*(Kent, 1880) Laveran and Mesnil, 1899

설치류의 혈액 내 기생원충으로 파동편모충의 연구에 중요하게 이용된다.

9. 브루스파동편모충 *Trypanosoma brucei* Plimmer and Bradford, 1899

아프리카의 야생 및 수렵동물, 소, 개, 낙타 등 가축에도 기생하며 *Glossina moristans*가 매개체이다. 감비아파동편모충, 로데시아파동편모충과 함께 한 종으로도 인식되고 있어 감비아-로데시아-부루스복합체(*gambiense-rhodesiense-brucei complex*)로 불려지기도 한다. 형대학적으로 구별되지 않는다. 병원성이 매우 강하다. 자연환경에서 인체감염은 일어나지 않는다.

II. 근족충 Rhizopoda

소화관에 기생하는 아메바는 모두 엽상근족충강(Class Lobosea)의 아메바목(Order Amoebida)에 속한다. 이 중 Family Entamoebidae에 속하는 것들은 수축포(contractile vacuole)가 없고 이분열법에 의해 분열하며 포낭형성(encystation)이 일어난다. 특징적인 것은 '아메바운동(ameboid motion)'으로 원충은 위족(pseudopodium)으로 sol → gel로 변하여 미끄러지듯 기어가는 운동을 한다. *Entamoeba*속은 핵의 중심에 작은 염색질 핵소체(karyosome)가 위치하며 핵막에 따라 많은 염색질과립이 위치한다. *Endolimax*속은 불규칙한 모양의 큰 핵소체를 가지며, *Iodamoeba*속은 염색질이 풍부한 커다란 핵소체의 주변이 한 층의 과립으로 둘러쌓여 있다. 수많은 자유생활아메바(free-living ameba) 중에서 *Naegleria*와 *Acanthamoeba*는 1965년 Fowler와 Carter가 처음으로 인체감염 예를 보고하였다. *Naegleria*는 생활사 중 일과성 편모형(transient flagellate form)을 갖으며, *Acanthamoeba*의 영양형은 많은 가시위족(acanthopodia)을 갖는다.

1. 이질아메바 *Entamoeba histolytica* Schaudinn, 1903

1875년 Lösch가 러시아 레닌그라드의 이질환자 변에서 처음 발견하였고, 1903년 Schaudinn이 대장아메바와 이질아메바를 구분하였다. 여행자설사(traveler's diarrhea)를 일으키는 원인 병원체 중 하나이다.

(1) 분포 및 역학

전 세계적으로 분포한다. 이질아메바 감염에 의한 아메바증(amebiasis)은 열대나 아열대 지역에 많고 기온이 찬 지역으로 갈수록 감염률이 떨어진다. 일부 아프리카와 중남미 지역에서는 감염률이 10% 이상이다. 상수도가 미비한 지역, 불결한 집단시설에서 자주 발생하며, 동성애자들에서도 감염률이 높다. 주 감염원은 이질아메바의 포낭이 오염된 물이나 음식물이다. 간이 식수원이나 우물(지표수)이 오염되어 집단감염으로 발생하며, 변소나 하수시설이 미비한 곳에서는 파리나 바퀴 등이 기계적 전파자(mechanical transmitter)가 되어 전파된다. 포낭에 감염되면 분열, 증식하여 아메바증(amebiasis)으로 발전하지만 일부는 증상 없이 포낭만 배출하는 무증상 포낭배출자(asymptomatic cyst passer)로 남아 있어 아메바 전파에 중요한 역할을 한다.

우리나라에서는 과거 1930년에 포낭보유자가 30% 정도였고, 1960년대까지도 지역에 따라 10% 정도의 감염률을 보였다. 대부분 여름철에 장아메바증이 발생하였고, 늦가을에나 그 이후에는 아메바에 의한 간농양도 많이 발생하였다. 상수 시설이 보편화되면서 급감하였고, 최근에는 극히 드물게 발생하고 있다.

(2) 형태

생활사에서 영양형(trophozoite), 전포낭기(precystic stage), 포낭기(cystic stage), 후포낭기(metacystic stage) 등

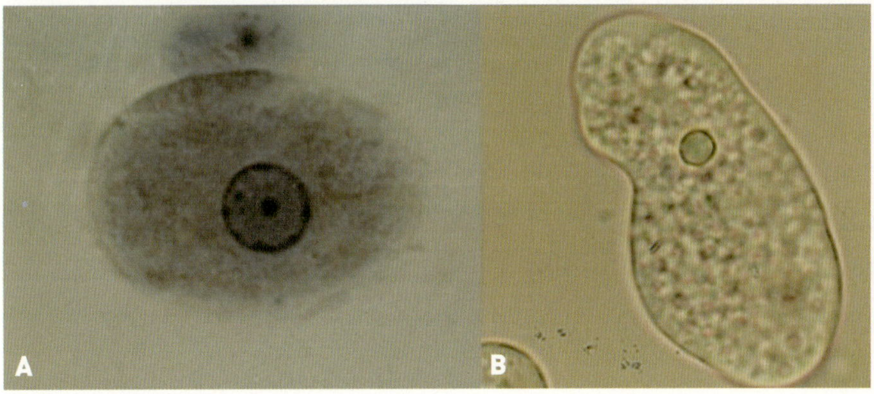

그림 1-14. 이질아메바(*Entamoeba histolytica*), 영양형(Iron-Hematoxylin (I-H)염색(A), 배양 중인 영양형의 습식도말(B)).

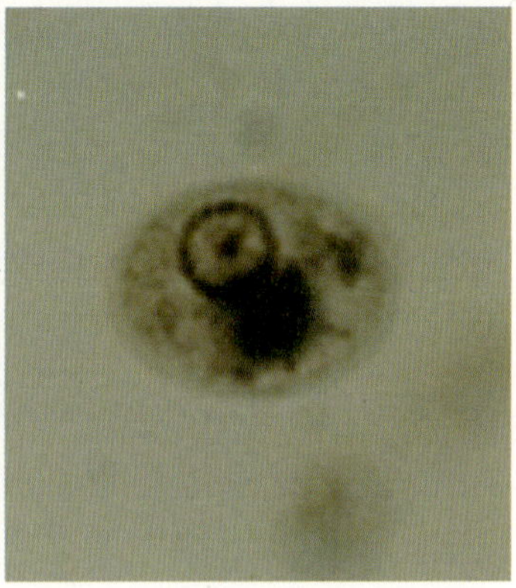

그림 1-15. 이질아메바(*Entamoeba histolytica*), 포낭.

4시기(stages)를 순환하며, 영양형이 포낭으로 전환하는 포낭형성(encystation)과 포낭이 탈낭(excystation)하여 영양형이 되는 과정이 있다.

① 영양형 : 직경이 10~60μm(평균 20μm보다 약간 큼)이며 위족은 넓고 둥근 모양이다. 핵은 구형이며 중앙에 작은 핵소체가 있다. 세포질에 미토콘드리아와 골지체는 없고, 식포, 용해소체(lysosome), 글리코겐, 리보솜, 염색질체(chromatoidal body) 등이 있다. 설사변 내 활발한 아메바의 세포질에서 포식한 적혈구를 볼 수도 있다.

② 전포낭기 : 운동이 정지되고 구형으로 불필요한 물질을 배출하여 축소되며 단핵이다. 글리코겐과 염색질체는 남아 있다.

③ 포낭기 : 장 내에서 포낭형성이 완성된다. 크기는 10~20μm 정도의 원형이고 핵은 두 번 분열하여 4개이다. 포낭벽은 두꺼워져 외부영향에 저항할 수 있다. 세포질에는 글리코겐과 염색질체가 덜 분명해지거나 사라진다. 핵은 둥글고 핵소체가 중앙에 위치한다. 굳은 변에서 4개의 핵을 가진 포낭이 잘 관찰된다. 묽은 변에서 1~4개의 핵을 가진 포낭을 볼 수 있으며 모두 감염형이다. 포낭은 열과 건조에는 약하나 습도가 높고 그늘진 곳에서는 2주 이상, 수중에서는 4주 이상 생존할 수 있다.

④ 후포낭기 : 경구 감염된 포낭이 위와 장을 거치면서 탈낭한다. 이때 세포질과 핵이 분열하여 4~8개의 영양형이 된다. 신생 영양형(metacystic trophozoite)은 맹장(cecum)과 대장으로 가서 점막

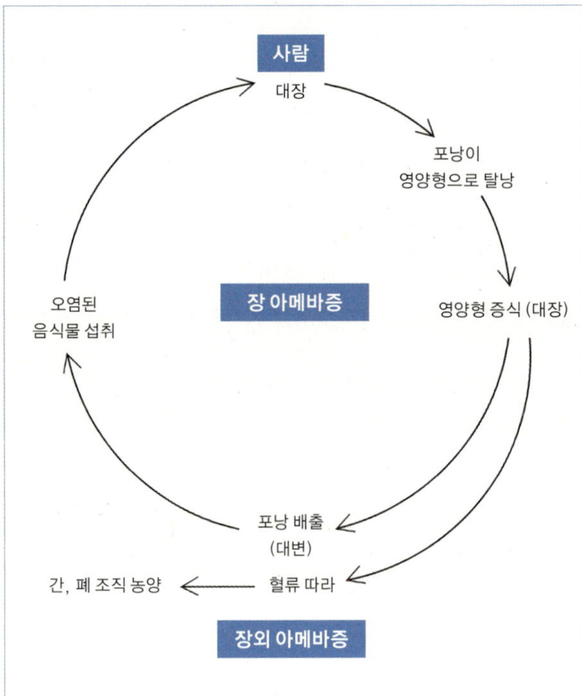

그림 1-16. 이질아메바 생활사.

이나 샘움(glandular crypt) 틈에 자리 잡고 완전한 영양형이 되어 집락을 형성한다.

(3) 병원성 및 병리

이질아메바의 병독성은 분리주(strain)에 따라 조금씩 다르다. 병독성 발현의 기전은 아직까지도 확실히 밝혀져 있지는 않으나 이질아메바가 분비하는 효소나 세포독성물질, 숙주세포와의 접촉성과 조직용해능력, 그리고 숙주의 면역 상태 등이 복합적으로 작용하여 나타난다.

이질아메바는 경구감염되어 일차적으로 장아메바증(intestinal amebiasis)를 일으키고, 진행하여 간이나 폐 등으로 전이되는 이차적인 장외아메바증(extraintestinal amebiasis)을 일으킨다.

① 장아메바증 : 경구적으로 인체에 들어온 포낭은 탈낭하여 활발한 영양형이 되고 맹장 부위에서 분열, 증식하여 집락을 이룬다. 맹장, 충수돌기, 상행결장으로 퍼져나가고, 직장 부위까지도 침범한다. 장상피에 부착한 아메바는 점막 상피의 표면과 고유판(lamina propria)에서 증식하며 점상 궤양을 일으킨다. 궤양은 여러 부위에서 생길 수 있으며, 점막 표면의 궤양은 점막하층(submucosa)까지 도달하고 옆으로 퍼져 입구는 좁고 바닥은 넓은 플라스크(flask) 모양의 궤양을 형성한다. 이러한 병변은 다발적으로 발생할 수 있으며 세균에 의한 2차 감염이 발생하면 더욱 악화되고, 주변의 다른 병소와 합쳐져 광범위한 궤양이 된다. 이때 장 내용물에서 피섞인 점액, 아메바와 탈락된 상피세포, 괴사물질 등을 볼 수 있다. 궤양은 근육층과 장막(serosa)까지도 확대되어 천공(perforation)을 일으키기도 한다. 장조직의 파괴와 치유가 반복되는 과정에서 장 상피의 과다증식(hyperplasia)이 일어나 점막 하층에 아메바육아종(amebic granuloma) 또는 단단한 아메바종(ameboma)이 형성된다. 아메바종은 섬유성 외벽을 가지고 있으며 그 안에는 호산구나 림프구, 괴사조직 등이 있다. 악성 종양과 비슷하여 세심한 감별이 필요하다.

② 장외아메바증 : 이차적 장외아메바증은 1차 궤양에서 주변의 혈관이나 림프관을 통해 전이(metastasis)되어 발생한다. 주로 장간막 정맥을 따라 간으로 가장 많이 전이된다. 간에 전이된 아메바 영양형은 문맥의 작은 혈관의 가지(branch)나 간소엽사이 정맥(interlobular vein)에 정착하고, 혈관벽을 용해하고 간실질을 침범하여 국소적인 괴사와 백혈구의 침윤이 일어나 아메바간염(amebic

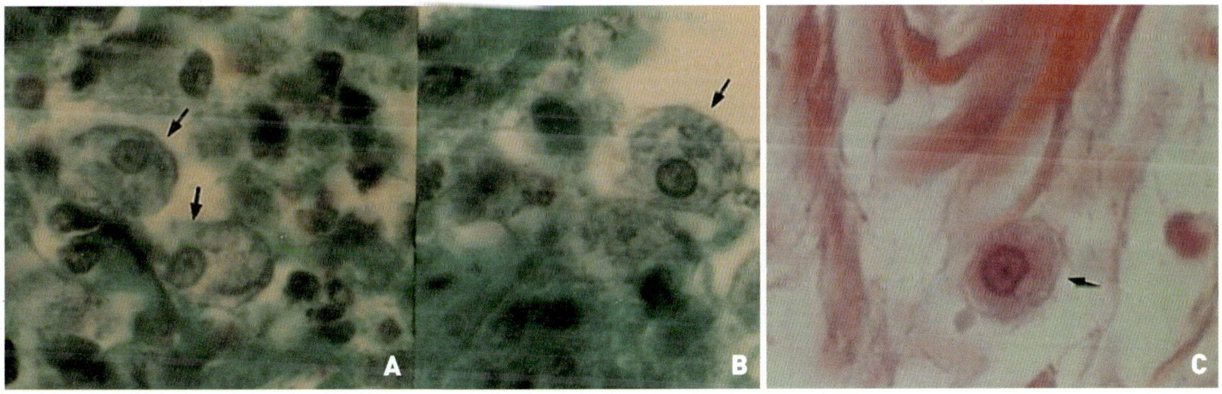

그림 1-17. 이질아메바(*Entamoeba histolytica*), 장에 있는 영양형(Trichrome stain(A, B) 및 H-E stain(C))

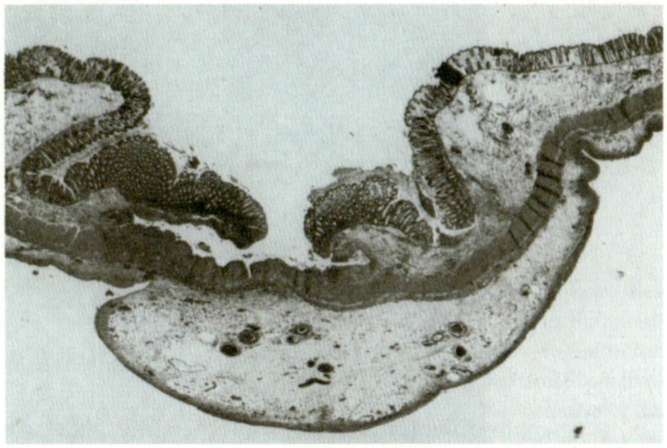

그림 1-18. 이질아메바에 의한 플라스크 모양의 궤양(Binford & Connor. Pathology of Tropical and extraordinary diseases, Armed Forces Institute of Pathology).

hepatitis)이 발생한다. 여러 병소가 합쳐지고 발전하면 아메바간고름집(amebic liver abscess)이 만들어지며, 크기는 다양하여 수 cm에 이르는 것도 있다. 고름집의 가운데 부위는 초콜릿 색깔의 괴사고름(abscess fluid)으로 차 있고, 바깥층은 거의 정상조직으로 둘러싸여 있으며 활동적인 아메바가 관찰된다. 고름집의 일부는 2차 세균감염이 일어나 화농성의 고름이 된다. 대개 우엽에 많이 발생한다. 간고름집이 파열되면 가로막을 침범하고, 폐나 가슴 안(thoracic cavity)으로 퍼진다. 복강으로 나온 경우 여러 복부기관으로 퍼져 나간다. 혈행을 따라 뇌, 눈, 피부 등 여러 곳으로 전이될 수 있다.

(4) 증상

잠복기는 개인의 저항력에 따라 다르지만 대개 1~4개월이다. 포낭배출자의 경우 감염 몇 년 후에 증상이 나타날 수 있다.

① 장아메바증 : 아메바대장염(amebic colitis)이나 아메바이질(amebic dysentery)이 발생한다. 감염자의 면역력이 약하고, 감염 아메바의 병독성이 강할 경우 급성으로 나타난다. 메스꺼움과 구토, 발열 등의 전구증상에 이어 복통과 설사가 뒤따른다. 뒤무직(tenesmus)이 특징적이다. 하루 10회 이상의 설사로 영양실조와 탈수가 일어난다.

설사변은 점액과 혈액이 섞인 점혈변이다. 내용물에서 적혈구, 백혈구, 장상피세포와 Charcot-Leyden 결정체를 볼 수 있으며, 활동성인 아메바의 영양형도 볼 수 있다. 심한 경우 장천공으로 아메바와 세균에 의한 급성 복막염(peritonitis)이 생길 수 있다. 적절한 치료가 없으면 만성으로 되어 한 달 이상 증세가 지속된다.

② 간아메바증 : 이질아메바가 간을 침범하면 증세

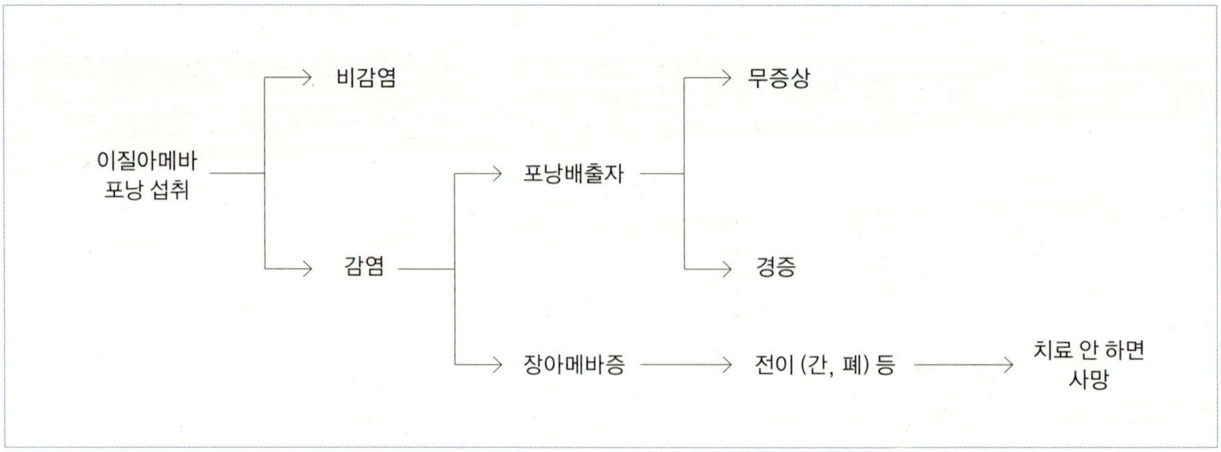

그림 1-19. 이질아메바의 인체 감염 경과.

표 1-3. **대변에서의 세균이질과 아메바이질의 감별.**

세균성	아메바성
혈액, 점액이 대부분이다.	대변성분이 많고 혈액, 점액이 혼재한다.
세포성분이 많다.	세포성분이 적다.
잡균이 적다.	잡균이 많다.
Charcot-Leyden 결정이 없다.	Charcot-Leyden 결정이 있다.
냄새가 적다.	악취가 난다.

나 증상이 뚜렷하지 않은 아메바간염(amebic hepatitis) 시기를 거쳐 아메바 간고름집(amebic liver abscess)을 형성하게 된다. 간이 커지고 상복부 통증과 압통이 있다. 미열, 두통, 황달, 빈혈 등이 온다. 간기능검사에서 이상이 나타난다.

③ 아메바 가슴막염(amebic pleuritis)과 폐고름집(amebic lung abscess) : 대부분 간우엽의 고름집이 파열되어 나온 아메바 영양형이 가슴막과 폐에 전이되어 염증이나 고름집을 만든다. 가슴의 오른쪽 아래 부위의 심한 통증이 있고 기침이 계속된다. 오른쪽 가슴막 부위의 염증으로 삼출액(exudate)이 고인다. 심한 기침으로 폐의 고름집이 터져 적갈색의 고름이 가래에 섞여 나오기도 한다.

④ 기타 아메바증 : 장아메바증의 병소에서 유래된 아메바의 영양형이 여러 장기나 기관으로 전이되어 염증을 일으키고, 고름집을 만들 수 있다. 침범된 부위에 따라 증세나 증상이 다르지만 이전에 장아메바증을 앓았던 과거력이 있다.

(5) 진단

이질아메바의 포낭이나 영양형을 검사물에서 관찰하여 확진할 수 있다. 굳은 대변과 약간 묽은 대변에서는 포낭을 관찰할 수 있고, 설사변에서는 피가 섞인 끈끈한 부분에서 적혈구를 포식한 영양형을 관찰할 수 있다. 아메바 간고름집에서 주사바늘로 흡인(aspiration)한 고름의 색깔은 초콜릿색이며, 고름을 흡인하고 난 후 세척한 고름집의 내용물에서 아메바 영양형을 관찰할 수 있다. 그러나 실제로 검사물에서 아메바를 관찰하는 것은 매우 어려워 면역학적 검사법이 이용되고 있다. 급성 장아메바증을 제외한 만성 장아메바증이나 고름집형성 아메바증인 경우 이질아메바가 침습성(invasive)이어서 면역혈청학적 검사법으로 진단이 가능하다. 간접혈구응집반응(IHA), 면역형광항체법(IFA), 효소면역검사법(ELISA) 등이 민감도와 특이도가 높아 널리 이용되고 있다. 실험실에서 검사물을 배양액에 배양 후 영양형을 관찰하는 방법도 이용된다. 임상 증세나 증상에 의한 잠정진단(provisional diagnosis)의 경우 특히 세균이질(bacillary dysentery)과의 감별에 주의하여야 한다.

(6) 치료

① 대증요법 : 급성 이질의 경우 탈수로 인한 수분 및 전해질 손실이 심하므로 수분과 전해질을 투여하여 보충하여야 한다. 필요한 경우 지사제(antidiarrheal drug)를 투여한다.

② 약물치료 : Metronidazole(1일 750mg씩 3회, 10일간)이 널리 쓰인다. 이외에 요오드퀴놀(iodoquinol), 에메틴(emetine hydrochloride) 등을 투여한다. Metronidazole은 투여 후 구역, 설사, 두통 등의 부작용이 있을 수 있다.

간고름집이 있는 경우 고름을 뽑아내고 약물을 넣어주는 경피흡인주사재흡인(percutaneous aspiration injection and reaspiration : PAIR) 방법을 이용하며, 수술보다 더 효과가 좋다.

(7) 예방과 관리

이질아메바 감염은 분변의 원충이 물과 음식물에 오염되어 전파되는 수인성(water-borne) 질환이어서 적절히 소독된 물을 공급하고, 소독된 물을 사용하는 것이 가장 중요한 예방법이다. 유행 지역이나 유행 위험 지역에서는 모든 음식물을 끓여서 조리하고 야채나 과실도 정제된 물로 세척하여야 한다. 환자가 발생한 경우 배설물을 위생적으로 처리하고, 무증상 포낭 배출자를 색출하고 치료하여 감염원을 제거함으로써 전파를 차단한다.

2. 동형아메바 *Entamoeba dispar*

1925년 Emile Brumpt에 의해 처음 제시되었다. 전 세계적으로 분포한다. 이질아메바와 모양은 같으나 비병원성으로 감염률은 이질아메바보다 9배가량 더 높다. 새끼고양이나 기니피그와 같은 실험동물에서 국소적으로 장에 염증을 일으키나 조직을 침범하지 않는다. 형태학적 관찰로는 구분되지 않지만 동종효소양상이나 PCR 등의 방법으로 이질아메바와 구분이 가능하다.

3. 작은아메바 *Entamoeba hartmanni* von Prowazeck, 1912

작은아메바는 비병원성이다. 전 세계적으로 분포되어 있다. 크기가 작은 것을 제외하고는 이질아메바와 유사하다. 포낭은 왜소아메바와 구분되지 않는다. 영양형은 3~12μm이고 특히 포낭은 4~10μm 정도로 이질아메바의 포낭보다 작다. 과거에는 'small race ameba'라고 했다. 영양형은 적혈구를 섭취하지 않고, 운동성은 이질아메바보다 약하다. 특별한 치료가 필요 없다.

4. 대장아메바 *Entamoeba coli*(Grassi, 1879) Casagrandi and Barbagallo, 1895

전 세계적으로 관찰되는 원충으로 온대 지방에도 많다. 영양형이나 포낭의 형태가 이질아메바와 비슷하여 세심한 감별이 필요하다. 영양형의 크기는 15~50μm(평균직경 25μm)로 운동이 느리고, 성숙한 포낭형은 8개의 핵을 가지며, 대체로 이질아메바보다 크다. 핵에서 핵소체는 옆으로 치우쳐 있어 핵소체가 중앙에 있는 이질아메바와 감별된다. 대변으로 배출된 포낭은 건조나 부패에 잘 견딘다. 포낭이 음식물이나 물을 통해 체내에 들어와 장에 도달하고 탈낭하여 영양형이 된다. 영양형은 맹장에서 장내 박테리아나 여러

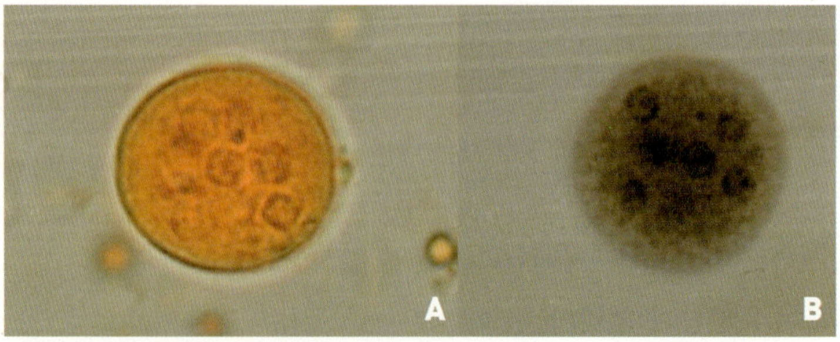

그림 1-20. 대장아메바(*Entamoeba coli*), 포낭(요드 염색(A), I-H 염색(B)).

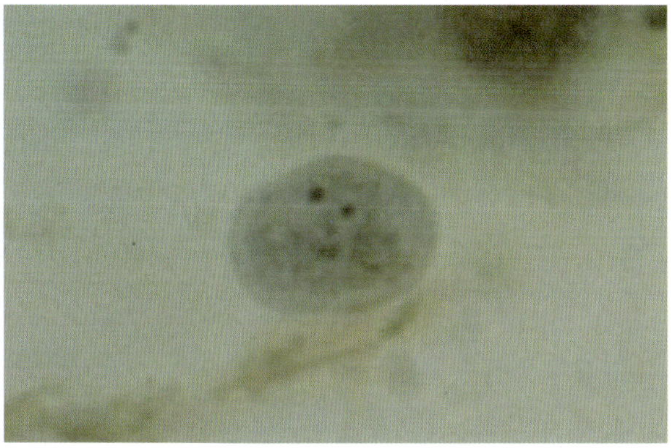

그림 1-21. 왜소아메바(*Endolimax nana*), 포낭(I-H 염색).

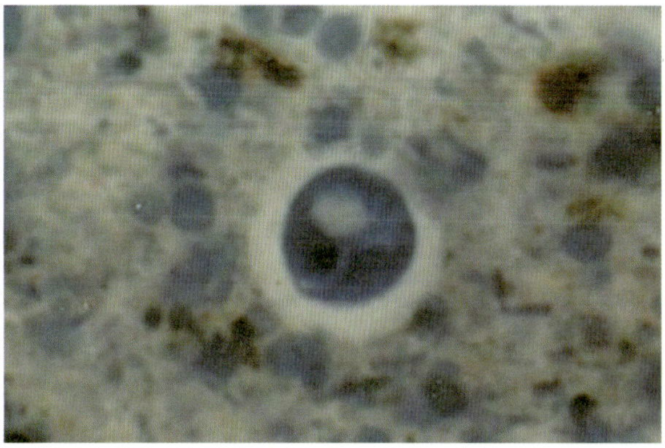

그림 1-22. 요드아메바(*Iodamoeba bütschlii*), 포낭(I-H 염색).

물질을 섭취하고 이분열로 증식한다. 진단할 때 이질아메바와 잘 감별해야 한다. 비병원성이므로 치료는 하지 않아도 된다.

5. 치은아메바 *Entamoeba gingivalis*(Gros, 1849) Brumpt, 1913

전 세계적으로 분포한다. 주로 구강 상태가 좋지 않은 잇몸염(gingivitis) 환자에서 많이 발생하지만(80% 내외), 정상적인 구강 상태의 잇몸에서도 관찰된다. 병원성이 입증되지 않은 비병원성 기거생활체(commensal)이다. 포낭 형태가 없고 영양형만 있다. 살아 있는 영양형의 크기는 5~15μm(핵은 2~4μm)로 식포에는 백혈구, 상피세포가 관찰되기도 한다. 잇몸에 기생하며, 이분열법에 의해 분열한다. 감염자의 입에서 나온 침방울이나 직접 접촉 또는 오염된 식기를 통해 전파된다. 잇몸의 경계, 치아 사이, 의치로부터 나온 가검물에도 존재한다. 구강 위생을 향상시키면 감염이 줄어든다.

6. 왜소아메바 *Endolimax nana*(Wenyon and O'Connor, 1917) Brug, 1918

전 세계적으로 분포하며 비병원성이다. 영양형은 6~15μm로 운동은 느리고, 식포(food vacuole) 안에는 박테리아, 포획한 세포나 고형물질을 포함하고 있다. 대장, 특히 맹장에 주로 산다. 요오드염색한 포낭에는 글리코겐이 관찰된다. 성숙한 포낭의 크기는 5~14μm(평균 9μm)로 4개의 핵이 있다. 불규칙한 모양의 큰 핵소체가 있는 소포성 핵(vesicular nucleus)이 특징이다. 위생환경이 낮은 곳에서 물, 음식물을 통해 전파된다. 비병원성이므로 치료할 필요는 없다.

7. 요드아메바 *Iodamoeba bütschlii*(von Prowazek, 1911) Dobell, 1919

전 세계적으로 분포하나 대장아메바, 왜소아메바보다 감염률은 낮다. 대장에 기생하며 비병원성이다. 오염된 음식물이나 물을 통해 전파된다. 영양형(6~25μm)은 세포 내형질과 외형질 사이에 구분이 명확하지 않고, 핵에는 핵의 반쯤 차지하는 진한 염색질 핵소체(chromatic karyosome)가 있고 이것은 중앙이나 또는 한쪽에 치우쳐 있다. 포낭형은 불규칙한 조롱박모양 또는 난원형으로 크기는 6~15μm이다. 요오드로 염색하였을 때 세포질 내에 갈색으로 염색되는 경계가 뚜렷한 난원형 또는 비정형의 글리코겐공포(glycogen vacuole)가 특징적으로 관찰된다.

병원성 자유생활아메바
(Pathogenic Free-living Amoeba)

병원성 자유생활아메바는 토양이나 공기, 물 등 자연환경에 살면서 사람에 우연히 감염되어 병변을 일으킨다. 1965년 Fowler와 Carter가 호주 환자에서 처음으로 파울러자유아메바(*Naegleria fowleri*)에 감염된 임상 예를 보고하였고, Butt가 이 질병을 원발성 아메바수막뇌염(primary amoebic meningoencephalitis; PAME)이라 하였다. 1990년까지 200여 예의 수막뇌염(*N. fowleri* 144예, *Acanthamoeba* 56예)과 300여 예의 가시아메바종(*Acanthamoeba* spp.)에 의한 각막염이 보고되었다. 최근 우리나라에서도 자유생활아메바에 의한 폐렴과 각막염 등 여러 증례가 보고되었다.

8. 파울러자유아메바 *Naegleria fowleri* Carter, 1970

Family Vahlkampfiidae에 속하며, 원발성아메바수막뇌염(primary amoebic meningoencephalitis, PAME)을 일으킨다.

(1) 분포 및 역학

전 세계적으로 분포하며 비교적 따뜻한 지역에 많다. 미국 플로리다주, 벨기에, 체코, 호주에서 환자가 많이 발생하였고, 뉴질랜드, 인도, 나이지리아 등에서도 보고되었다. 환자의 대부분은 더울 때 발병하였고, 발병 수일 전에 호수, 강이나 온천 등에서 수영한 경험이 있었다. 아메바는 45℃ 이상에서도 생존이 가능하다.

(2) 형태 및 생활사

영양형(trophozoite)은 아메바 형태로 10~35μm 크기로 길고 둥글며, 핵은 3μm로 작고 뚜렷하다. 핵 중앙에 큰 핵소체(nucleolus)가 있고, 내형질(endoplasm)에는 여러 가지 과립(granule)과 많은 공포(vacuoles)가 있다. 편모형은 따뜻한 물에서 관찰되며 서양배 모양이고 편모를 앞으로 빠르게 움직이거나 회전 운동을 한다. 포낭형(cyst)은 7~10μm의 둥근 형태로 매끈하고 두터운 벽을

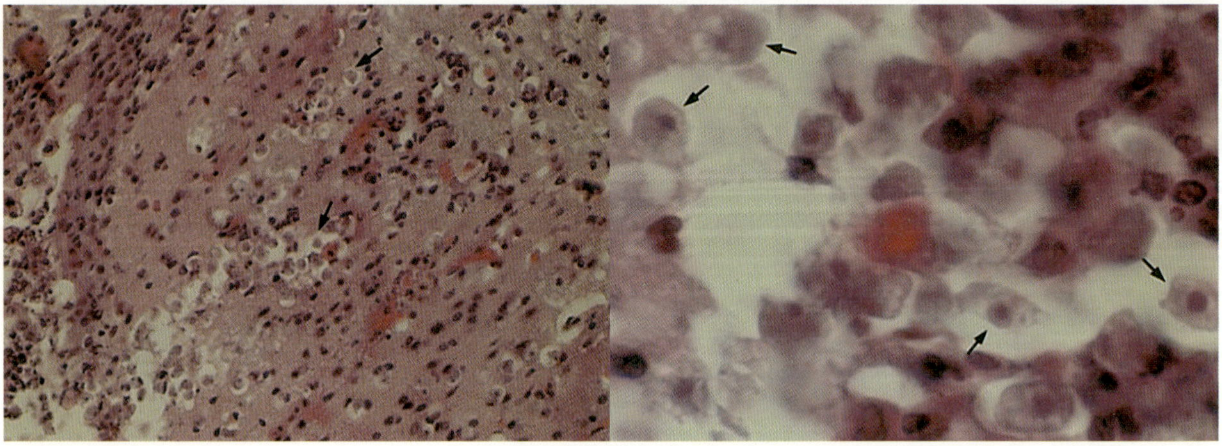

그림 1-23. 파울러자유아메바(*Naegleria fowleri*), 마우스 뇌조직 내 영양형.

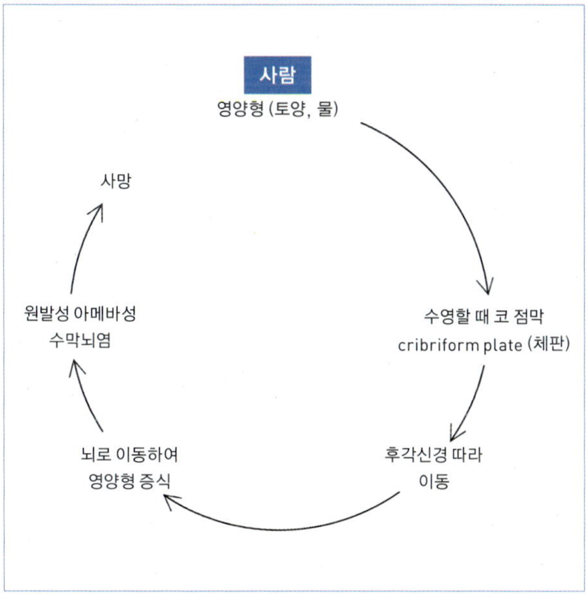

그림 1-24. **파울러자유아메바 생활사.**

가지며 외벽에는 아메바가 탈출할 수 있는 구멍이 있고, 세포질 안에는 1.5μm 크기의 둥근 핵이 하나 있다.

(3) 병리 및 증상

호수, 강이나 온천에서 수영할 때 아메바는 코를 통하여 감염된다. 인체에 침입한 아메바는 코의 점막층을 뚫고 들어가 후각신경(olfactory nerve) 가지를 따라 벌집뼈(ethmoid bone)의 체판(cribriform plate)을 지나 후각망울(olfactory bulb)에 이르러 정착하고, 주위 뇌조직으로 퍼진다. 뇌에서 울혈, 출혈, 염증세포의 침윤, 괴사 등이 관찰되며 수막염(meningitis) 증상을 보인다. 전격성으로 두통, 고열, 오심과 구토, 목의 경직이 생기고, 미각과 후각에 장애가 온다. 진행이 빨라 증상이 나타난 후 7일 내외에 사망한다. 사망한 사람의 뇌조직에서 10~12μm의 둥근 아메바가 염증세포와 함께 관찰된다.

(4) 진단, 치료 및 예후

증상이 있기 3~6일 전에 수영을 한 과거력이 있다. 뇌척수액(CSF)을 원심침전하고 침사를 도말하여 관찰하면 뚜렷한 아메바의 형태를 관찰할 수 있다. 뇌압이 증가되어 있고 뇌척수액에는 수많은 백혈구가 관찰된다. 부검 예에서 급성뇌수막염 징후가 보이며, 뇌조직의 병소에는 중성구와 단핵구 등의 침윤사이로 특징적인 아메바의 영양형을 관찰할 수 있다.

치료제로 amphotericin B를 투여하지만 효과적인 성과는 기대할 수 없다. 대부분 발병 1주일 이내에 사망하게 된다. 더운 지방에서 간이 상수도의 철저한 소독으로 집단감염을 예방한다. 개인적으로는 더운 계절에 강이나 호수, 온천 등지에서 수영을 하지 않는 것이 예방법이다.

9. 가시아메바(*Acanthamoeba* spp.)

가시아메바는 과거에 *Hartmannella*와 혼동되어 왔으나 형태적으로 영양형 시기에 가시위족(acanthopodium)을 가지고 있어 확실하게 구별된다. 1965년 파울러자유아메바와 함께 쿨버트손가시아메바(*A. culbertsoni*)가 중추신경계를 침범함이 보고되었고, 이후 많은 종의 가시아메바가 환자의 중추신경계를 비롯하여 눈, 피부, 폐, 간 등에서 분리되었다.

(1) 분포 및 역학

가시아메바는 자연계에 널리 분포하고 있으며 강, 호수, 토양, 하수 등에서 분리되었고, 대기 중의 먼지에서도 관찰된다. 인체에 감염을 일으키는 것은 10여 종이 있다. 만성 중추신경계 감염인 육아종성아메바뇌염(granulomatous amebic encephalitis : GAE)을 일으키는 대표적인 것으로 카스텔라니가시아메바(*A. castellanii*)와 쿨버트손가시아메바(*A. culbertsoni*)가 있다. 이들은 중추신경계뿐만 아니라 눈을 침범하여 가시아메바각막염(*Acanthamoeba* keratitis)을 일으킨다.

우리나라에서는 1976년 5살 소년의 파종감염 예를 비롯하여, 폐렴 예와 각막염 예가 보고되었으며, 특히 대부분의 가시아메바각막염은 콘택트렌즈를 낀 사람에서 발생하고 있다. 가시아메바는 피부나 눈의 상처를 통해 감염되며, 중추신경계를 침범하는 경우 만성질환자나 면역결핍환자에서 발생하고 있다.

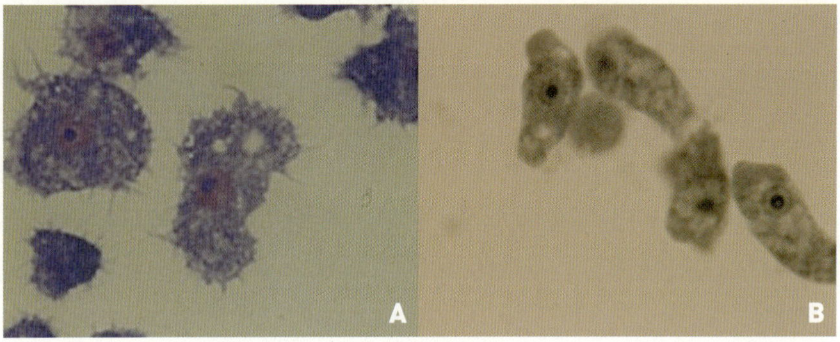

그림 1-25. *Acanthamoeba* sp., 영양형(Giemsa 염색, A)과 *Naegleria* sp., 영양형(I-H 염색, B)

(2) 형태 및 생활사

영양형과 포낭형이 있으며, 시험관 내 배양에서 두 가지 형 모두를 볼 수 있다. 영양형은 종에 따라 크기가 달라 20~30μm 정도이고 아메바운동으로 부정형이며 가시위족(acanthopodium)을 가지고 있다. 큰 핵과 핵소체가 쉽게 관찰된다. 포낭은 10~20μm 정도이고 보통 주름진 바깥쪽 막과 안쪽의 다각형 막의 이중 포낭껍질로 싸여 있다.

(3) 병원성, 병리 및 증세

① 육아종성아메바뇌염(granulomatous amebic encephalitis : GAE) : 신체의 다른 부위에 감염된 원충이 2차적으로 중추신경계에 전이되어 발생한다. 대부분 면역기전이 저하된 경우나 면역억제제 치료를 받은 사람에서 발생한다. GAE는 파울러자유아메바에 의한 PAME보다 경과가 만성적이고 국소적인 육아종 병변이 특징이다. 혈류를 따라 뇌에 도달하여 증식하고 주변으로 확산된다. 두통, 발작, 목의 경직, 구역, 구토 등의 증세가 나타난다.

② 가시아메바각막염(*Acanthamoeba* keratitis) : 1970년 중반에 영국과 미국에서 처음 보고되었으며, 해마다 환자가 늘고 있다. 우리나라에서도 콘택트렌즈를 착용한 정상인에게서 발생하고 있다. 각막의 상처나 콘택트렌즈의 아메바 접촉으로 감염되며, 만성적으로 진행되어 만성 진행성 궤양각막염(chronic progressive ulcerative keratitis)이 된다. 심한 눈의 통증, 눈물, 시력 이상 등을 호소한다.

(4) 진단, 치료 및 예방

육아종성아메바뇌염의 진단은 뇌척수액이나 조직에서 가시아메바를 확인하는 것이다.

가시아메바각막염은 각막 찰과표본이나 세척액을 배양하여 진단한다. 면역학적 진단법이나 DNA 분석법도 진단에 이용된다.

육아종성아메바뇌염의 치료제는 원발성아메바수막뇌염과 마찬가지로 아직까지도 개발되어 있지 않다. 가시아메바각막염 치료제로 propamidine isethionate가 잘 알려져 있으며, polyhexamethylene biguanide(PHMB) 0.02%를 국소점안하기도 한다. 우리나라에서도 0.02% PHMB 점안액을 사용하고 있다.

육아종성아메바뇌염은 기저질환이 있거나 면역력이 저하된 환자에서 발생하지만 가시아메바각막염은 대부분 콘택트렌즈를 착용한 정상인에게서 발생하므로 콘택트렌즈의 청결유지와 눈의 상처의 보호로 예방할 수 있다.

제3절

포자충 Sporozoa

첨복포자충문에 속하는 포자충강(Class Sporozoea)의 원충들이다. 모두 기생생활을 하며, 유성생식과 무성생식이 동일한 숙주 내에서 이루어지거나, 숙주를 바꿔 가며 번갈아 일어나는 것이 특징이다. 유성생식은 포자생식(sporogony)이고, 무성생식은 분열생식(schizogony)이다. 세포 내로 침입하는 기구로 첨복체(apical complex)를 갖는데 이 복합체는 정수리 고리(polar ring), 곤봉체(rhoptry), 미세간상체(microneme), 원추체(conoid) 등의 미세구조로 구성된다. 일반적인 생활사는 무성생식기를 거처 배우자생식(gametogony)과 포자생식으로 완성된다. 무성생식과 포자생식 시기에 개체가 증식한다.

1. 열원충(말라리아) Malaria

(1) 분포

말라리아는 열대, 아열대 및 온대 지방에 널리 분포하며, 열원충속(Genus *Plasmodium*)에 속하는 원충을 모기가 매개하여 사람이 감염되는 질병으로 인류의 가장 중요한 감염병으로 취급되고 있다. 1880년 Laveran이 기생원충을 처음으로 발견하였으며, 다음의 5종이 인체에 주로 기생한다.

① 삼일열원충(*Plasmodium vivax* Grassi and Felleti, 1890 : vivax malaria or tertian malaria)

② 열대열원충(*P. falciparum* Welch, 1897 : falciparum malaria)

③ 사일열원충(*P. malariae*(Laveran, 1881) Grassi and Felleti, 1890 : quartan malaria)

④ 난형열원충(*P. ovale* Stephens, 1922 : ovale malaria)

⑤ 원숭이열원충(*P. knowlesi* Sinton and Mulligan, 1933)

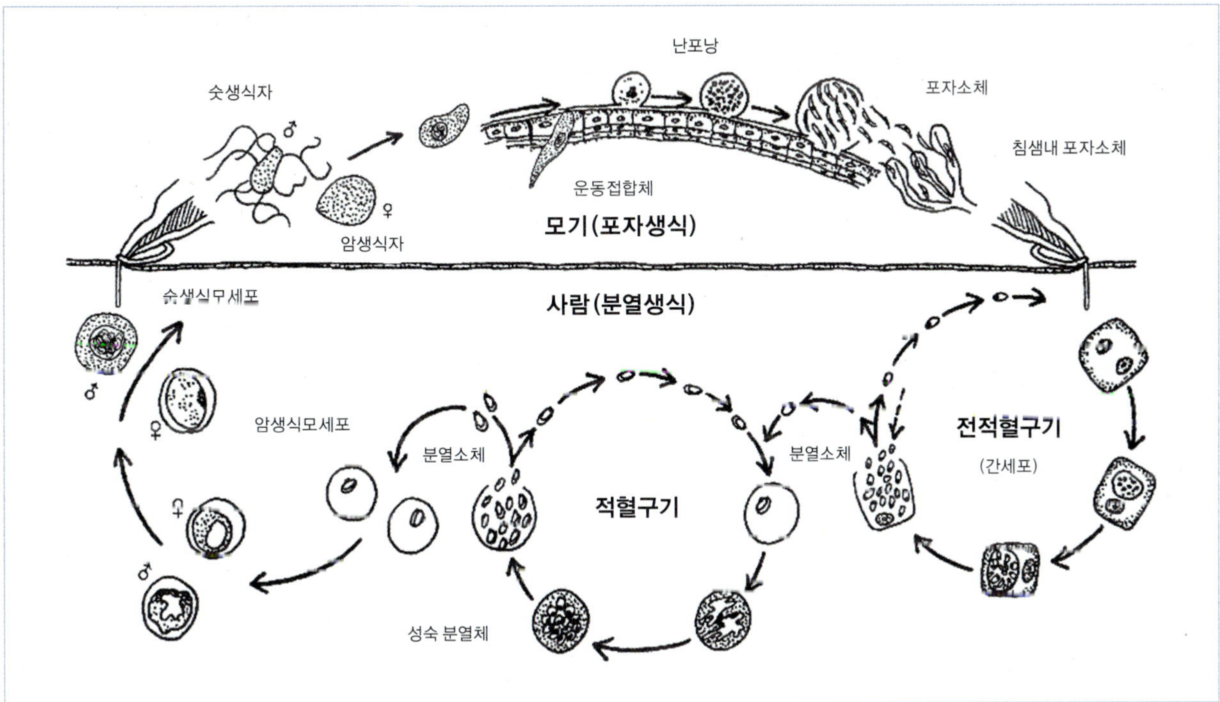

그림 1-26. 말라리아 열원충의 생활사(Noble and Noble(1993)에서 모사).

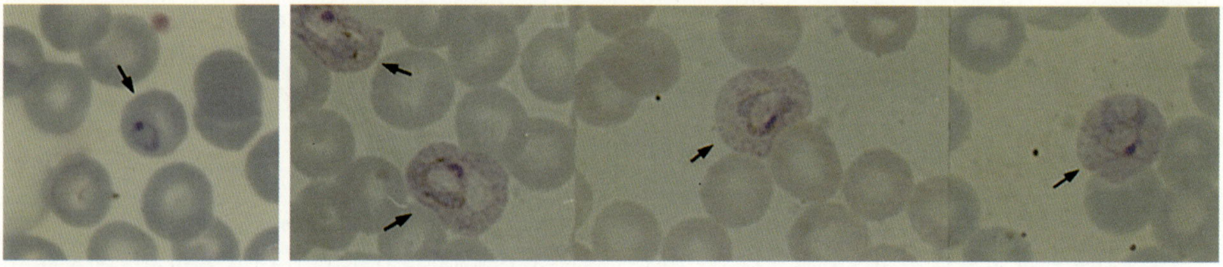

그림 1-27. 삼일열원충(*Plasmodium vivax*), ring form과 Schüffner's dot.

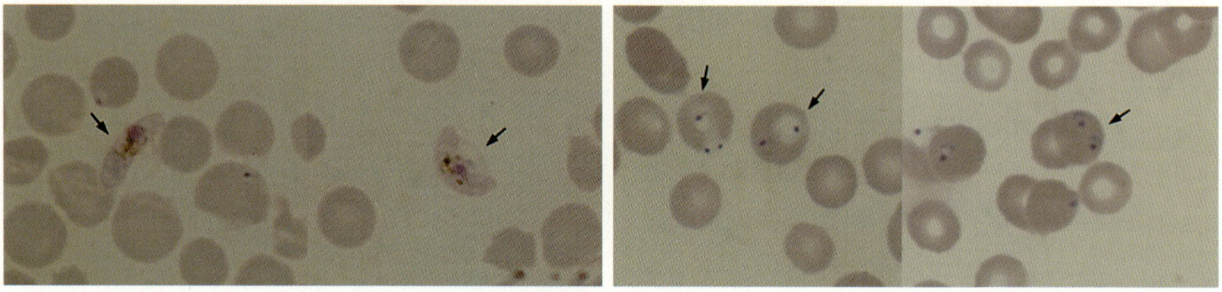

그림 1-28. 열대열원충(*Plasmodium falciparum*), 생식모세포와 double ring form.

우리나라에서는 조선 시대에도 학증(瘧症) 또는 학질(瘧疾)로 알려진 토착감염병으로 삼일열원충이 원인 기생충이다. 삼일열원충은 우리나라를 포함하여 전 세계적으로 가장 넓게 분포하여 있고, 열대열원충과 사일열원충은 주로 열대 및 아열대 지역에 분포한다. 난형열원충은 인체감염률이 가장 낮고 열대 아프리카에 국한되어 분포하고 있다.

(2) 형태

말라리아 열원충의 형태는 발육 시기에 따라 모두 다르다. 그러나 인체에서 검출되는 열원충의 형태는 혈류 중의 적혈구 내에서 또는 혈류 중의 유리(free)형으로 관찰된다. 적혈구를 침범한 분열소체는 반지형(ring form)과 분열체를 거쳐 증식하거나 생식모세포(gametocyte)로 발육하는데, 그 과정에서 각 종 마다 독특한 적혈구 내 형태나 생식모세포의 형태를 보여 종의 진단과 감별이 가능하다. 현미경관찰을 위해 흔히 Giemsa 염색과 Wright 염색이 이용된다.

삼일열원충

삼일열원충은 주로 그물적혈구(reticulocyte)를 침범하고, 침범된 적혈구는 약간 커져 있다. 한 개의 반지형이 발육하면서 적혈구의 세포질에 둥글고 붉은 미세한 쉬프너반점(Schüffner's dots)을 보이는 것이 특징이다. 염색상이 짙은 분열체는 48시간 후 16개 정도의 푸른색의 작고 둥근 분열소체(1.5~2μm)로 증식한다. 생식모세포는 난원형으로 담청색이고, 암생식모세포에서 더 짙게 염색된다.

열대열원충

모든 발육기의 적혈구를 침범하고, 높은 기생혈증(parasitemia)을 보인다. 말초혈액에서는 반지형과 생식모세포만 관찰된다. 감염된 적혈구는 정상적이지만 반지형이 2개 이상인 것이 특징이다. 혈구에서 발육 중에는 마우러반점(Maurer's dots)을 볼 수 있다. 성숙한 생식모세포는 특징적인 바나나 모양(crescent shape)으로 감염 적혈구를 터뜨리고 나올 것 같이 커져 있다. 핵은 중

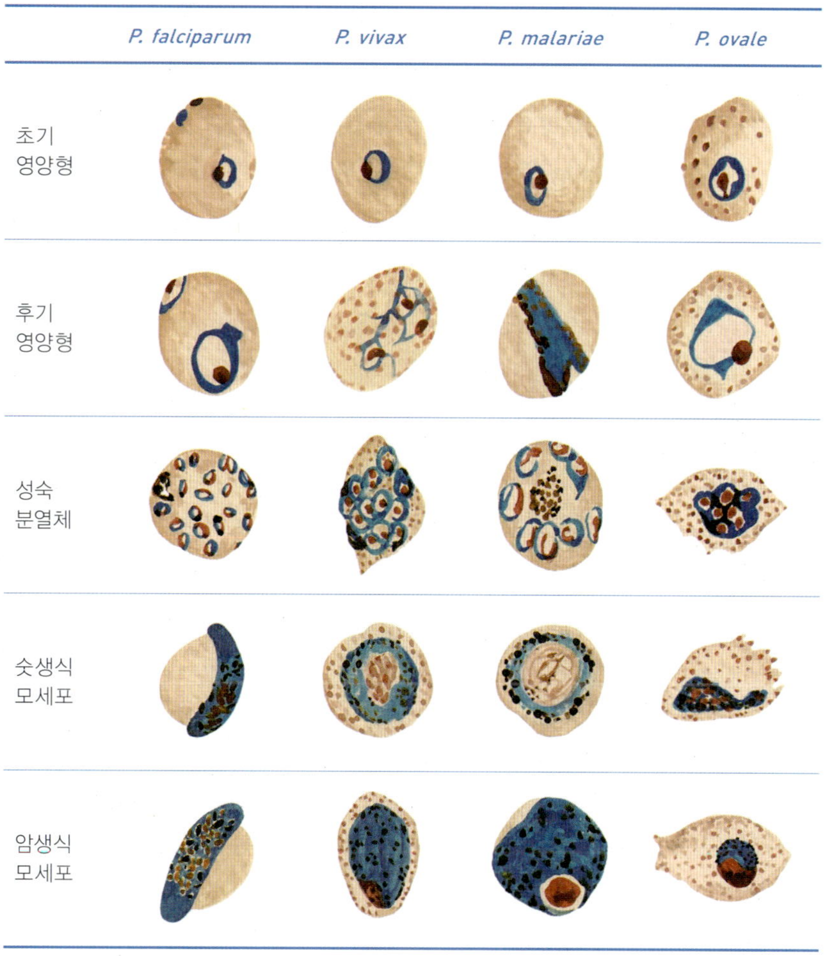

그림 1-29. 말라리아 열원충의 형태 비교.

앙부에 위치하고 짙은 검붉은 색으로 염색되며 세포질은 엷은 청색이다.

사일열원충

감염 적혈구 내 초기 반지형은 삼일열원충과 유사하다. 발육하면서 영양형은 암갈색의 거친 과립으로 된 특징적인 띠 모양(band shape)으로 관찰된다. 분열소체는 8~10개 정도이다. 생식모세포는 삼일열원충과 비슷하지만 조금 작다.

난형열원충

감염된 적혈구는 약간 커져 있으며 쉬프너반점이 있으나 적혈구의 가장자리가 불규칙한 모양이어서 삼일열원충 감염 적혈구와 감별된다. 성숙분열체는 보통 8개의 분열소체로 증식한다.

(3) 생활사

인체에 기생하는 4종의 열원충은 사람과 모기를 숙주로 하여 무성생식과 유성생식을 영위하는 생활사를 갖는다. 사람에 도입된 열원충의 포자소체(sporozoite)는 간세포 내에서 발육하고 증식한 후 분열소체(merozoite)로 혈중에 나와 적혈구를 침범하여 발육과 증식을 반복한다. 적혈구 내에서 발육 증식한 일부 분열소체는 암수의 생식모세포(gametocyte)로 발육하는 배우자생식을 시작하고, 이 생식모세포가 흡혈한 모기체 내에서 접합체가 되어 배우자생식(gametogony)이 이루어진다. 접합체는 포자생식(sporogony)으로 분열 증식하여 포자소체를 생산함으로써 사람이 중간숙주가 되고 모기가 종숙주가 되는 한 주기의 생활사가 완성된다.

인체 내 적혈구 외 생활사

모기로부터 도입된 포자소체는 직접 혈구를 침범하지 않고 조직세포인 간세포에 침입하여 분열 증식하는데 이를 적혈구외분열생식(exo-erythrocytic schizogony : EE schizogony) 또는 전적혈구분열생식(pre-erythrocytic schizogony)이라 한다. 간세포에서 증식한 분열소체(merozoite)가 혈류로 나와 적혈구를 침범하여 적혈구형

(erythrocytic form)이 되어 증식한다. 이때 일부 분열소체는 수면소체(hypnozoite, dormant)로 남아 후에 재발(relapse)의 원인이 되기도 한다. 포자소체 도입 이후 적혈구형이 분열증식하여 적혈구를 파괴하고 나와 증상이 나타날 때까지의 시기를 잠복기(incubation period)라 하며, 삼일열원충의 경우 약 8일간이고, 약 10,000개의 분열소체로 증식한다.

적혈구 내 생활사

간세포에서 나온 분열소체는 혈중의 적혈구를 침범하여 반지형(ring form) 또는 어린영양형(young trophozoite)을 거쳐 발육하여 분열체(schizont)가 되고, 여러 개의 분열소체(merozoite)로 되어 적혈구를 파괴하고 혈중으로 나와 새로운 적혈구를 침범하는 순환이 계속된다. 한 번의 분열생식에 소요되는 시간은 삼일열원충과 난형열원충은 48시간, 열대열원충은 24~48시간이며 사일열원충은 72시간이다. 이러한 순환이 몇 번 반복되는 동안 일부 분열소체는 암생식모세포(macrogametocyte)와 숫생식모세포(microgametocyte)로 성적 분화가 일어나는 배우자생식(gametogony)이 시작된다.

모기 체내 생활사

매개체인 얼룩날개모기(*Anopheles* species)가 흡혈할 때 인체 혈중의 암·숫생식모세포가 모기 체내로 들어가 장에서 빠르게 숫생식자(microgamete)와 암생식자(macrogamete)로 발육하고 접합하여 접합체(zygote)가

표 1-4. **국내 말라리아 연도별 환자 발생 현황(2000-2015)**(질병관리본부).

구분	'00	'01	'02	'03	'04	'05	'06	'07	'08	'09	'10	'11	'12	'13	'14	'15
국내	4,142	2,488	1,763	1,107	826	1,324	2,021	2,192	1,023	1,319	1,721	762	489	385	558	628
해외 유입	41	68	36	64	38	45	30	35	29	26	51	64	53	60	80	71
계	4,183	2,556	1,799	1,171	864	1,369	2,051	2,227	1,052	1,345	1,772	826	542	445	638	699

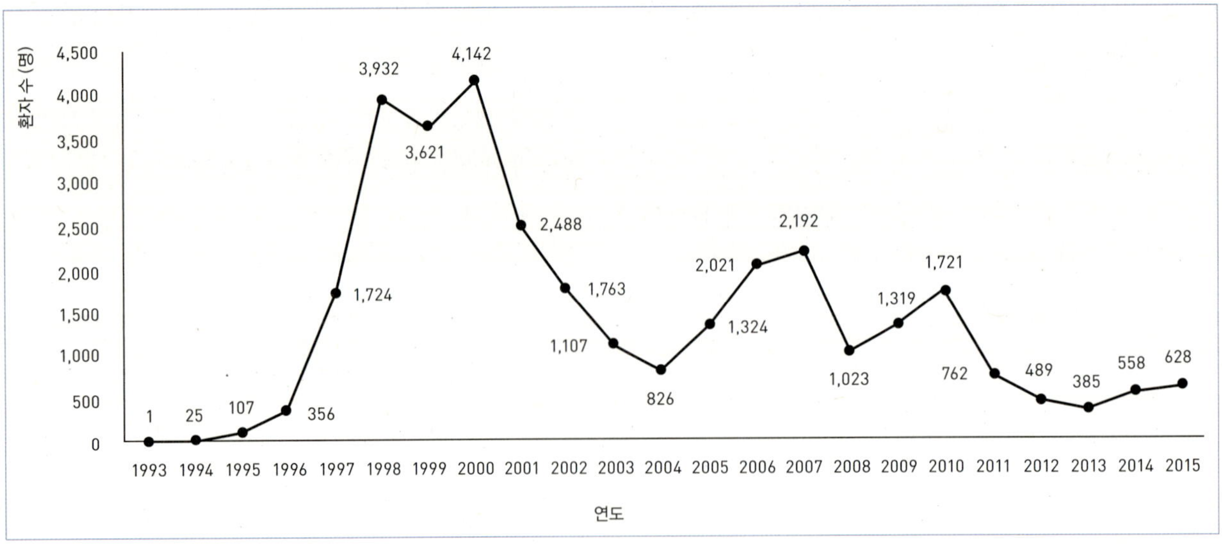

그림 1-30. **국내 말라리아 연도별 환자 발생 현황**(질병관리본부).

그림 1-31. **말라리아 열원충의 발열(fever) 양상**(Zaman & Keong(1995)에서 모사).

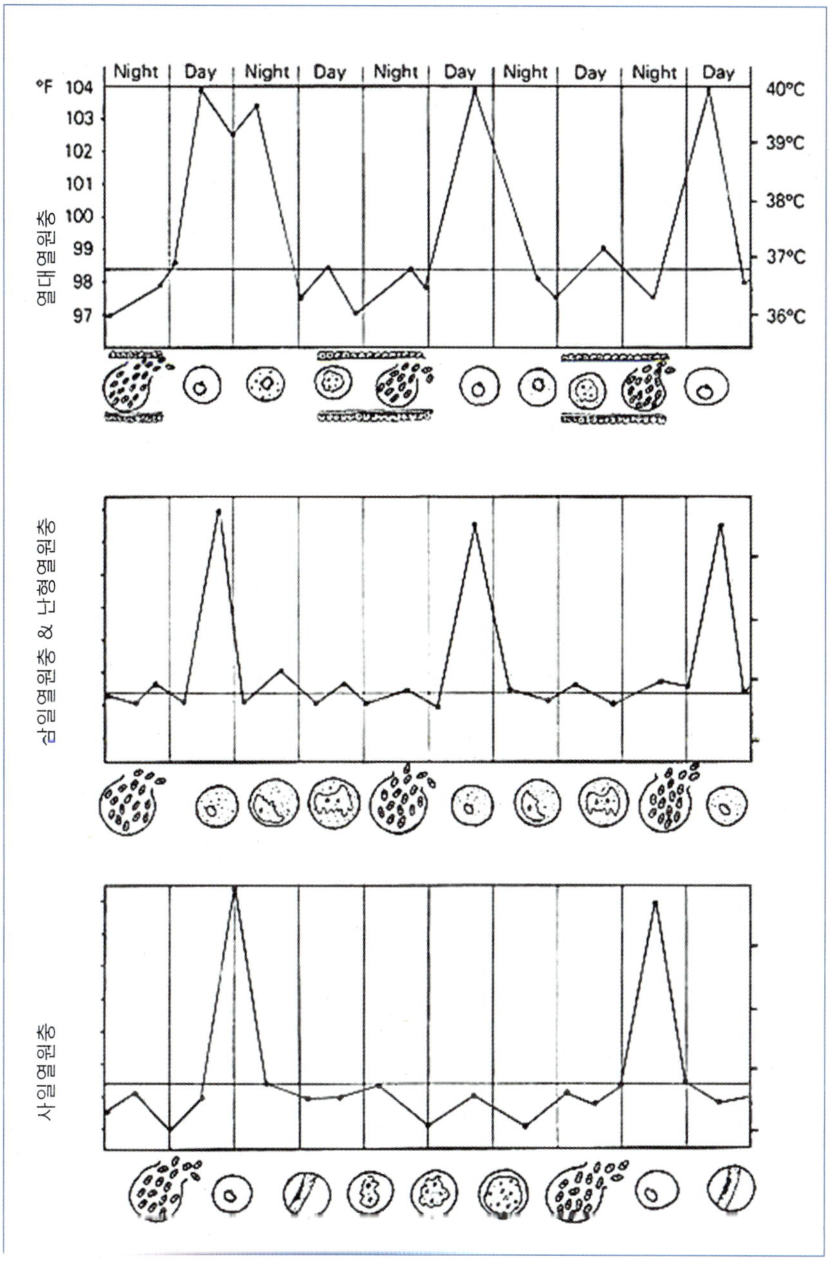

됨으로써 배우자생식(gametogony)이 이루어진다. 이 접합체는 운동접합체(ookinete)-난포낭(oocyst)-포자모세포(sporoblast)의 발육과정을 거쳐 수많은 포자소체(sporozoite)를 생산하는 포자생식(sporogony)을 완료한다. 포자소체는 모기의 타액선에 있다가 사람을 흡혈할 때 인체에 도입된다.

(4) 역학

말라리아는 열대, 아열대 및 온대 지방에 널리 분포하는 질병이다. 아프리카, 동남아시아, 남미 등지의 열대 지역에서는 매년 꾸준히 토착적(indigenous 또는 autochthonous)으로 발생하고 있어 역학적으로 안정말라리아(stable malaria) 유형에 속한다.

우리나라에서는 1950년 한국전쟁 직후에 전국적으로 만연하였으나 WHO와 말라리아박멸협회가 대대적인 박멸사업을 시행하여 1970년대에는 산발적인 발생만 있었고, 1984년 이후에는 해외로부터의 수입말라리아(imported malaria)를 제외하고 토착적인 말라리아의 발생은 없었다. 그러나 1993년 경기도 파주 지역 비무장지대에서 군인 1명에게서 감염이 확인된 이후 매년 증가하여 전국으로 확산된 재출현 말라리아(re-emerging malaria)는 1997년에 1,305명이 발생하였고, 2000년에는 최고조에 달하여 4,000명 이상에서 발생하였으나 최근에는 발생 예가 500여 명으로 감소하였다. 역학적으로는 유행이 억제될 수 있는 불안정 말라리아(unstable malaria)의 유형에 속한다.

말라리아의 매개체는 얼룩날개모기속(Genus *Anopheles*)의 20여 종이다. 우리나라에서는 중국얼룩날개모기(*Anopheles sinensis*)가 주된 매개체이고, 그 외 같은 속의 5종이 확인되었다. 모기의 서식에는 적당한 온도(20~30℃)와 습도(60% 이상)가 필요하지만 우리나라는 온대 지방이어서 모기의 발육과 활동기간이 짧아 유행을 억제하는 요인이 된다.

열악한 주거환경, 낮은 교육 정도, 저소득 경제 여건 등도 유행을 확산시키는 요인이 된다.

1993년 우리나라에서 재출현한 말라리아는 당시 북한에서 유행하고 있던 말라리아의 감염모기가 남쪽으로 확산되었기 때문인 것으로 보고 있다. 근래에는 살충제에 대한 모기의 저항성과 열원충의 약제에 대한 내성이 전 세계적으로 확산되고 있어 말라리아의 관리가 더욱 어려워지고 있다.

말라리아는 대부분 매개체인 모기에 의해 사람에서 사람으로 전파된다. 말라리아의 전파는 토착적 유행외에 수입말라리아의 원충이 국내 모기에서 발육 증식하고 국내인에게 전파되는 도입말라리아(introduced malaria)도 가능하며, 이때 첫 신환을 증례지표(index case)라 한다. 환자의 피를 수혈하거나 주사기에 의해 옮겨지는 접종말라리아(induced malaria)도 발생할 수 있고, 출산 때 상처를 통해 태아에게 옮겨지는 수직감염(vertical transmission)도 가능하다. 우리나라에서도 선천성 감염 1예가 보고되었다.

유행 지역에서는 말라리아에 감염되기 쉬운 2~9세의 어린이를 대상으로 하여 그중 비장비대(splenomegaly)를 가진 아이들을 말라리아에 감염된 환자로 추정하여 산출된 백분율(%)을 비장지수(spleen index)라 하고 그 지역의 말라리아 감염 정도를 예측하는 역학적 지표로 이용된다. 비장비대를 가진 어린이가 전체 대상 어린이의 10% 미만일 때는 저밀도유행(hypoendemic)이라 하고 11~50%는 중간유행(mesoendemic), 51~74%는 고도유행(hyperendemic), 그리고 75% 이상을 범유행(holoendemic)으로 규정한다.

말라리아 열원충에 대한 감수성은 개인의 저항력이나 면역력에 따라 다르고, 종족이나 개인의 소질(trait)에 따라 차이가 있다. Duffy factor 양성소질인 경우에는 감염이 더 잘 되며, Glucose-6-phosphate dehydrogenase(G6PD)결핍이나 낫적혈구 빈혈(sickle-cell anemia)소질은 저항력이 강하다. 만연 지역에서 갓 태어난 아기는 임신 중 모체로부터 받은 면역력으로 생후 몇 달 동안은 감염되지 않지만 6개월 이후에는 면역력을 잃게 되어 감염될 수 있다. 유행 지역에서 말라리아열원충의 재감염을 쉽게 볼 수 있지만 감염 중에는 같은 종의 열원충에 저항성을 가져 감염되지 않는 감염면역(premunition, infection immunity) 혹은 수반면역(concomitant immunity)을 볼 수 있다.

(5) 병원성 및 병리

처음 모기로부터 인체에 감염된 포자소체는 간실질세포에 정착하여 분열생식(schizogony)이 일어나 간세포가 파괴되지만 임상적으로 질병 상태에 이르지는 못한다. 혈중에 나온 분열소체(merozoite)가 적혈구를 침범하고 파괴함으로써 병원성이 나타난다. 실제 말라리아의 증상은 기생원충의 종에 따라, 또 숙주의 인종, 연령, 면역 상태 등에 따라 다양하게 나타난다.

적혈구를 침범한 원충은 발육 증식하여 분열생식이 완성되면 혈구는 파괴된다. 이때 생기는 분열소체, 파괴된 적혈구의 찌꺼기, 대사산물 등이 온도 조절기전의 화학수용체(chemoreceptor)를 자극하여 열발작을 일으킨다. 초기 단계에서는 열발작을 일으키기에는 충분하지 않아 전구증상(prodromal symptom)만을 유발하며, 반복적인 침범과 파괴에 의해 전형적인 열발작이 일어난다.

흔히 삼일열원충은 신생적혈구를, 사일열원충은 성숙된 적혈구를 침범하여 적혈구의 2% 미만의 기생충혈증(parasitemia)을 일으키지만, 열대열원충은 증식속도도 빠르며 모든 적혈구를 침범하여 높은 적혈구 감염률을 보인다. 분열소체의 침범도 적혈구 하나에 한 개 이상 침범한다. 또한 중복감염 때 열대열원충은 삼일열원충이나 사일열원충보다 더 많은 침범과 증식을 한다. 열대열원충이 침범된 적혈구는 끈적거려 접착성이 높아지므로 혈관내피세포에 쉽게 부착하고 적혈구들이 뭉치게 되어 작은 혈관은 좁아지거나 막힘으로써 울체(stasis), 국소적 무산소증(anoxia)을 일으킨다. 이러한 현상들은 결국 산소 운반을 저하시켜 산소결핍성 빈혈을 일으키고, 신소 운반 능력 저하와 활용 능력 저하를 초래한다.

감염된 적혈구의 혈색소로부터 유래된 말라리아색소(malarial pigment, hemozoin)는 암갈색으로 여러 조직에 침착하여 착색시키지만 비활성이며 무독성이다. 색소의 생성으로 철분이 소모되어 빈혈을 초래한다. 혈액 내 백혈구는 감소하고 혈색소도 감소한다. 적혈구는 변형적혈구증가증(poikilocytosis)을 보인다.

① 뇌 : 색소침착이 있고, 모세혈관에는 유리원충, 감염적혈구, 감염대식세포, 색소 등이 섞여 있으며 울체와 혈전(thrombus)의 원인이 된다. 진행되면 혈관내피층이 박리되고 파열된다.

② 비장 : 울혈성 비대로 만성기에는 단단해진다. 모세혈관 내 색소, 유리원충, 감염된 적혈구나 대식세포 등을 볼 수 있다.

③ 간 : 울혈과 비대가 생긴다. 색소침착과 간엽의 일부 괴사도 관찰된다.

④ 골수 : 망상내피세포들은 탐식이 왕성하다. 급성 열대열말라리아의 경우 붉은 골수의 증식이 관찰되며, 만성의 경우 창백하며 혈구생성 능력이 상실된다.

⑤ 신장 ; 울혈과 출혈을 동반하는 급성 또는 아급성 토리콩팥염(glomerulonephritis)을 보이며, 색소 침착도 관찰된다.

⑥ 폐 : 색소침착, 대식세포, 색소가 포함된 백혈구 등이 관찰된다.

⑦ 위 및 장 : 점막의 울혈과 색소침착이 관찰되고 색소나 감염 적혈구, 대식세포 등에 의해 모세혈관이 막혀 궤양이 발생하는 것도 관찰된다.

⑧ 심장 : 열대열원충 감염 때 관상동맥의 폐색(occlusion) 및 혈전(thrombosis), 이로 인한 심근의 무산소증에 의해 사망하기도 한다.

⑨ 만성 말라리아 : 말라리아에서 특징적인 병리학적 소견은 빈혈, 비장비대 및 경화, 간비대, 뇌피질과 비장 및 간의 색소 침착, 주변 모세혈관 내 감염 적혈구덩어리, 색소침착과 유리색소 등으로 요약할 수 있다.

(6) 증상

말라리아 열원충의 감염에 의한 증상은 잠복기간이 지나고 나타나는 전구증상과 전형적 증상으로 구분되며 감염이 만성화되거나 악화되면 각 장기별로 독특한 증상이 나타난다.

잠복기

숙주의 저항력과 원충의 주(strain)에 따라 다르지만 평균적으로 삼일열원충은 10~15일, 열대열원충은 8~15일, 사일열원충은 28~37일, 난형열원충은 11~16일이다. 북한주(northern Korean strain) 삼일열원충은 포자소체 도입 9개월 후에도 기생충혈증(parasitemia)이 나타난다.

전구증상

전형적인 증상이 나타나기 전에 두통, 눈부심(photophobia), 근육통, 식욕부진, 오심 등이 나타난다.

전형적 증상

말라리아 발작(malarial paroxysm)인 오한-발열-발한

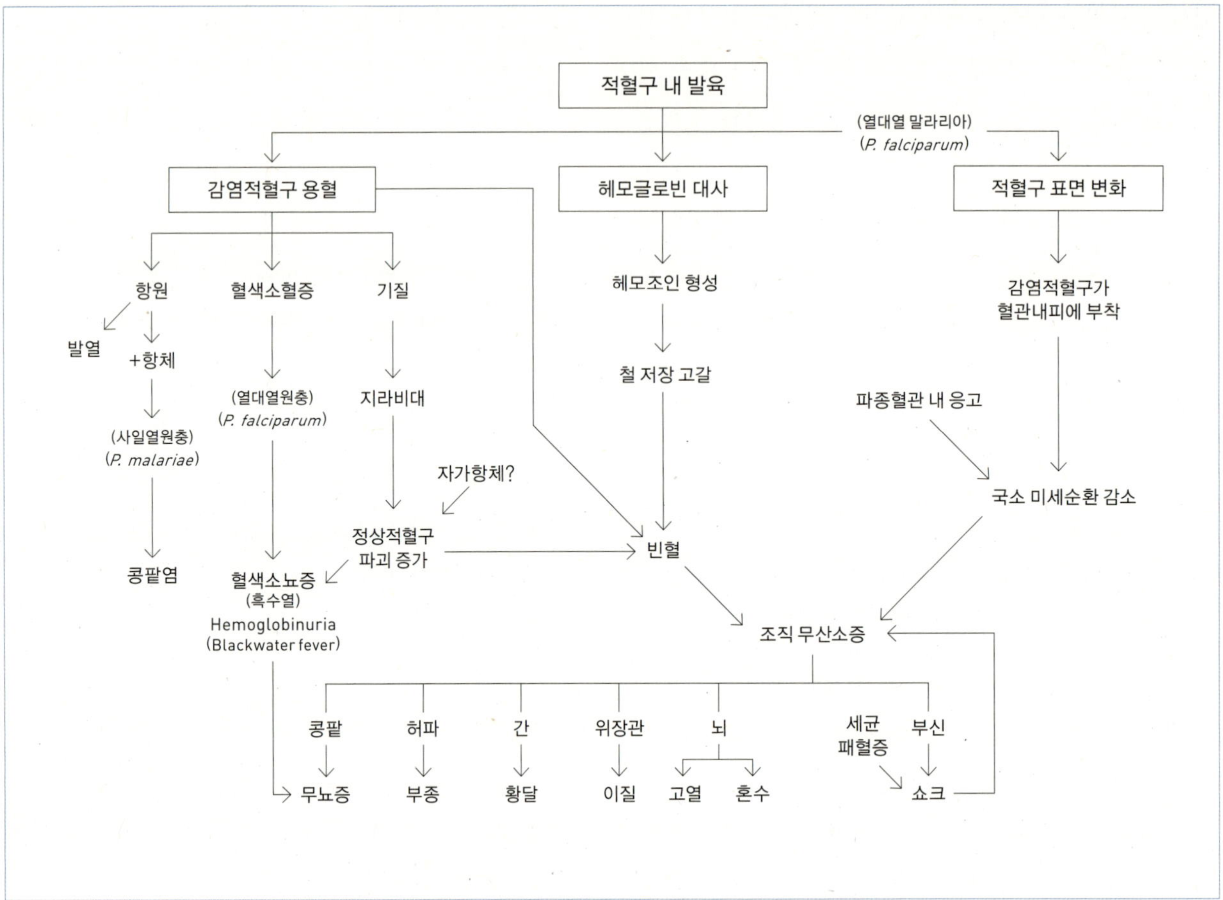

그림 1-32. 말라리아의 발병기전(Markell & Voge(2006)에서 모사).

이 주기적으로 반복된다. 발작성으로 오는 오한(chilling; cold stage)은 10~15분 지속되고 열이 나기 시작한다. 뒤이어 발열(fever; hot stage)이 온다. 체온은 40℃ 이상 상승하며 2~6시간 지속한다. 불안정, 지남력장애(disorientation), 심한 두통 및 근육통이 있다. 이후 발한(perspiration; sweating stage)이 있으면서 증상이 완화된다. 이 시기에 환자는 지쳐서 수면으로 휴식을 취하게 되고 정상 체온으로 회복된다. 그러나 치료되지 않으면 발작이 주기적으로 반복된다. 삼일열원충과 난형열원충은 48시간, 사일열원충은 72시간 그리고 열대열원충은 36~48시간의 간격으로 발작 증세가 나타난다. 전형적인 발작 증상이 반복되면 발한기 이후에 혼수, 경련, 심장부전 등 악성 증상이 올 수도 있다. 이러한 악성 증상은 열대열원충 감염 때 흔히 볼 수 있다.

악성 급성 말라리아 Pernicious acute malaria

열대열원충 감염 때 올 수 있는 합병증이다. 점성이 높아진 감염적혈구와 유리원충 및 색소의 혈관벽 부착으로 생기는 혈전 때문에 발생한다. 뇌혈관에 병변이 생기는 뇌형(cerebral type)이 대부분이며 심한 두통과 의식장애, 혼수, 경련, 마비 등의 증상을 보이며 치사율도 높다. 혈류 내 과다한 원충이 나타나는 패혈증형(septicemic type), 관상동맥의 혈전으로 인해 심장증세를 나타내는 심장형(cardiac type)이나 콩팥을 침범한 콩팥형(renal type)도 발생한다.

흑수열 blackwater fever

흑수열은 열대열원충의 연속적인 재감염에서 퀴닌치료가 부적절할 때 나타날 수 있는 특수한 증상이다. 그러나 퀴닌치료를 받지 않은 환자에서도 나타난다. 재감염 때 정상 적혈구의 대량 파괴는 이전의 감염 적혈구에 대해 생산된 자가항체(auto-antibody)에 의한 것으로 추측된다. 다른 항말라리아 약제를 사용한 경우에는 잘 나타나지 않는다. 주요 증세로 오한, 고열, 황달, 오심, 구토, 근육통이 있으며, 빈혈이 심하고 면역복합체에 의한 콩팥장애가 초래되어 검붉은 혈색소뇨(hemoglobulinuria)를 볼 수 있다.

어린이의 말라리아

유행 지역에서 어린이 사망률은 높은 비율을 차지하고 있다. 특히 열대열원충 감염은 전형적인 증상 없이 졸음, 구토, 설사, 발열이 불규칙적으로 나타날 수 있다. 비장비대가 특징적이며 간비대, 황달, 빈혈 등을 보인다. 신장증세도 흔히 보인다. 경련, 혼수, 쇼크로 사망할 수 있다.

열대비장비대증후군 Tropical Splenomegaly Syndrome : TSS

말라리아 고밀도 지역에서 볼 수 있는 원인불명의 비장비대로, IgM이 증가하고 빈혈, 저혈소판증이 있으며 T세포도 감소되어 있다.

잠복말라리아 latent malaria

말라리아의 급성 증세를 보이지 않는 건강한 사람의 말초혈액에서 원충이 검출되는 경우를 말한다. 무증상 보충자(silent carrier)로서 다른 사람에게 말라리아를 전파시킬 수 있어 역학적으로 중요한 역할을 한다.

재발 relapses

완벽한 치료가 되지 않으면 수개월 후 또는 1~2년 후에도 재발할 수 있다. 1963년 WHO의 정의에 의하면 재발을 recrudescence와 recurrence(true relapse)로 구분한다. Recrudescence는 적혈구기원 재발로 부적절한 치료 후 살아남은 적혈구 내 말라리아 원충이 다시 증가하여 재발하는 경우이다. Recurrence(true relapse)는 말초혈액 내에 한동안 원충이 검출되지 않다가 다시 나타나는 경우로 정의하고 있다. 삼일열원충과 난형열원충에서 나타난다. 간세포 내 휴지기의 포자소체(dormant : 수면소체, hypnozoite)가 활성화되어 나타나는 경우이다.

(7) 진단

가장 좋은 진단방법은 검사물에서 말라리아 원충을 검출하는 것이지만 여행력, 특징적인 임상소견 등을 고려한다. 말초혈액 도말표본(후층, 박층)을 만들어 관찰한다. 발열기 직후에는 원충이 유리되어 있으므로 발열기 바로 전에 채혈하여 적혈구 내의 원충을 관찰하는 것이 원충의 종을 구별하는 데 도움이 된다. 최근에는 우리나라에서 개발한 면역학적 검사인 신속진단키트 검사법(rapid diagnostic kit test)이 널리 쓰이고 있다. 종특이(species-specific) 검사법이다. 분자생물학적 검사도 확진에 도움이 된다.

(8) 치료

말라리아 환자의 치료는 원칙적으로 증상에 따른 대증치료와 구충요법을 병행해야 한다. 말라리아 구충요법에서 사용되는 약제는 혈류에 있는 모든 무성형(asexual form), 모기로부터 도입된 포자소체(sporozoite) 및 간조직의 적혈구 외형(exoerythrocytic form), 그리고 생식모세포(gametocyte)를 표적으로 하여 사멸시킬 수 있는 약제를 선택하는 것이 중요하다.

근래에는 과거에 사용되었던 약제들에 대한 말라리아 원충의 저항력이 문제되고 있다. 지역적으로 차이는 있으나 클로로퀸이나 amodiaquine에 내성을 갖는 말라리아열원충이 전 세계적으로 분포하고 있어 치료 및 관리에 어려움이 많다.

화학치료제는 생활사에 따른 열원충의 살충 효과와 약제의 내성을 고려하여 2가지 또는 그 이상을 함께 투여하는 것이 좋다.

1) 단일치료제

과거에 많이 사용했던 단일치료제는 현재도 사용하고 있지만 일부는 독성 때문에 투여하지 않는다.

① 퀴닌(Quinine) : 역사적으로 가장 오래전부터 알려진 약이다. *Cinchona succirubra*(붉은기나나무)의 껍질에서 추출한 Cinchona의 주성분이다. 클로로퀸 내성 열대열원충의 뇌침범 때 최적의 약으로 정맥 주사한다. 귀울림, 두통, 오심과 구토, 일시적 청각장애와 시력약화 등 부작용(Cinchonism : 퀴닌부작용)이 있다.

② 클로로퀸(Chloroquine) : 내성이 없는 지역에서 치료와 예방에 널리 쓰인다. 우리나라 삼일열원충도 이 약제에 민감하여 치료와 예방에 쓰인다. 예방용으로 500mg 정제를 주 1회 복용한다. 부작용으로 가벼운 오심과 구토, 어지럼증이나 두통이 있으나 심하지 않다.

③ 메플로퀸(Mefloquine, Lariam®) : 클로로퀸 내성이 있는 열대열원충과 삼일열원충 감염에 쓰인다. 예방용으로 250mg 정제를 주 1회 복용한다.

④ 아르테미시닌(artemisinin, qinghaosu, 개똥쑥추출물) : 개똥쑥(*Artemisia annua*)의 추출물로 고대 중국에서 항말라리아 약제로 쓰였다. 최근 정제된 추출물은 열대열원충과 삼일열원충의 무성형에 빠르게 작용한다. 여러 유형의 주사제나 정제가 개발되어 사용되고 있다. 국내에서도 생산되고 있다. 간조직형(적혈구외형)과 생식모세포에 효과가 있는 다른 약제와 함께 투여하는 것이 좋다.

⑤ 기타 : Primaquine은 간조직형에 작용하므로 삼일열원충 감염의 재발을 막는 데 사용된다. Proguanil은 예방약으로 투여한다.

2) 병용치료제

혈류 내 무성형, 간조직형과 생식모세포를 표적으로 2종 또는 그 이상의 약제를 병용하거나 복합제제를 투여한다.

① Pyrimethamine-Sulfadoxine 복합제(Fansidar®)

② Pyrimethamine-Sulfadoxine-Mefloquine 복합제(Fansimef®)

③ Atovaquone-proguanil(Malarone®)

④ 아르테미시닌제제 + 타 약제

(9) 예방 및 관리

말라리아의 유행 지역은 대부분이 저개발 국가이거나 개발도상국이어서 예방이나 관리를 국가적으로 수행하는 데 어려움이 많다. 지역사회에서는 개인뿐만 아니라 집단에 대한 관리사업도 수행하는 것이 바람직하다.

1) 감염원의 색출과 치료 : 열대지방의 유행지에서는 집단검진과 집단치료(예방약물요법, preventive chemotherapy)로 감염원을 감소시키고 유병률과 유아사망률을 낮출 수 있다.

2) 모기에 물리지 않도록 한다. 모기장을 사용하거나, 야외활동 때 기피제(repellent)를 사용한다. 야간작업이나 외출 때 긴 상의나 긴 바지를 입는다.

3) 모기유충의 발생 장소를 제거하거나 유충살충제를 사용하여 매개종의 개체수를 감소시킨다.

4) 유행지를 여행할 때에는 화학예방제를 복용한다.

5) 예방교육을 실시한다.

2. 바베스열원충 *Babesia* species Babes, 1988

Babesia는 1888년 Babes가 소와 양의 혈액에서 처음 발견하였으며, 인체감염을 일으키는 것은 쥐바베스열원충(*B. microti*)을 비롯하여 수종이 있다. 가축에 질병을 일으키므로 경제적으로 중요한 질병이다. 인체감염(babesiosis)은 유럽, 미국, 아프리카 등지에서 보고되었으며, 우리나라에서도 수입 증례가 보고되었다.

생활사는 잘 알려져 있지 않다. 진드기(Ixodidae tick)에 의해 섭취된 원충은 진드기의 장상피세포에서 유성생식을 하며, 숙주세포가 파열되면 진드기의 각 장기로 이동하며 증식한다. 알을 통한 경란전파(transovarian transmission)가 일어난다. 진드기가 흡혈할 때 원충이 척추동물에 도입되면 적혈구를 침범하고 무성 번식한다. 적혈구 침범 원충은 2~4개가 짝을 이루어 특징적인 말타십자가모양(Maltese cross)을 볼 수 있다. 잠복기는 1~4주이며, 인체 감염 때 나타나는 증상으로 오한, 주기성이 없는 고열(40℃), 두통, 근육통, 간과 비장비대, 급격한 용혈로 인한 빈혈과 황달을 볼 수 있다. 비장절제를 한 경우에서 발생이 많고 치사율도 높다.

말초혈액 도말표본에서 적혈구 내의 원충을 관찰하여 진단한다. 바베스열원충에 감염된 적혈구는 색소의 침착이 없고 바탕이 깨끗하여, 말라리아열원충에 감염된 적혈구와 감별된다. Clindamycin과 퀴닌(quinine)을 함께 투여하여 좋은 치료 효과를 볼 수 있다. 작업장에서 진드기에 물리지 않도록 긴 옷을 입거나 기피제를 바르며, 소 등 가축의 진드기를 없애주는 것이 좋다.

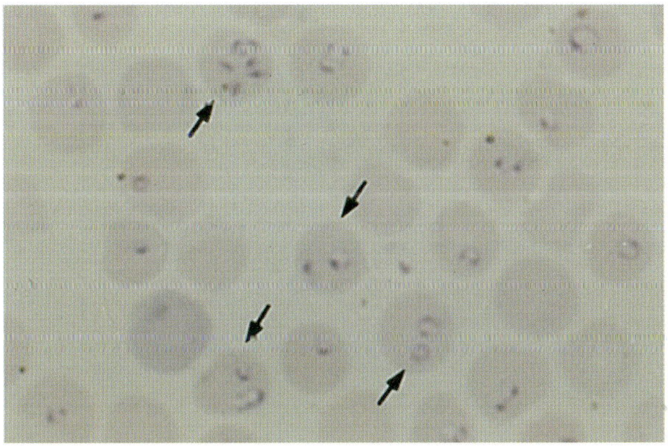

그림 1-33. **바베스열원충(*Babesia* sp.), 영양형.**

3. 톡소포자충 *Toxoplasma gondii* Nicoll and Manceaux, 1909

톡소포자충은 구충류(Subclass Coccidia)에 속하는 원충으로 1908년 Nicolle과 Manceaux가 아프리카의 야생설치류에서 처음 발견하여 1909년 명명하여 보고하였다. 세포 내 기생원충으로 사람을 비롯하여 포유동물과 조류에 감염된다.

(1) 분포 및 역학

이 기생원충의 감염에 의한 톡소포자충증(toxoplasmosis)은 전 세계적으로 분포하며, 종숙주인 고양이와 함께 생활하는 지역에서 감염률이 높다. 자연계에서 일차적 감염원은 톡소포자충의 난포낭(oocyst)이다. 고양이 대변으로 배출된 난포낭은 그늘지고 습한 흙 속에서 6개월 이상 생존이 가능하며, 사람, 가축 및 가금류에 감염되고, 이때 감염된 가축이나 가금류의 고기, 우유나 가공식품이 주된 인체 감염원이 된다. 이러한 역학적 특성으로 고기 섭취량이 많고, 고양이와 밀접하게 생활하는 지역, 특히 유럽이나 미국에서는 톡소포자충에 대한 항체 양성률이 높다.

인체감염 예는 1923년 Janku가 망막맥락막염(retinochoroiditis), 발작(seizure)과 뇌수종(hydrocephalus)으로 사망한 어린이에서 병원체를 확인하여 처음 보고하였고, 1970년 Frenkel 등이 고양이가 종숙주임을 밝혔다. 많은 경우에서 무증상 감염으로 추정되지만 면역력이 저하된 AIDS환자 등에서 기회감염 병원체가 되어 합병

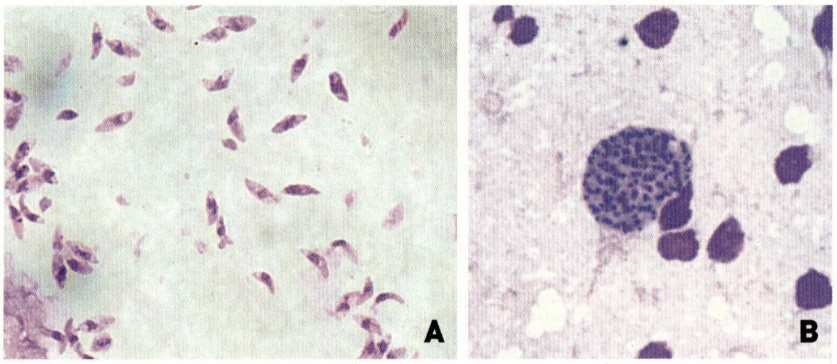

그림 1-34. 톡소포자충(*Toxoplasma gondii*), 빠른분열체(A)과 마우스 뇌조직 내 시스트(느린분열체)(B).

증으로 사망하게 된다.

우리나라에서는 소 등(1960)이 피내반응 검사로 병원외래 환자에서 5.6%의 양성률을 보고하였고, 정신질환 수용시설의 환자나 선천기형환자에서 건강한 사람보다 더 높은 항체양성률이 보고되어 있다. 임상 예로 망막염과 림프절염이 보고되었다.

인체의 감염은 아래와 같은 경로를 통하여 이루어진다.

① 날 육류나 조리가 덜 된 육류 섭취
② 난포낭에 오염된 음식물 섭취
③ 임신 중 태반을 통한 감염(transplacental infection)
④ 수혈이나 장기 이식 때 공여자로부터 감염
⑤ 기회감염

(2) 형태

Giemsa 염색을 하였을 때 빠른분열체(tachyzoite)는 4~8×2~3μm의 크기로 낫 또는 초승달(crescentic) 모양이고 하늘색의 세포질과 붉은색의 둥근 핵을 볼 수 있다. 전자현미경상 전단부에서 충체의 운동기관인 첨단복합체(apical complex)를 관찰할 수 있으며 이 복합체는 곤봉체(rhoptry), 미세간상체(microneme), 원추체(conoid), 정수리고리(polar ring), 미세관(microtuble) 등으로 이루어진다. 만성감염 때 뇌, 근육, 망막 등의 조직에서 볼 수 있는 포낭은 그 안에 많은 느린분열체가 있고 크기는 지름이 수십~수백 μm 정도이다. 급성감염 때 볼 수 있는 세포 내 낭포(pseudocyst)와 감별해야 한다. 난포낭(oocyst)은 10~12μm 크기로 난원형이며 감염된 고양이의 대변에서 관찰할 수 있고, 4개의 포자소체를 가진 2개의 포자낭(sporocyst, 8×6μm)이 들어 있다.

(3) 생활사

톡소포자충의 종숙주는 고양이류이고 중간숙주는 사람을 포함하여 거의 모든 포유류와 조류가 될 수 있다. 중간숙주로부터 고양이 체내에 들어온 톡소포자충의 빠른분열체(tachyzoite)나 느린분열체(bradyzoite)는 소

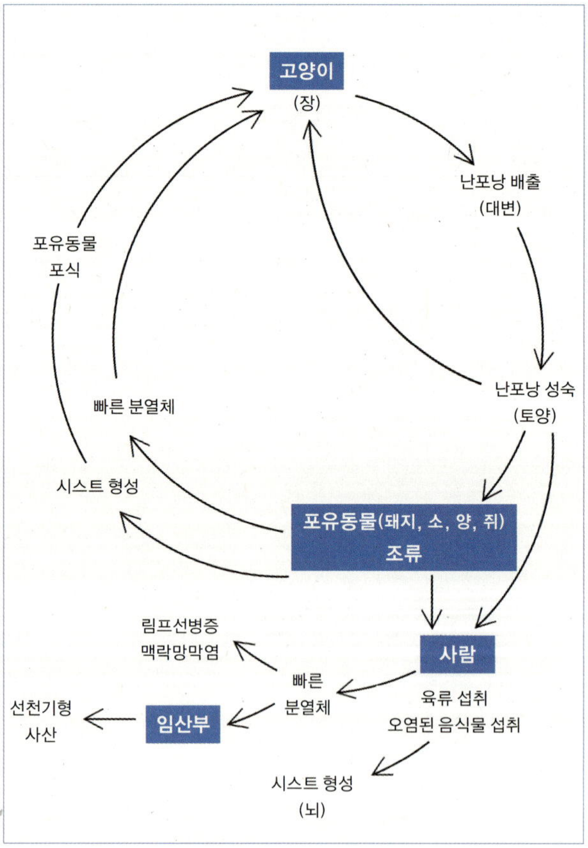

그림 1-35. 톡소포자충의 생활사.

장의 점막상피세포에서 기생하여 분열증식(분열생식 : schizogony)하고, 일부는 생식모세포(gametocyte)로 분화하고 수정하여 난포낭을 만들어 배출한다. 배출된 난포낭은 수일 후 포자형성(sporulation)이 일어나 포자생식(sporogony)이 완료된다. 성숙한 난포낭을 중간숙주가 섭취하였을 때 포자소체(sporozoite)는 증식형인 빠른분열체가 되어 림프구, 대식세포 등 망상내피계 세포에 들어가 무성생식으로 증식하게 된다. 이때 빠른분열체의 일부는 뇌나 근육에서 포낭(cyst)을 형성하여 그 속에서 느린분열체(bradyzoite)로 증식한다. 빠른분열체나 느린분열체는 내부이분법(endodyogeny)으로 증식한다. 고양이가 톡소포자충에 감염된 쥐를 잡아먹거나 난포낭을 섭취하면 고양이의 장점막세포에서 또 다른 생활사로 이어진다. 사람이나 쥐, 돼지 등 중간숙주 간의 전파는 빠른분열체나 느린분열체로 가능하지만 유성생식은 일어나지 않는다.

(4) 병원성, 병리 및 증상

톡소포자충은 대식세포, 단핵세포, 망상내피계 조직세포와 순환계의 내피세포 등에 침범하여 증식하고 숙주세포를 파괴한다. 주요 침범조직은 림프계, 근육계, 망막, 뇌 등이며 림프절병증(lymphadenopathy), 뇌의 병변, 피부발진, 염증 반응을 일으킨다. 원충의 주(strain)에 따라 병독성의 강약과 환자 개인의 저항력에 따라 증상의 정도가 다를 수 있다. 대체로 증세는 어린이와 노인, 만성질환자에게서 심하게 나타난다.

① 선천성 톡소포자충증(Congenital toxoplasmosis) : 선천성톡포자충증은 대개 감염이 없던 산모가 임신 제2분기 혹은 제3분기(2nd and 3rd trimesters)에 처음 톡소포자충에 감염되었을 때 많이 나타난다. 출생 때 또는 출생 직후 망막맥락막염, 뇌석회화(calcification), 수두증(hydrocephalus), 소뇌증(microcephaly), 정신운동장애(psychomotor disturbance) 및 경련 등이 올 수 있다. 출생 때에는 증상이 없을 수도 있으나 자라면서 뇌신경증세가 올 수 있고, 대부분의 경우 망막맥락막염과 뇌석회화가 특징적으로 나타난다. 사산, 조산 혹은 유산의 원인이 된다.

② 후천성 톡소포자충증(Acquired toxoplasmosis) : 인체에 들어온 원충은 주로 림프계통을 침범하지만 혈행을 따라 여러 장기나 조직에 들어가 증식하여 증상이 나타난다. 어른의 경우 대개 무증상일 수도 있으나 숙주의 저항력이 약해지면 활성화되어 병변을 일으킨다. 가장 흔한 유형은 림프절병증(lymphadenopathy)형으로 감염 초기 1~2주일에 림프절염, 발열, 두통, 근육통이 생기고 간

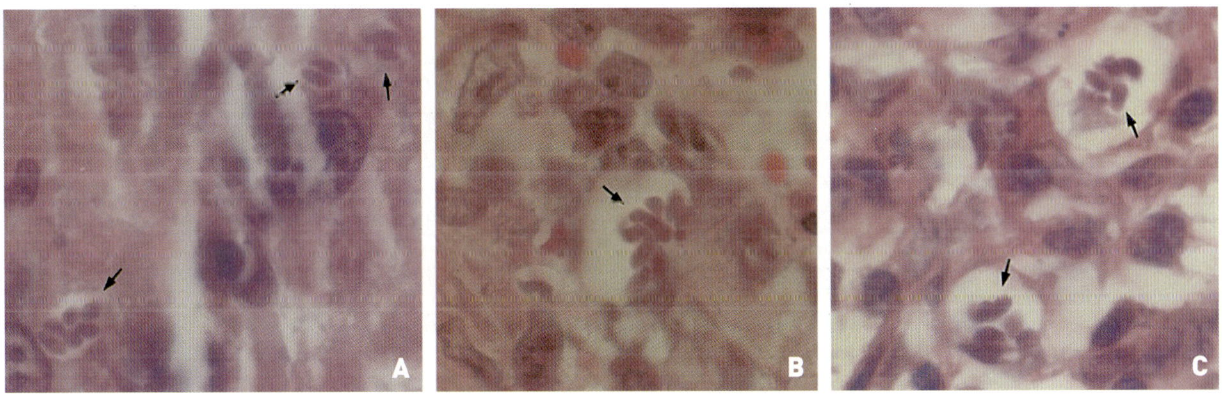

그림 1-36. 톡소포자충(*Toxoplasma gondii*), 간(A), 비장(B)과 림프절(C)에 있는 빠른분열체.

기능이상과 비장비대도 생긴다. 다른 유형으로 급성 전신성 감염으로 인한 피부발진, 고열, 오한 등이 오며 수막뇌염(meningoencephalitis), 간염, 폐렴, 근육염도 온다. 눈도 흔히 침범한다. 톡소포자충은 장기이식이나 항암치료를 받는 환자, 혹은 후천성 면역결핍환자에서 기회감염되어 뇌염, 폐렴 등으로 사망한다.

(5) 진단

톡소포자충의 독특한 증상으로 잠정적인 진단이 가능하다. 림프절, 골수, 비장, 뇌조직 등에서 조직을 채취하여 도말하고 염색하여 원충을 관찰하여 진단할 수 있지만 조직 내 원충의 관찰은 매우 어렵다. 일부 조직이나 혈액을 건강한 생쥐의 복강에 접종하고, 수일 후 복강의 삼출액(exudate)에서 원충을 관찰하는 방법도 이용된다.

감염원충의 관찰은 매우 어려워 혈청학적 진단법이 널리 쓰이고 있다. 간접형광항체법, 혈구응집반응, 효소면역검사법(ELISA) 등이 대표적인 방법들이다. 과거에 가장 정확한 혈청학적 진단법으로 여겨졌던 Sabin-Feldman 염색검사는 살아 있는 원충을 이용해야 하므로 위험성 때문에 쓰이지 않는다. 최근에는 분자생물학적 기법을 이용하여 충체의 DNA를 찾아내 진단하기도 한다.

(6) 치료

아직까지 만족스러운 치료약제가 없어 항말라리아 약제인 pyrimethamine과 sulfonamide를 함께 투여하고 있다. Pyrimethamine은 임신 중에는 부작용으로 사용해서는 안 되며, 이 약제의 골수억제작용에 의한 림프구나 혈소판 감소를 예방하기 위해 엽산(folic acid)을 함께 투여한다. 눈톡소포자포충증(occular toxoplamosis)에는 항생제와 스테로이드 제제를 함께 투여한다.

(7) 예방

생활 주변에서 종숙주인 고양이의 분변이 놀이터에 오염되지 않도록 하여 어린이의 감염을 예방한다. 감염원이 될 수 있는 육류, 우유 및 육류 가공식품 등을 철저히 관리하고, 보건교육을 강화한다.

4. 폐포자충 *Pneumocystis carinii* Delanoë and Delanoë, 1912

폐포자충은 분류학상 오랫동안 논란이 많았던 병원체로, 원충으로 분류되어 왔지만 최근의 리보솜RNA 분석결과 진균(fungus)에 더 가까운 것으로 보고되고 있다. Chagas(1909)가 기니피그의 폐 도말표본에서 처음 발견하였고, 면역이 억제된 경우 연령에 관계없이 감염이 일어난다. 1952년 Jirovec이 첫 인체 감염 예를 보고하였고, 그를 기념하여 인체분리주는 *P. jirovecii*로 명명되었다. 특히 미성숙 또는 영양실조인 유아(infant)에서 감염이 많으며, 성인에서는 면역이 억제된 경우, AIDS환자, 림프종, 백혈병, 장기이식자인 경우 기회감염이 일어난다. 우리나라에서 AIDS로 사망한 환자의 대부분이 폐포자충 폐렴으로 사망하였다.

(1) 형태 및 생활사

감염된 경우 충체(trophozoite, cyst)는 폐포(alveoli)에서 발견된다. 영양형(trophozoite)은 약간 아메바형이고 5μm 크기이며 핵은 뚜렷하다. 둥근 형태로 두꺼운 벽을 가진 포낭(3~8μm)은 8개의 낭내소체(intracystic body, 1~2μm)를 가진다. 먼지에 포함된 포낭을 흡입하면 8개 낭내소체가 폐포로 들어와 상피세포에 부착하여 이분법으로 증식하고 세포에서 떨어져 나와 성숙된 낭자형이 된다. 조직소견에서 폐포는 거품 또는 벌집모양(foamy material, honey comb pattern)으로 보이며 포낭이

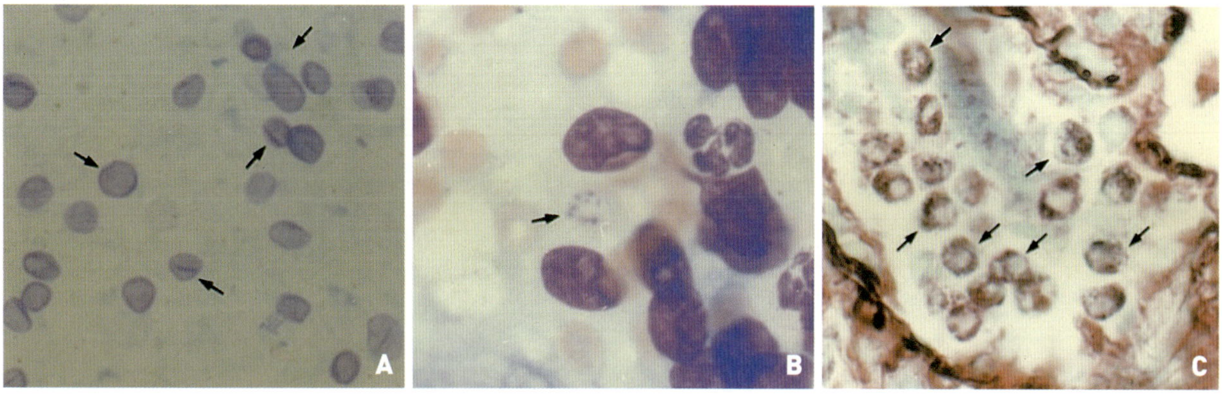

그림 1-37. 폐포자충(*Pneumocystis carinii*), 포낭(A: Toluidine blue stain, B: Giemsa stain, C: Gomori stain).

관찰된다. 감염된 숙주와 접촉하거나 공기 중에 있는 충체를 흡입하였을 때 감염이 이루어진다. 폐포 상피세포 내에서 증식하고 성숙하는 세포 내 시기(intracellular phase)와 상피세포를 용해시켜 폐포 공간으로 나와 있는 세포외 시기(extracellular phase)가 있다.

(2) 병리

폐에서 충체의 분열, 증식이 일어나 분비물(exudate)을 증가시키며 폐포자충폐렴(*Pneumocystis* pneumonia : PCP)을 일으킨다. 병소주위에 조직구, 림프구, 형질세포 등이 침착한다. 폐포막(alveolar wall)이 비대해지고 폐포는 무형의 거품모양의 분비물로 채워진다. 이런 분비물 속에서 포낭형과 영양형이 관찰된다.

(3) 증상

발병은 서서히 일어난다. 감염 초기에 기침과 미열, 호흡곤란이 있으며, 진행되면 폐활량이 점차 감소되어 저산소혈증과 청색증(cyanosis)이 온다. 혈액 내 백혈구와 호산구 증가(eosinophilia)를 볼 수 있다. 흉부 X-ray 사진에서 흐린 혼탁이 폐문(hila region)의 양쪽으로 나타난다. 면역기전이 떨어진 경우는 급성으로 발병하고, 호흡곤란(dyspnea), 빈맥(tachycardia)을 볼 수 있으며, 호흡부전(respiratory failure)으로 사망한다.

(4) 진단

가래나 기관지경 흡인(bronchoscopic aspiration)에서 얻은 조직액에서 병원체를 검출한다. 조직이나 도말 표본의 Giemsa 염색이나 hematoxylin-eosin(또는 Diff-Quik) 염색상에서 포낭과 포낭 내 낭내소체를 관찰하거나 toluidine blue로 염색하여 진단한다.

(5) 치료 및 예후

Trimethoprim(20mg/kg/d)과 sulfamethoxazole(100mg/kg/d)(TMP-SMX)을 병합하여 14일간 경구로 투여하는 병합치료가 효과적이며 예방에도 쓰인다. Pentamidine isethionate(3~4mg/kg×14days)는 독성이 강하여 저혈압, 저혈당, 신장장애를 볼 수 있다. 호흡이 어려운 환자에게는 산소를 공급해주어야 한다. 예후는 불량하여 부검으로 진단되는 경우가 있다.

(6) 예방

호흡기를 통한 전파 경로는 추측할 수 있지만 직접적인 감염경로나 잠복기간, 발병 시기는 밝혀지지 않아 특별한 예방법은 없다. 면역이 장기간 억제된 경우 감염을 예측할 수 있다.

5. 작은와포자충 *Cryptosporidium parvum* Tyzzer, 1907

여행자설사(traveler's diarrhea)를 일으키며, 면역이 억제된 환자에서 기회감염을 일으켜 만성적인 설사를 일으킨다.

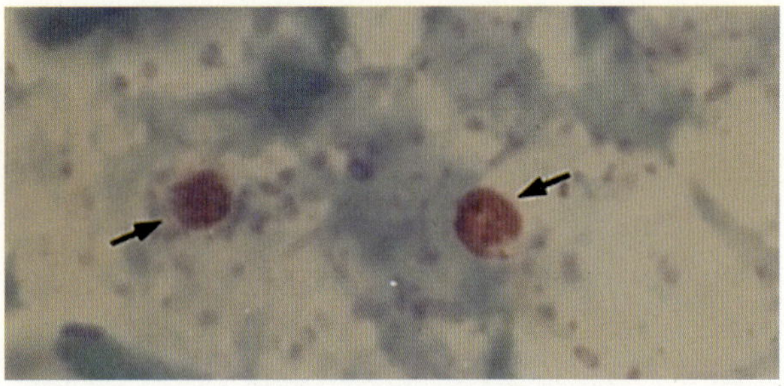

그림 1-38. 와포자충(*Cryptosporidium*), 난포낭(Ziehl-Neelsen stain).

(1) 분포 및 역학

전 세계적으로 분포되어 있다. 이 원충의 난포낭(oocyst)이 오염된 식수나 음식물을 섭취할 때 감염되어 설사를 일으킨다. 보유숙주는 소, 개, 고양이, 새, 뱀, 물고기 등이다. 우리나라의 경우 소의 분변이 주요 감염원이 되기 때문에 도시보다 농촌에서 감염률이 높다. 농촌의 우물은 수원이 대부분 지표수이어서 소의 분변에 오염되기 쉽다.

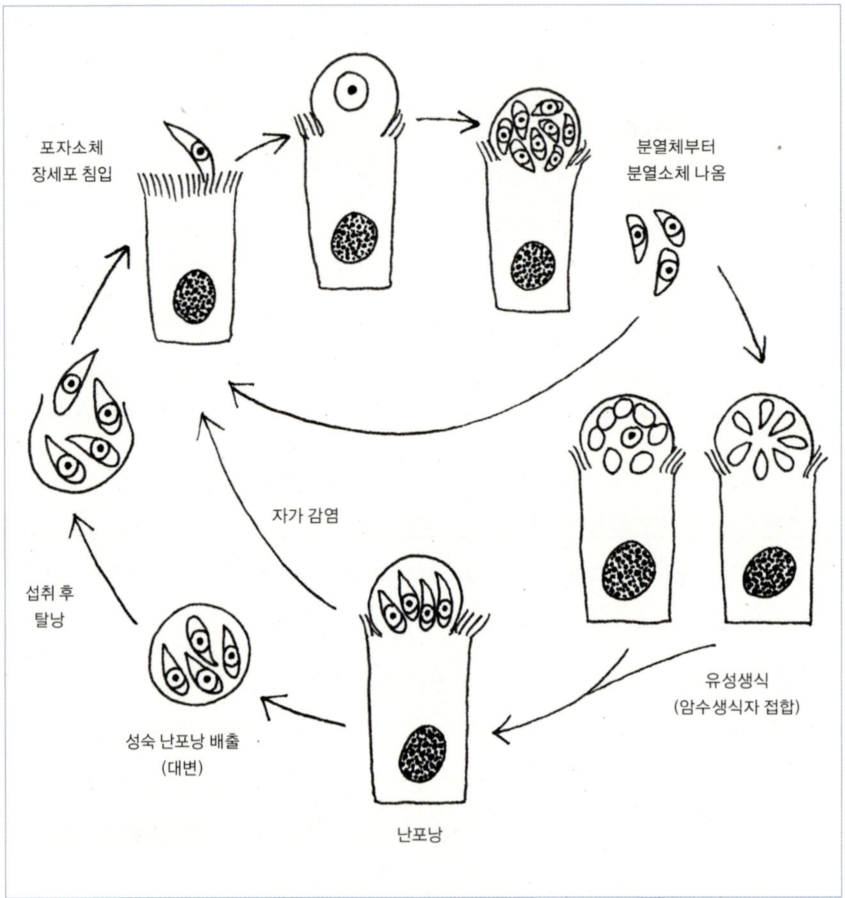

그림 1-39. 와포자충(*Cryptosporodium*)의 생활사(Neva and Brown(1994)에서 모사).

(2) 형태 및 생활사

유성생식 및 무성생식이 장상피세포에서 일어난다. 음식물과 함께 인체로 들어온 난포낭(oocyst, 5~6μm)은 소장에서 탈낭하여 포자소체가 나와 소장 융모(microvilli)의 표면에 부착하고, 장상피세포 내로 들어가 성숙하여 영양형이 되어 분열생식을 반복한다. 분열체인 meront(다른 포자충류의 schizont에 해당)는 8개의 분열소체(merozoite)를 가지고 있다. 반복되는 무성생식 중 일부 분열소체(merozoite)는 암·수생식모세포가 되고 유성생식에 의해 난포낭을 만든다. 생산된 난포낭의 일부는 체외로 배출되고, 일부는 장상피세포를 침범하여 자가감염(autoinfection)이 일어난다. 이 원충은 장상피세포 내에 기생하나 세포질 내로 들어가지 않고 세포막 바로 아래의 솔 가장자리(brush-border) 내에 기생한다.

(3) 병리

충체(2~4μm)가 점막 상피세포에 기생하여 융모의 평편화나 소실, 샘의 증식 및 염증 반응 등으로 설사를 일으킨다. 면역력이 저하된 환자에서는 증상이 심하다.

(4) 증상

설사와 탈수, 경련성 복통, 체중 감소, 구토, 장염의 증상을 보인다. 정상인의 경우 가벼운 설사가 1~2주 계속되다가 저절로 낫는다. AIDS환자의 경우 하루 수 ℓ 이상의 수분이 손실되고 탈수와 영양실조(malnutrition), 세균의 중복감염으로 사망할 수 있다.

(5) 진단

설사 대변에서 난포낭을 관찰하거나, 장의 생검조직에서 여러 시기의 충체를 관찰하여 진단한다. 대변에서 집란법으로 난포낭을 모아 Giemsa 염색이나 보완항산염색(modified acid-fast stain)을 하여 관찰한다. 면역학적 진단법으로 단일항체(monoclonal antibody)를 이용한 형광항체법도 유용하다.

(6) 치료

우선 심한 설사로 인한 탈수와 전해질 손실을 보충한다. 면역이 억제된 경우 paromomycin과 spiramycin이 쓰이고 있으나 효과가 만족스럽지 못하다. 정상 성인의 경우 특별한 치료가 필요하지 않다.

(7) 예방

우리나라 농촌에서 사육하는 소들은 대부분 감염되어 있고, 이들의 분변은 지표수를 쉽게 오염시킨다. 우물물을 끓여 마시고 축사의 분변이 오염되지 않도록 처치하는 것이 중요하다.

6. 사람등포자충 *Isospora belli* Wenyon, 1923

(1) 분포 및 역학

아프리카, 중남미, 동남아시아의 열대 및 아열대 지역에 감염률은 낮지만 널리 퍼져 있다. 우리나라에서도 증례들이 보고된 기생원충이다. 인체감염은 감염형인 성숙한 난포낭(oocyst)이 오염된 식품이나 음료수를 통해 경구적으로 감염된다. AIDS 등 면역기능이 저하된 환자에서 기회감염의 원인이 된다.

(2) 형태 및 생활사

세포 내 기생원충으로 주로 십이지장과 공장의 상피세포에 기생하며 무성생식과 유성생식을 한다. 감염형인 성숙한 난포낭(크기 : 25~33μm×12~16μm)은 2개의 포자낭(sporocyst 12~14μm×7~9μm)을 가지고 있으며, 각 포자낭 안에는 4개씩의 포자소체(sporozoite)가 들어 있다. 이 난포낭이 인체에 들어오면 포자소체들이 나와 장상피세포를 침범하여 영양형을 거쳐 분열체(schizont)가 되고, 분열소체가 생산되는 무성생식이 반복된다. 일부 분열소체는 다른 상피세포를 침범하고, 일부 분열소체는 암·수 생식모세포로 분화하여, 이들이 접합체를 형성함으로써 유성생식을 완성한다. 접합체는 난포낭으로 발육하여 외계로 배출된다.

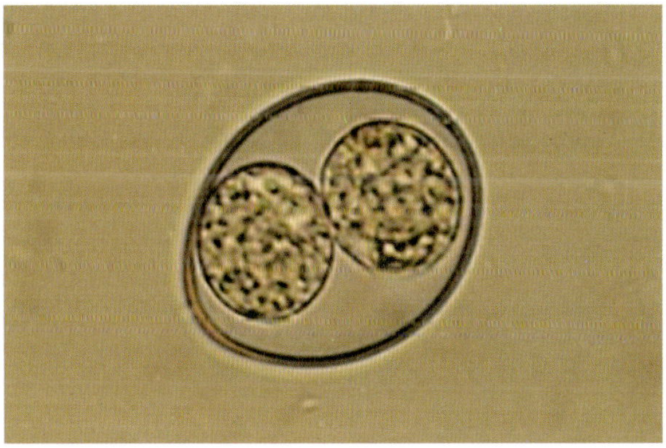

그림 1-40. 등포자충(*Isospora* sp.), 난포낭.

(3) 병리 및 증상

장점막 세포 침범으로 점막층이 편평해지며, 상피세포 내에 여러 시기의 충체를 볼 수 있다. 감염으로 인한 형질세포, 림프구, 호산구 등 세포의 침윤을 볼 수 있다. 지속적인 장상피세포의 파괴와 염증은 장염을 일으켜 만성적인 설사와 복통, 발열, 체중 감소 등의 증상이 나타난다. 그러나 대부분의 정상 성인의 경우에는 대개 무증상으로 경과하다가 자연 치유된다.

(4) 진단, 치료 및 방법

대변에서 난포낭을 검출하여 진단한다. 때로는 장 내용물을 흡수하는 캡슐을 실에 매달아 삼키게 하였다가 일정 시간 후에 꺼내 내용물을 검사하는 방법(string test, enterotest)이 이용되고 있다. 증상이 있는 경우 trimethoprim과 sulfamethoxazole(TMP-SMX)을 함께 투여한다.

대부분의 경우 난포낭에 오염된 음식물이나 물을 통해 감염되므로, 식품과 음료수를 충분히 끓여 감염을 예방할 수 있다.

7. 원포자충 *Cyclospora cayentanensis*(Eimer, 1870) Schneider, 1881

1979년 파푸아뉴기니의 두 어린이의 설사변에서 처음 관찰되었고 이후 멕시코, 아이티, 페루에서도 관찰되어 coccidian-like-body(CLB), *Cyanobacterium*-like body, blue-green algae나 대형와포자충 등으로 기록되었다가 1994년에 *Cyclospora cayentanensis*로 명명 되었다. 우리나라에서는 인도네시아를 방문하고 귀국한 소녀에게서 감염이 확인된 예가 있다.

(1) 분포 및 역학

전 세계적으로 분포하며 오염된 물을 통해 감염된다. 물 소독이 완전하지 못한 집단거주시설이나 군부대, 병원 등에서 물탱크의 오염으로 집단 발생한 경우가 있으며, 과일과 채소가 오염되어 감염된다. AIDS 등 면역력이 저하된 환자에서는 기회감염의 원인 원충이 될 수 있다. 자연계에서는 파충류, 양서류, 설치류 등이 감염을 일으킨다.

(2) 생활사 및 형태

환자의 대변으로 나온 난포낭(oocyst)은 7.7~9.9μm 정도로 아직 포자생성(sporulation)이 되어 있지 않으나 23~27℃ 정도의 적당한 조건에서 2주 이내에 성숙한 감염형 난포낭이 된다. 감염형 난포낭에는 두 개의 포자낭(sporocyst)이 있고, 각 포자낭에는 각각 두 개의 포자소체(sporozoite)가 들어 있으며, 이 난포낭을 섭취하면 탈낭하고 포자소체는 십이지장과 공장 상피세포를 침범하여 분열생식(type Ⅰ meront)하고 일부(type Ⅱ meront)는 암·수 생식모세포로 분화하고 수정하여 접합체를 만들고 미성숙 난포낭이 되어 배설된다.

(3) 병리 및 증상

이 원충은 소장 중 특히 공장을 침범하여 장에서 홍반(erythema), 만성 염증 반응, 융모 솔 가장자리(brush border)의 위축과 움의 과다 생성을 볼 수 있다. 세포질 내 공포(intracytoplasmic vacuole) 에 6~8개의 분열소체가 들어 있는 것을 볼 수 있다. 2~11일간의 잠복기가 지나면 복부팽만, 오심과 구토, 미열 등이 나타나고 지속적인 설사로 이어진다.

(4) 진단, 치료 및 예방

대변 내 난포낭을 집낭하여 보완항산염색(modified

acid-fast stain) 하여 붉은 난포낭을 관찰함으로써 진단이 가능하다. 치료제로 trimethoprim과 sulfamethoxazole(TMP-SMX)를 함께 투여한다. 건강한 성인은 자연 치유되지만 증상이 없어졌다가 재발할 수 있다. 상수도가 미비한 곳에서는 물을 소독하거나 끓여서 사용해야 감염을 예방할 수 있다.

근육포자충
(*Sarcocystis* species)

사람에 기생하는 근육포자충류는 사람근육포자충(*Sarcocystis hominis*), 돼지근육포자충(*Sarcocystis suihominis*), 그리고 린데만근육포자충(*Sarcocystis lindemanni*)의 3종이 중요하다. 사람근육포자충과 돼지근육포자충은 사람이 종숙주이고, 린데만근육포자충은 사람이 중간숙주가 되며, 종숙주는 육식동물 또는 조류 등일 것으로 추측하고 있다.

8. 사람근육포자충 *Sarcocystis hominis*(Railliet and Lucet, 1891) Levine, 1977

(1) 분포 및 역학

사람이 종숙주이고 초식동물 또는 잡식성 동물이 중간숙주가 되지만 소가 가장 중요한 중간숙주이다. 전 세계적으로 분포하고 있으며 소를 키우는 지역에서 발생이 많다. 소는 인분에 오염된 목초나 물에 의해 감염된다.

(2) 형태 및 생활사

사람의 장상피세포에서 생산된 난포낭(oocyst)은 외계로 배출될 때 포자낭(sporocyst) 상태이다. 포자낭의 크기는 14.7×9.3μm 정도이며 4개의 포자소체(sporozoite)를 가지고 있다. 이 포자낭이 중간숙주에게 섭취되면 소장에서 탈낭하고, 이때 나온 포자소체는 혈관의 내피세포(endothelial cell)를 침범하여 증식하고, 다시 골격근으로 들어가 근섬유 사이에 근육포자낭(sarcocyst)을 형성한다. 근육포자낭 안에는 많은 근육포자소체(metrocyte)와 분열소체가 들어 있다. 사람이 중간숙주의 근육포자낭이 들어 있는 근육을 섭취하면 장관점막의 고유판(lamina propria) 세포 내로 들어가 배우자생식(gametogony)이 이루어져 접합체가 만들어지고 난포낭이 된다.

(3) 병리 및 증상

장점막세포가 파괴되어 장염(enteritis)을 일으켜 복통이나 설사, 미열이 생길 수 있다. 중성백혈구와 호산구의 침윤도 볼 수 있다.

(4) 진단, 치료 및 예방

대변 내 포자낭을 집낭하여 관찰한다. 아직까지 적절한 치료제가 개발되지 않았다. 쇠고기나 돼지고기를 잘 익혀 먹는 것이 좋은 예방법이다.

9. 린데만근육포자충 *Sarcocystis lindemanni* Rivolta, 1878

세계적으로 분포하나 인체감염 예는 매우 드물다. 사람의 근육에 근육포자낭(sarcocyst)을 형성한다. 감염경로가 잘 알려져 있지 않으며, 사람이 중간숙주이고 종숙주는 개나 고양이 또는 조류나 파충류일 것으로 추측한다. 주로 부검 때 우연히 발견된다.

제4절

점액포자충 Myxozoa

점액포자충류는 약 1,200여 종이 알려져 있으며 대부분 환형동물이나 변온동물에 기생한다. 포자는 단세포 또는 다세포 기원이고 하나 또는 그 이상의 극사(polar filament)를 가지며, 포자(spore)를 섭취할 때 감염된다.

점액포자충의 하나인 쿠도아충(*Kudoa* spp.)은 95종의 어류에서 감염이 보고되었고, 넙치(*Paralichthys olivaceus*)에 기생하는 것은 5종이 보고되었다. 포자는 6~7개의 shell valve와 polar capsule로 구성된다. 이 원충은 장상피세포를 침범하여 파괴함으로써 설사를 유발한다.

2010년 일본에서 처음으로 *Kudoa septempunctata*가 넙치에서 분리되었고, 이 원충으로 인해 식중독이 발생하였음을 밝혔다. 잠복기간은 1~22시간(평균 5시간)이며, 설사, 구토, 복통, 발열을 일으켰다. 일본에서는 식중독을 일으켰던 태평양 참다랑어(pacific bluefin)와 황다랑어(yellowfin)의 근육에서 쿠도아충의 일종인 *K. neothunni*의 유전자가 검출되어 이들 어종도 식중독을 일으키는 것으로 확인되었다.

우리나라에서 양식하는 넙치에서도 쿠도아충(*K. septempunctata*)이 검출되었다.

제5절

미포자충 Microspora

전에는 'Microsporidia'로 기술되었으나 1980년 Levine 등의 제안으로 'Phylum Microspora'로 분류한다. 흔히 Microsporidia로 기술되고 있으며, 감염병도 'microsporidiosis'로 표기하고 있다.

(1) 역학

과거에 미포자충은 누에나 꿀벌, 양식 어류, 가축 등에 감염되어 경제적 손실을 가져오는 원충 정도로 알려져 왔으나 1985년 아이티의 설사를 호소하는 AIDS 환자로부터 *Enterocytozoon bieneusi*를 분리, 동정하여 이 종들이 인체에 감염될 수 있는 기생원충임이 확인되었다.

포자는 nucleated sporoplasm과 코일 모양의 극사(polar filament) 또는 극세관(polar tubule)이 막으로 싸여 있으며 anchoring disk가 있다. 세포 내 기생 종(cytozoic species)으로, 포자는 극사나 극세관을 돌출시키고 이것을 통해 sporoplasm을 숙주세포 내로 주입시켜서 감염된다. 미포자충목(Order Microsporida)의 원충이 인체에 기생한다(표 1-5).

(2) 병리 및 증상

인체감염 미포자충은 기회감염 원충으로 사람면역결핍바이러스(HIV) 감염자에서 가장 많이 검출되지만 어린이, 장기이식을 받은 사람(recipient), 암환자, 당뇨병 환자, 노인 및 여행자 등 면역적격(immunocompetent)이나 면역결핍(immunodeficiency)인 사람 모두에 감염될 수 있다.

HIV 감염자에게 *Enterocytozoon bieneusi*와 *En-*

표 1-5. 인체에서 동정된 미포자충.

미포자충 종	감염 부위	면역결핍 또는 면역억제 상태 기저질환	조건 및 위험인자
Anncaliia (syns. *Nosema* and *Brachiola*) *algerae*	눈, 골격근, 피부	콩팥이식, 악성종양	류마티스관절염, 눈 감염, 당뇨, 스테로이드, 크론병
Anncaliia (syns. *Nosema*) *connori*	전신	-	무흉선 어린아이
Anncaliia (syns. *Brachiola*) *vesicularum*	골격근	HIV	-
Encephalitozoon cuniculi	전신, 눈, 호흡기, 요로, 간, 복막, 뇌, 장	HIV, 콩팥이식, 골수이식, 악성종양	어린아이, 원발면역결핍, 당뇨, 심장병, 스테로이드
Encephalitozoon hellem	전신, 눈, 호흡기, 요로, 장	HIV, 악성종양	HIV, 눈 감염, 스테로이드
Encephalitozoon intestinalis	전신, 장, 담도, 호흡기, 뼈, 피부	HIV, 골수이식, 악성종양	어린아이, 눈 감염, 스테로이드
Enterocytozoon bieneusi	장, 담도, 호흡기, 요로	HIV, 폐, 간 , 심장, 콩팥이식, 악성종양	어린아이
Microsporidium africanum	눈	-	눈 감염, 눈 상처
Microsporidium ceylonensis	눈	-	눈 감염, 눈 상처
Nosema ocularum	눈	-	눈 감염, 상처
Pleistophora ronneafiei	근육	HIV	-
Trachipleistophora anthropopthera	전신, 눈, 뇌	HIV	눈 감염, 스테로이드
Trachipleistophora hominis	전신, 근육, 눈	HIV	눈 감염, 스테로이드
Vittaforma corneae	눈, 요로	HIV	HIV, 어린이, 눈 감염, 스테로이드, 상처

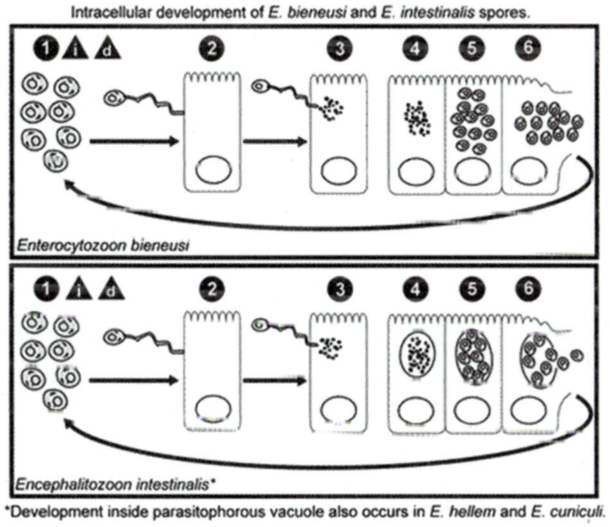

❶ 포자가 polar tubule을 돌출시켜 숙주세포에 들어간다.

❷ 포자는 polar tubule을 통해 진핵세포로 sporoplasm을 주입한다.

❸ 세포 내에서 sporoplasm은 분열생식에 의해 증식한다.

❹ 이런 과정이 숙주세포 세포질과 직접 접촉하여 일어나거나 기생충공포 내에서 일어난다.

❺ 포자생식이 일어나는 동안 두꺼운 막이 spore 수변에 형성되어 외계에 대해 저항한다. 포자수가 증가되어 숙주세포 세포질을 채우면 세포막이 터져서 포자가 주위로 퍼진다.

❻ 유리된 포자는 새로운 세포로 들어간다.

그림 1-41. 미포자충의 생활사(미국 CDC로부터 발췌).

*cephalitozoon intestinalis*의 감염은 심한 설사와 복통, 체중 감소를 일으키며, 이때 원충이 침범한 십이지장과 공장의 상피세포는 융모의 위축과 움의 과다증식(crypt hyperplasia) 등의 병리소견을 보인다. 진행되면 흡수장애증후군(malabsorption syndrome)을 유발한다.

HIV 감염자의 설사는 대부분 *E. bieneusi* 감염에 의한 것이며, 10% 정도만 *E. intestinalis*가 검출된다. *Encephalitozoon* species는 환자 조건이 악화되면 모든 기관을 침범하여 뇌염(encephalitis), 각막결막염(keratoconjunctivitis), 굴염(sinusitis), 폐렴, 복막염, 콩팥염, 그리고 간염을 일으킬 수 있다.

Nosema ocularum, *Microsporidium* species와 *Vittaforma corneae*는 주로 눈을 침범하여 각막염과 각막궤양을 일으킨다.

(3) 진단 및 치료

진단은 생검조직이나 대변, 소변, 객담 등의 재료에서 조직화학적 염색방법을 이용하여 원충을 관찰한다. PCR 방법을 이용해 종 감별(species identification)도 가능하다.

치료제로는 알벤다졸(albendazole)이나 fumagillin(아스페르질루스에서 추출한 항생제) 투여로 치료한다. HIV 감염자에서 예방적으로 항레트로바이러스치료(antiretroviral therapy)를 병행하면 기회감염의 감염률을 크게 감소시킬 수 있다.

제6절

섬모충 Ciliates

1. 대장섬모충 *Balantidium coli*(Malmsten, 1857) Stein, 1862

섬모충문(Phylum Ciliophora)에 속하며 인체기생 원충 중 가장 크다. 1857년 Malmsten이 이질환자로부터 발견하였다.

(1) 분포 및 역학

주로 열대 및 아열대 지역에 분포한다. 아열대 및 온대 지방에서는 돼지가 중요한 보충숙주가 되며, 수인성으로 전파되거나 파리 등 절지동물에 의해서 전파된다. 우리나라에서도 돼지 및 인체 감염 예가 보고된 바 있다.

(2) 형태 및 생활사

영양형과 포낭형이 있으며 인체에 기생하는 원충류 중 가장 크다. 영양형은 50~200×40~70μm 정도의 끝이 약간 뾰족한 타원형으로, 체표면은 섬모로 둘러싸여 있어 이를 이용하여 운동한다. 약간 편평한 쪽에 세포입(cytostome)이 있어 입 역할을 하며 반대쪽 끝부분에는 세포배설공(cytopyge)이 있어 최종 대사물질을 배설한다. 세포질 내에는 대핵(macronucleus)과 소핵(micronucleus)의 두 개의 핵이 있으며, 전자는 신진대사에 관여하고 후자는 번식에 관여한다. 번식은 접합생식(conjugation)에 의한 종분열과 이분열로 증식한다. 포낭형은 45×75μm 정도의 크기로 타원형이다.

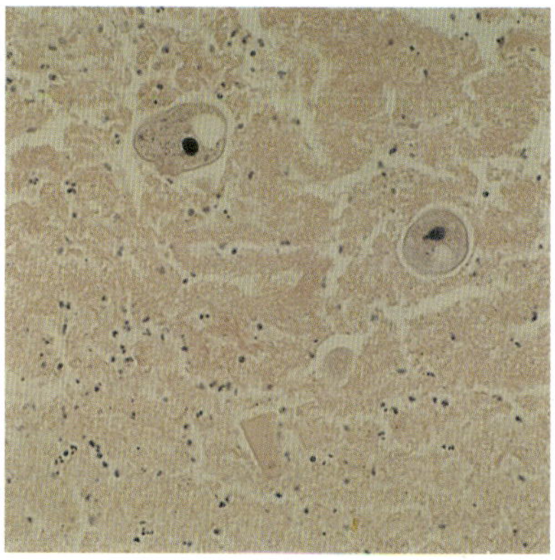

그림 1-42. **대장섬모충(*Balantidium coli*), 인체 대장 내 영양형.**

(3) 병원성, 병리 및 증상

섭취된 낭자형(cyst)은 주로 대장의 점막에서 번식하며 여러 가지 단백질 분해효소를 분비하여 장점막 침입이 가능하고, 2차적으로 세균이 감염된다. 원충 주변조직에 염증세포가 침윤하고 궤양 등이 생겨 심한 설사를 유발한다. 포낭보충자(cyst carrier)는 증상 없이 포낭을 배출한다.

(4) 진단, 치료 및 예방

대변에서 영양형 및 포낭형의 원충을 검출한다. 대장의 병소 부위의 생검조직에서 원충을 검출하기도 한다.

치료제로는 oxytetracycline이나 tetracycline을 투여한다.

돼지우리를 청결하게 해주고 간혹 대변검사를 시행하여 투약하고, 파리 등 절지동물의 접촉을 차단하는 것이 좋은 예방법이다.

참고문헌

金鍾煥, 朴丁嬉, 金和濬, 千炯福, 閔弘基, 高太榮, 蘇鎭琸(1971) 韓國人 腸內 寄生蟲 感染狀態調査. 기생충학잡지 9(1): 25-38.

김현영, 정성은, 박귀원, 김우기(2004) 소아에서 진단된 visceral leishmaniasis. 소아외과 10: 35-38.

閔弘基(1972) 전라북도 산간지역 주민의 장내원충 감염에 관한 역학적 연구. 기생충학잡지 10: 8-21.

유태연, 장봉국, 이순형(1978) 皮膚리슈마니아症의 2例. 대한피부과학회지 16: 447-486.

질병관리본부 "말라리아 관리지침" 2016.5.24.

許仁穆(1952) Kala-azar의 三 治驗例. 대한내과학회지 1: 118-121.

Abe N, Maehara T(2013) Molecular characterization of kudoid parasites(Myxozoa : Multivalvulida) from somatic muscles of Pacific bluefin(*Thunnus orientalis*) and yellowfin(*T. albacores*) tuna. Acta Parasitologica 58(2): 226-230.

Cheun HI, Kim CH, Cho SH, Ma DW, Goo BL, Na MS, Youn SK, Lee WJ(2013) The first outbreak of giardiasis with drinking water in Korea. Osong Public Health Research Perspectives 4(2): 89-92.

Chi JG, Shong YK, Hong ST, Lee SH, Seo BS, Choe KW(1983) An imported case of Kala-azar in Korea. Korean Journal of Parasitology 21(1). 87-94

Cho MH, Kim AK, Im K(1993) Detection of *Cryptosporidium* oocysts from out-patients of the Severance Hospital, Korea. Korean Journal of Parasitology 31(3): 193-199.

Cho EJ, Yang JY, Lee ES, Kim SC, Cha SY, Kim ST, Lee MH, Han SH, Park YS(2013) A waterborne outbreak and detection of *Cryptosporidium* oocysts in drinking water of an older high-rise apartment complex in Seoul. Korean Journal of Parasitology 51(4): 461-466.

Choi JS, Choi CS, Soh CT(1980) Isolation of *Toxoplasma gondii* from congenital and acquired chorioretinitis cases. Yonsei Reports on Tropical Medicine 11: 39-42.

Choi WY(1990) Diagnosis and epidemiology of toxoplasmosis in Korea. Korean Journal of Parasitology 28 Supplementary: 41-44.

Didier ES, Weiss LM(2011) Microsporidiosis : not just in AIDS patients. Current Opinion in Infectious Diseases 24(5): 490-495.

Han ET, Lee DH, Park KD, Seok WS, Kim YS, Tsuboi T, Shin EH, Chai JY(2006) Reemerging vivax malaria : changing patterns of annual incidence and control programs in the Republic of Korea. Korean Journal of Parasitology 44(4): 285-294.

Im K, Kim DS(1998) Acanthamoebiasis in Korea : two new cases with clinical cases review. Yonsei Medical Journal 39(5): 478-484

Jang Y, Ahn M, Bang H, Kang B(2016) Effects of *Kudoa septempunctata* genotype ST3 isolate from Korea on ddY suckling mice. Parasite 23 : 18. doi: 10.1051/parasite/2016020.

Jeong HJ, Lee SJ, Kim JH, Xuan YH, Lee KH, Park SK, Choi SH,

Chung DI, Kong HH, Ock MS, Yu HS(2007) *Acanthamoeba* : keratopathogenicity of isolates from domestic tap water in Korea. Experimental Parasitology 117(4): 357-367.

Kim HT, Song YW, Choe KW, Chai JY, Lee SH(1988) An imported case of human babesiosis in Korea. Korean Journal of Internal Medicine 35: 569-573.

Kim JY, Cho SH, Joo HN, Tsuji M, Cho SR, Park IJ, Chung GT, Ju JW, Cheun HI, Lee HW, Lee YH, Kim TS(2007) First case of human babesiosis in Korea : detection and characterization of a novel type of *Babesia* sp.(KO1) similar to ovine babesia. Journal of Clinical Microbiology 45(6): 2084-2087.

Kim MJ, Kim WH, Jung HC, Chai JW, Chai JY(2013) *Isospora belli* infection with chronic diarrhea in an alcoholic patient. Korean Journal of Parasitology 51(2): 207-212.

Kim KR, Kim JM, Kang JM, Kim YJ(2016) *Pneumocystis jirovecii* pneumonia in pediatric patients : an analysis of 15 confirmed consecutive cases during 14 years. Korean Journal of Pediatrics 59(6): 252-255.

Kim K, Yoon S, Cheun HI, Kim JH, Sim S, Yu JR(2015) Detection of *Encephalitozoon* spp. from Human Diarrheal Stool and Farm Soil Samples in Korea. Journal of Korean Medical Science 30(3): 227-232.

Ko ST, Min DY, Myung CO, Soh CT(1983) Morphological changes in the placentas of mice infected with *Toxoplasma gondii*. Yonsei Medical Journal 16(2): 11-18.

Lee JK, Song HJ, Yu JR(2005) Prevalence of diarrhea caused by *Cryptosporidium parvum* in non-HIV patients in Jeollanam-do, Korea. Korean Journal of Parasitology 43(3): 111-114.

Ludlow AI(1926) Amebic liver abscess. The China Medical Journal 40: 1165-1189.

Neva FA, Brown HW(1994) Basic Clinical Parasitology. 6th ed. Appleton & Lange, Connecticut, USA.

Noble ER, Noble GA(1973) Parasitology, The Biology of Animal Parasites, 3rd ed. Lea & Febiger, London, UK.

Ortega YR, Sanchez(2010) Update on *Cyclospora cayetanensis*, a food-borne and waterborne parasite. Clinical Microbiology Reviews 23(1): 218-234.

Park SH(1960) The first observation of isosporiasis. Medical Bulletin of the National Medical Center 1: 73-77.

Park YH, Han JH, Nam HW(2011) Clinical features of ocular toxoplasmosis in Korean patients. Korean Journal of Parasitology 49(2): 167-171.

Ree HI(2000) Unstable vivax malaria in Korea. Korean Journal of Parasitology 38(3): 119-138.

Ringsted J, Jager BV, Suk D, Visvesvara GS(1976) Probable Acanthamoeba meningoencephalitis in a Korean child. American Journal of Clinical Pathology 66(4): 723-730.

Ryu JS, Min DY(2006) *Trichomonas vaginalis* and trichomoniasis in the Republic of Korea. Korean Journal of Parasitology 44(2): 101-116.

Shin HJ, Im KI(2004) Pathogenic free-living amoebae in Korea. Korean Journal of Parasitology 42(3): 93-119.

Soh CT, Lee SJ, Ahn YK(1960) Latent infection by *Toxoplasma gondii* in Korea. Yonsei Medical Journal 1: 52-54.

Soh CT(1981) Parasitic Amebae in Korea. Korean Journal of Parasitology 19(Suppl): 5-93.

________(1990) Overview of *Entamoeba histolytica* and amebiasis in Korea with special reference to research note. Korean Journal of Parasitology 28 supplementary: 13-27.

Soh CT, Lee KT, Im KI, Min DY, Ahn MH, Kim JJ, Yong TS(1985) Current status of malaria in Korea. Yonsei Reports on Tropical Medicine 13: 23-29.

Stentiford GD, Becnel JJ, Weiss LM, Keeling PJ, Didier ES, Williams BA, Bjornson S, Kent ML, Freeman MA, Brown MJ, Troemel ER, Roesel K, Sokolova Y, Snowden KF, Solter L(2016) Microsporidia - Emergent Pathogens in the Global Food Chain. Trends in Parasitology 32(4): 336-348.

Yahata Y, Sugita-Konishi Y, Ohnishi T, Toyokawa T, Nakamura N, Taniguchi K, Okabe N(2015) *Kudoa septempunctata*-induced gastroenteritis in humans after flounder consumption in Japan : a case-controlled study. Japanese Journal of Infectious Diseases 68(2): 119-123.

Yang J, Acholten T(1977) A fixative for intestinal parasites permitting the use of concentration and permanent staining procedure. American Journal of Clinical Pathology 67(3): 300-304.

Yu JR, Sohn WM(2003) A case of human cyclosporiasis causing traveler's diarrhea after visiting Indonesia. Journal of Korean Medical Science 18(5): 738-741.

Zaman V, Keong LA(1995) Handbook of Medical Parasitology. 3rd ed. K C Ang Publishing Pte Ltd, Singapore.

Chapter 2

선충류 Nematoda

제1절

일반 및 분류

(1) 형태

성충 외형은 긴 원통형으로 좌우 대칭형이다. 길이는 수 mm에서 수십 cm, 혹은 1m에 이르는 것도 있다. 색깔은 백색, 담홍색 등 다양하다. 일반적으로 암컷이 수컷보다 크고 암컷의 뒷부분은 곧게 뻗어 있으나, 수컷의 뒷부분은 생식기와 그 보조 장치로 끝부분이 말려 있고, 부채모양 등 특이한 구조를 갖는 것도 있다.

체벽은 외피인 각피(cuticle)와 피하조직(hypodermis) 및 근육층으로 구성되며, 내부의 체강에는 체강액이 차 있고 그 속에 소화기와 생식기 등이 있다. 선충의 머리, 목, 항문 주변의 각피에는 감각유두(sensory papillae)가 있고, 피하조직층은 핵과 섬유가 뒤섞인 융합체(syncytium)이며, 체강 내로 돌출하여 4개의 종선(longitudinal line, cord)을 만든다. 근육층에는 종주근(longitudinal muscle)만 있고 환상근(circular muscle)은 없어 구불운동(sinuous movement)을 한다.

횡단면에서의 근육세포는 4개의 종선에 의해 나뉘어진다. 구성세포의 수에 따라 다음의 3형으로 구별하며, 종에 따라 근육형이 달라 조직병리 진단에서 종 감별에 도움이 된다.

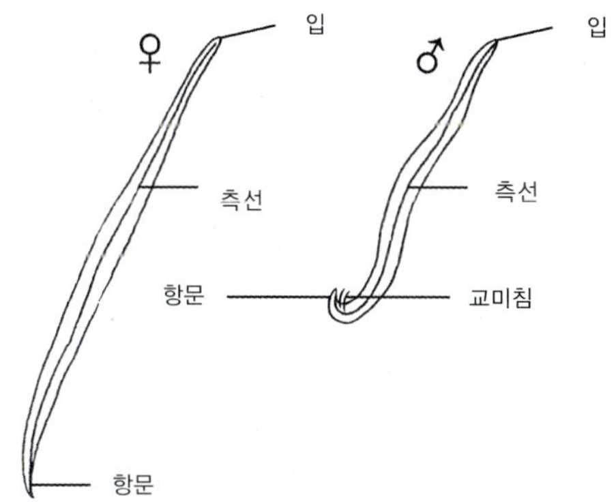

그림 2-1. 선충의 형태.

① Meromyarian type(부분근육형) : 근육세포가 횡단 1/4 안에 2개 정도 있다(예 요충, 구충).

② Polymyarian type(다근육형) : 근육세포가 횡단 1/4 안에 5개 이상 체강 안에 돌출되어 있다(예 회충).

③ Holomyarian type(완전근육형) : 근육세포가 크기는 작으나 수가 많아 촘촘히 서로 붙어 있다(예 편충).

(2) 생리

1) 소화계

입에서 구강, 식도, 중장, 종장, 항문으로 이어지는 완전한 소화계를 가지고 있다.

입부분에는 입술, 이빨 구조, 구강 등이 있다. 식도는 종에 따라 식도망울(esophageal bulb)을 가지는 것도 있다.

항문은 몸 뒷부분에 있으며 암컷에서는 독립적으로 열려 있으나 수컷에서는 사정관과 함께 배설강(cloaca)을 이루어 열린다.

2) 배설계

몸 뒷부분에서 시작한 배설관은 좌우 양측의 종선을 따라 앞쪽으로 나아가 식도의 중간 부근에서 합류하여 배설공(excretory pore)으로 연결되어 외계로 열린다.

3) 신경계

식도 주위의 신경륜(nerve ring)에 신경중추가 위치한다. 이로부터 전후방, 배 측, 복 측으로 뻗어나가며, 신경말단은 모든 기관과 외피의 감각유두(sensory papilla)에 분포된다. 종에 따라 항문 측후방에 화학적 자극수용체인 1쌍의 꼬리돌기수용체(phasmid)가 있으며 이의 유무는 분류에 중요한 근거가 된다.

4) 생식계

모두 암수딴몸(gonochorism)으로 개체마다 암수가 구별된다. 수컷 생식기관은 고환(testis)에서 시작하여 수정관(vas deferens), 저정낭(seminal vesicle), 사정관(ejaculatory duct)을 거쳐 항문과 함께 있는 배설강(cloaca)으로 열린다. 수컷의 교접장치로 교미침(spicule), 교접길잡이(gubernaculum), 교접낭(copulatory bursa) 등의 구조가 있다. 암컷 생식기관은 난소(ovary)에서 시작하여 수란관(oviduct), 수정낭(seminal receptacle), 자궁을 거쳐 질(vagina)에 연결되어 외부로 열린다. 난소에서 생산된 난세포는 수정낭에서 수정되고 충란은 자궁과 질을 거쳐 외계로 배출된다. 종에 따라 수정란은 자궁에서 이미 유충상태로 발육하여 그대로 외계로 배출되는 것도 있다.

5) 발육

대부분의 선충류에서 배란 당시는 충란이 단세포기(unicellular stage)이며 이분열하고 발육하여 자충포장란(embryonated egg)이 된다. 인체에 들어온 감염기 충란 또는 유충은 각 기생충의 특성에 따라 직접 또는 혈류나 림프관을 따라 인체 여러 부위로 이행하여 최종적으로 특정 위치에 정착한다.

6) 영양, 대사, 방어

기생충은 생존과 생식에 필요한 영양분이나 무기질 등을 숙주로부터 얻는다. 섭취된 영양분은 기생충의 기생환경에 따라 혐기성 또는 호기성 호흡에 의한 대사로 영양소나 열량으로 전환된다. 체강액에는 대사산물인 포도당과 염, 그리고 호흡에 관여하는 혈색소 등이 들어 있다.

선충의 각피는 숙주의 자극과 소화액에 대해 방어기능을 가지고 있으며, 숙주의 면역기전에 대응하는 효소를 분비하는 것도 있다.

(3) 선충류의 분류

아직 완전한 합리적 분류법이 수립되지 않았다. Chitwood(1937)가 항문 부위의 화학적 자극수용체인 꼬리돌기수용체(phasmid)의 유무에 따라 꼬리돌기수용체가 없는(aphasmid) 쌍기충강과 수용체가 있는(phasmid) 쌍선충강으로 분류하였다(표 2-1).

표 2-1. **선충류의 분류.**

선형동물문(Phylum Nematoda)
- 쌍기충강(Class Adenophorea)
  - 편충목(Order Trichocephalida)
    - 편충과(Family Trichiuridae) :
      - 편충(*Trichuris trichiura*), 간모세선충(*Capillaria hepatica*), 장모세선충(*Capillaria philippinensis*)
    - 선모충과(Family Trichinellidae) :
      - 선모충(*Trichinella spiralis*)
- 쌍선충강(Class Secernentea)
  - 간선충목(Order Rhabditida)
    - 간선충과 (Family Rhabditidae) :
      - 간선충(*Rhabditis elongata*)
    - 분선충과(Family Strongyloididae) :
      - 분선충(*Strongyloides stercoralis*), 유두분선충(*Strongyloides papillosus*), 란솜간충(*Strongyloides ransomi*), 원숭이간충(*Strongyloides fuelleborni*)
  - 원선충목(Order Strongylida)
    - 기관지선충과(Family Singamidae) :
      - 교합선충(*Mammomonogamus laryngeus*)
    - 구충과(Family Ancylostomatidae) :
      - 두비니구충(*Ancylostoma duodenale*), 개구충(*A. caninum*), 브라질구충(*A. braziliensis*), 실론구충(*A. ceylanicum*)
    - 치판선충과(Family Uncinariidae) :
      - 아메리카구충(*Necator americanus*)
    - 모양선충과 (Family Trichostrongylidae) :
      - 동양모양선충(*Trichostrongylus orientalis*)
    - 의원충과(Family Metastrongylidae) :
      - 광동주혈선충(*Angiostrongylus cantonensis*)
  - 회충목(Order Ascaridida)
    - 회충과(Family Ascarididae) :
      - 회충(*Ascaris lumbricoides*), 돼지회충(*Ascaris suum*)
    - 개회충과(Family Toxocaridae) :
      - 개회충(*Toxocara canis*), 고양이회충(*Toxocara cati*)
    - 고래회충과(Family Anisakidae) :
      - 고래회충(*Anisakis simplex*), 물개회충(*Pseudoterranova decipiens*)
    - 요충과(Family Oxyuridae) :
      - 요충(*Enterobius vermicularis*)
    - 거대신충과(Family Dioctophymatidae) :
      - 거대신충(*Dioctophyma renale*)
  - 선미선충목(Order Spirurida)
    - 안충과(Family Thelaziidae) :
      - 미려식도충(*Gongylonema pulchrum*), 동양안충 (*Thelazia callipaeda*)
    - 악구충과(Family Gnathostomatidae) :
      - 유극악구충(*Gnathostoma spinigerum*)
    - 사상충과(Family Filariidae) :
      - 반크롭트사상충(*Wuchereria bancrofti*), 말레이사상충(*Brugia malayi*), 회선사상충(*Onchocerca volvulus*), 로아사상충(*Loa loa*), 체강사상충(*Mansonella perstans*), 오짜르드사상충(*Mansonella ozzardi*), 개심장사상충(*Dirofilaria immitis*), 결막사상충(*Dirofilaria conjunctivae*)
    - 용선충과(Family Dracunculidae) :
      - 메디나충(*Dracunculus medinensis*)

제2절

쌍기충

1. 편충 *Trichuris trichiura*(Linnaeus, 1771) Stiles, 1901

(1) 분포 및 역학

Whipworm이라고도 한다. 편충증(trichuriasis)은 전 세계적으로 분포되어 있고 특히 열대나 아열대 지방에 많다. 비가 많고 습도가 높은 지역에서 회충 감염과 함께 감염률이 높은 토양매개기생충이다. 우리나라에서 전국적인 감염률이 1971년에는 65.4%로 높았으나 2012년에는 0.41%로 크게 감소하였다.

감염기 충란에 오염된 토양이나 채소가 감염원이다. 학령기 아동에서 감염이 높지만 국내에는 환자가 거의 없다. 최근에는 건강검진으로 시행한 대장내시경검사에서 가끔씩 장점막에 박혀 있는 편충이 검출된다.

(2) 형태 및 생활사

맹장의 점막에 부착하여 기생하며 그 외 충수돌기, 결장, 회장에도 기생한다. 사람이 고유숙주이다. 암컷은 35~50mm로 후단이 뭉툭하고 둥글어 채찍 모양이다. 수컷은 30~45mm로 후단이 말려 있고 하나의 교접자가 있다. 상단 3/5은 가늘고 긴 식도로 구성되어 있으며 식도강은 단층의 염주세포(stichocyte)로 배열되어 있다. 후단 2/5는 생식기와 소화기관이 있다. 암컷은 하루 1,000개 이상의 충란을 배출한다. 충란은 50~54×22~23μm 크기로 술통 형태이며, 양쪽 끝에 점액마개가 있다. 난각은 3중으로 되어 있고 가장 바깥층은 갈색을 띈다.

분변과 함께 미분화 상태로 배출된 충란은 토양에

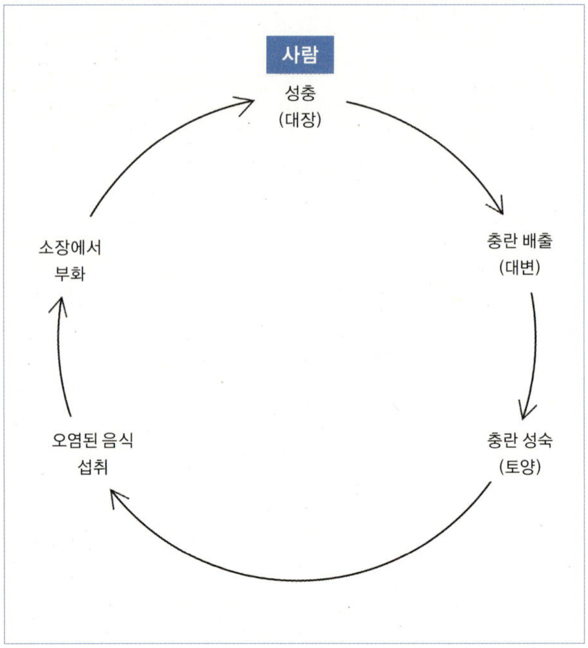

그림 2-3. 편충의 생활사.

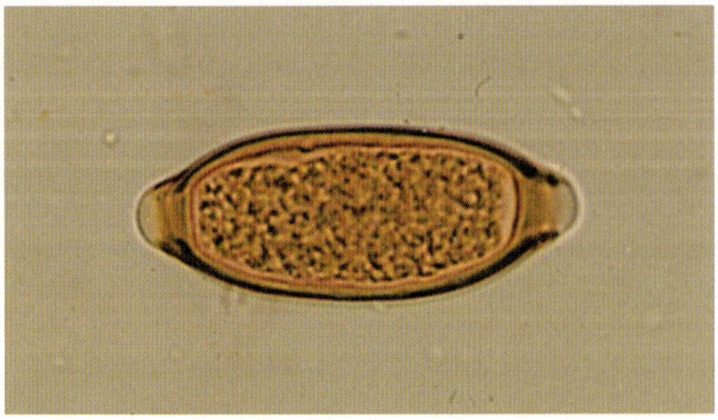

그림 2-2. 편충(*Trichuris trichiura*), 충란.

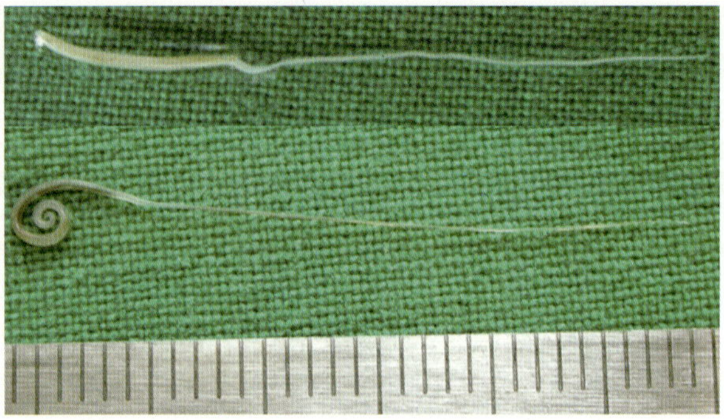

그림 2-4. 편충(*Trichuris trichiura*), 암컷과 수컷 성충.

서 성숙하여 10~14일 후에는 자충포장란(embryonated egg)이 된다. 충란이 경구 감염되면 소장에서 유충으로 나오고 3개월 후 성충이 된다. 충체의 앞부분을 점막에 넣고 양분을 섭취하며 성장 발육한다. 성충은 장내에서 수년 동안 기생한다.

(3) 병리 및 증상

비교적 감염 부위의 조직 반응은 적다. 장강 내 미세 융모(microvilli)의 높이가 낮아지고 형질세포, 림프구, 호산구 등 약간의 염증세포가 움(crypt) 사이에 침윤된다. 충체에 의한 기계적 자극과 분비물에 의한 알레르기성 반응이 발생한다. 성충이 점막을 파고 들어가 신경총을 자극하여 설사, 복통을 일으키고 장의 염증으로 인해 호산구 침윤과 대변 내 Charcot-Leyden 결정을 볼 수 있다.

경도 또는 중등도 감염인 경우 거의 증상이 없거나 경미한 알레르기 반응을 보이고, 중감염(heavy infection)인 경우 불면증, 두드러기, 복통, 구토, 변비나 설사, 복부팽만 등을 볼 수 있다. 또 대장염, 직장염, 직장뒤무직(rectal tenesmus), 직장탈(rectal prolapse)이 올 수 있고, 이런 상태가 지속되면 영양실조와 체중 감소, 성장장애, 빈혈, 곤봉손가락(clubbed finger) 등이 나타난다.

(4) 진단

대변 내 충란을 관찰하여 확진한다. 직장경검사(proctoscopy)에서 성충을 관찰하면 진단할 수 있다.

(5) 치료 및 예방

편충은 머리를 장점막 내에 넣고 기생하므로 회충이나 구충의 치료량을 이틀 연속 투여(albendazole 400mg, 1회/일,×2)하는 것이 좋다. 예방은 회충 등 토양매개기생충의 예방법에 준한다.

2. 간모세선충 *Capillaria hepatica* (Bancroft, 1893) Travassos, 1919

종숙주는 쥐이며, 우리나라의 집쥐에서는 거의 90%가 감염되어 있다. 간 실질에 기생하며 충란을 배출한다. 우리나라에서도 1993년 감염 예가 보고되었다.

(1) 형태 및 생활사

성충은 편충보다 가늘고 길다. 암컷은 30~70mm×100μm 정도로 가늘고 길다. 수컷은 암컷의 1/2 정도의 길이를 보인다. 충란은 51~68×30~35μm의 크기로 편충과 유사하나 양극의 마개(plug)가 뚜렷치 않고 난각에 방사상 무늬가 있다.

토양에서 성숙한 감염기 충란에 오염된 음식이나 물을 통하여 인체에 감염된다. 장에서 부화한 유충은 문맥을 통해 간으로 가서 1개월 후에 성충이 된다. 간 실질세포 사이에 성충이 기생하므로 충란이 외부로 배출되지 않는다. 야생에서는 주로 상호포식(cannibalism)에 의해 전파가 이루어진다.

(2) 임상소견 및 진단

사람에서 지속적인 발열, 간비대(hepatomegaly)와 호산구증가증을 동반한 백혈구증가증 등의 간염 소견을 보인다. 간생검을 시행하여 진단할 수 있다. 특별한 치

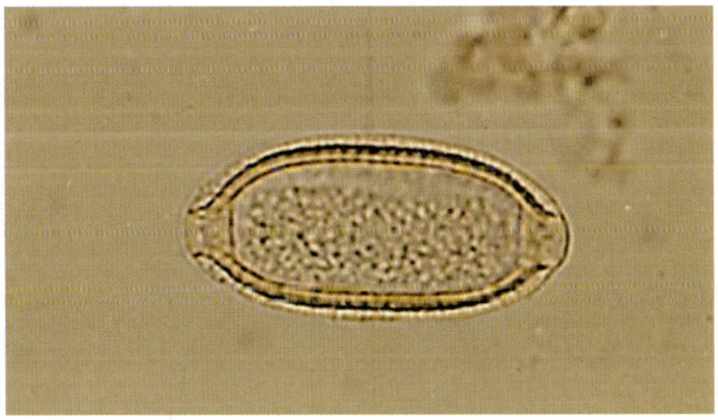

그림 2-5. 간모세선충(*Capillaria hepatica*), 충란.

료제는 없고 thiabendazole이나 albendazole을 장기간 투여한다.

3. 장모세선충 *Capillaria philippinensis* Chitwood, Valesquez and Salazar, 1968

필리핀, 태국, 인도네시아, 이집트 등에 분포하며, 우리나라에서도 감염 예가 보고되었다. 필리핀의 흡수장애증후군(malabsorption syndrome) 환자의 설사 대변에서 처음 발견되었다. 확실한 생활사는 밝혀져 있지 않지만 많은 사람들이 담수어를 생식하여 발병하였다.

성충 수컷은 2.3~3.2mm 정도이고, 암컷은 2.5~4.3mm 정도이다. 충란의 크기는 36~45×21μm 정도이고, 양쪽 끝에 점액마개(mucoid plug)가 있다. 성충은 사람의 공장점막에 기생하며, 산란된 충란은 성숙, 발육, 부화하여 자가감염이 되어 복통과 만성설사를 일으키고 진행되면 흡수장애증후군을 보인다.

대변검사에서 전형적인 충란을 관찰하여 확진한다. 국내 발생 환자의 경우 albendazole(400mg/일)을 2~3주간 투여하여 치유되었다.

4. 선모충 *Trichinella spiralis*(Owen, 1835) Railliet, 1895

(1) 분포 및 역학

전 세계에 광범위하게 분포하고 있다. 특히 폴란드, 러시아, 루마니아, 헝가리 등 동유럽과 북미에 많고 열대지방과 동양에는 적다. 숙주는 돼지, 고양이, 여우, 쥐 등 잡식성이거나 육식성 동물이다.

우리나라에는 1997년 야생 오소리의 간, 비장, 혈액, 근육 등을 생식하고 감염된 예와 2001년 멧돼지의 근육을 날로 먹고 감염된 예가 있다. 선모충은 다숙주성 기생충으로 쥐, 돼지, 멧돼지, 곰, 고양이, 개와 북극에 사는 포유류인 북극곰, 불곰, 여우, 늑대 등에서도 발견되며, 동물들 간의 먹이사슬에 의해 전파된다. 사람은 주로 부적절하게 조리된 돼지고기, 소시지 등을 먹고 감염된다.

(2) 형태

성충은 실 같은 모양으로 소장 점막 상피에서 기생한다. 수컷은 1.2mm×60μm 정도로 전단은 미세하나 후단에는 한 쌍의 원추모양의 돌기가 있다. 암컷은 2.2mm×30μm 정도로 난소가 체 후단에 위치

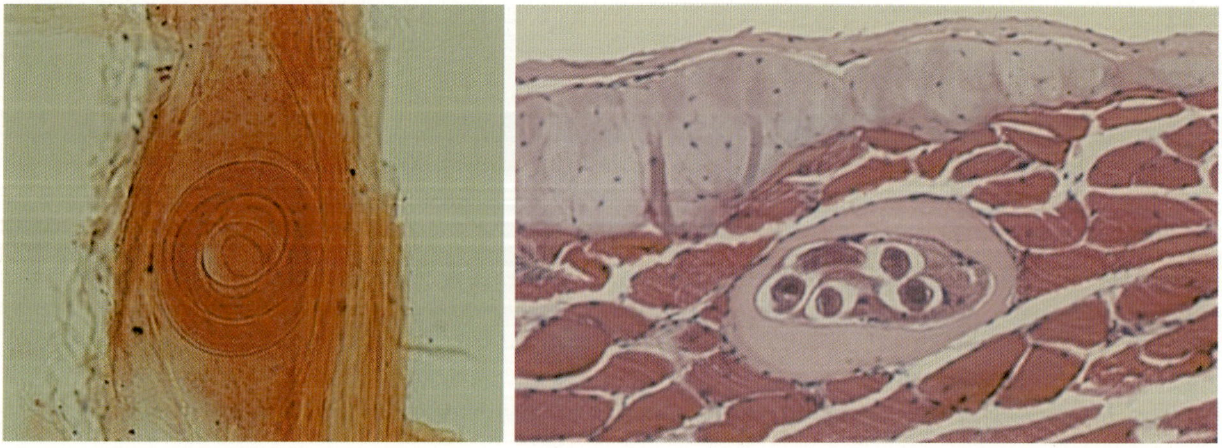

그림 2-6. 선모충(*Trichinella spiralis*), 골격근에 들어있는 피포유충.

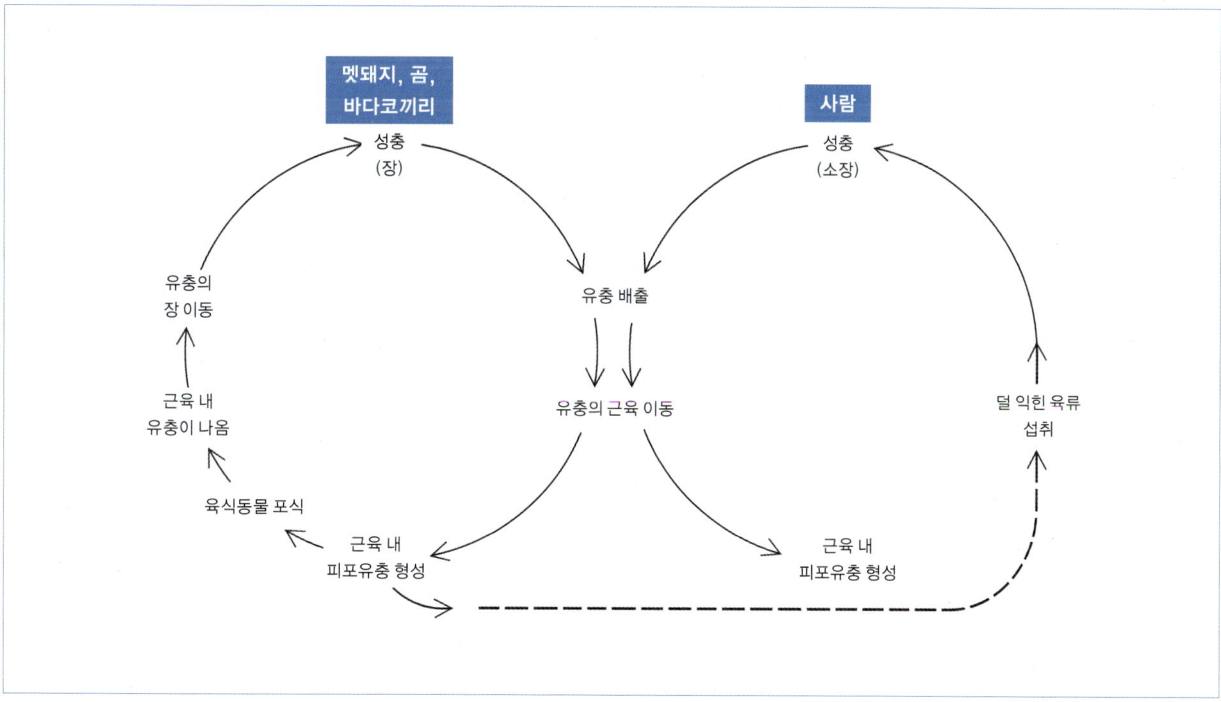

그림 2-7. 선모충의 생활사.

하고 자궁에는 유충이 차 있다. 음문이 전반부에 위치한다. 성충은 평균수명이 1~3개월이다. 암컷은 약 500~1,500마리의 유충을 배출한다.

(3) 생활사

피포유충(encysted larva)이 들어 있는 돼지고기를 섭취하면 위와 소장을 거치면서 피막이 소화되고 유충이 나와 장 점막에 들어가 2~3일 이내에 성적으로 성숙하여 교접이 일어나고 수컷은 교접 후 곧 죽으나 암컷은 약 4주간 생존하며 점막 깊숙이 들어가 유충(6μm×100μm)을 배출한다. 유충은 림프관이나 세정맥을 타고 전신(심장, 심근, 뇌, 뇌척수액)을 돌아다니다 근섬유로 들어가서 피막을 형성하여 피포된다(encystation). 횡격막, 턱, 인두, 목, 혀, 배근, 늑간근 등이 잘 침범된다. 피포유충 주위에 염증세포와 호산구의 침윤이 있다. 피막은 숙주와 기생충간의 반응에 의해 생긴다. 석회화는 6~18개월에 일어나며 몇 년 동안 유충이 살아 있기도 한다.

(4) 병리 및 증상

① 장내 시기 : 섭취된 유충이 성충이 되어 소장에 기생하고 유충을 산출하는 시기로 권태, 오심, 설사, 복통 등의 소화기 증상이 나타난다. 급성 식중독과 감별해야 한다.

② 유충 근육 이행 시기 : 감염 후 10일 전후에 시작된다. 발열, 안면부종(특히 눈 주위), 침범된 근육의 통증, 부종, 쇠약, 호산구증가증 등이 있다. 심장근육에 기생하여 발생하는 심근염은 가장 심각한 증상이다. 이외에 뇌염, 뇌막염과 신경증세가 올 수 있다.

③ 유충 피포기 : 발열, 근육통이 감소하기 시작한다. 합병증으로 심근염, 기관지 폐렴, 혈전증, 뇌염이 올 수 있다. 장기화되면 모든 증세가 약화된다. 점차 피막이 먼저 석회화되고 나중에는 유충이 석회화된다.

(5) 진단

부적당하게 조리된 돼지고기 섭취 여부 등 과거력, 심한 호산구증가증이 진단에 도움이 된다.

근육을 생검(삼각근, 이두근, 흉근 등)한 후 인공소화하여 유충을 관찰한다. 또한 면역진단법(ELISA, IFA)이나 PCR 등을 이용하여 진단한다.

(6) 치료

Thiabendazole을 투여한다. Mebendazole이나 albendazole도 유용하다. Corticosteroid는 알레르기 반응을 감소시킨다.

(7) 예방

도축장에서 가축이나 야생동물의 감염 여부를 잘 감시해야 한다. 최근 외국으로부터 유입되는 육류에 대한 철저한 검역이 필요하다.

제3절

쌍선충

1. 회충 *Ascaris lumbricoides* Linnaeus, 1758

옛날부터 잘 알려진 인체기생 연충으로 서양에서는 Hippocrates(B.C. 460) 시대에, 동양에서는 주나라 말엽(B.C. 200~300)에 이미 이 기생충에 관한 기술이 있다. 세계적으로 중요한 토양매개기생충(soil-transmitted parasite)의 하나이다.

(1) 분포 및 역학

전 세계적으로 분포하며 특히 따뜻하고 습한 지역에 흔하다. 인분 처리가 불완전한 지방에서 감염률이 높고, 어린아이들의 감염률이 높다. 과거에 우리나라에서는 주로 김치, 상추, 딸기 등 채소를 통해 감염되었고 어린아이들의 경우 오염된 뜰, 놀이터의 흙 등이 손에 묻어 경구적으로 감염되었다. 최근에는 감염률이 매우 낮고 감염자도 대부분이 경감염자이며, 암컷만 감염되어 불수정란(unfertilized egg)만 배출되거나 숫컷만 기생하는 단성(單性)기생이 많다. 충란은 난각이 두꺼워 외계의 영향에 대해 저항력이 강한 편이다. 우리나라의

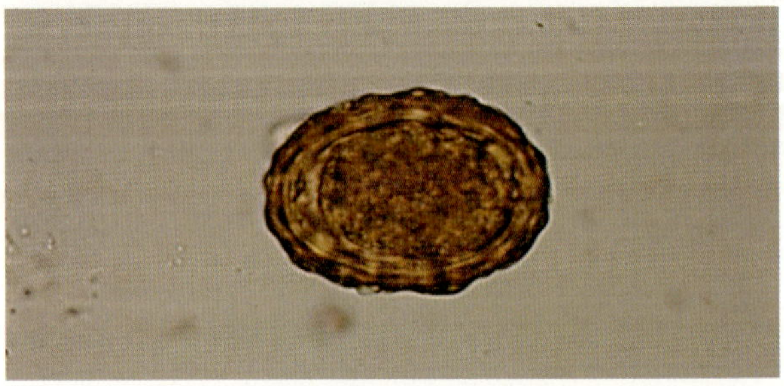

그림 2-8. 회충(*Ascaris lumbricoides*), 수정란.

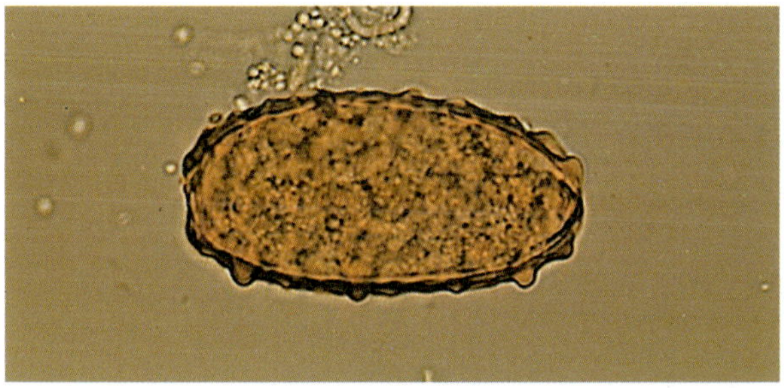

그림 2-9. 회충(*Ascaris lumbricoides*), 불수정란.

전국적인 조사에서 1971년에 54.9%이었던 감염률이 2012년에는 0.03%로 감소하여 선진국화되었다.

(2) 형태

수컷의 크기는 15~30×0.2~0.4cm이고 암컷은 20~35×0.3~0.6cm 정도의 담홍색의 원주형 충체로, 암컷이 더 굵고 길다. 앞쪽 입에는 특징적인 3개의 입술이 있다. 수컷의 끝부분은 복 측으로 말려져 있으며 2개의 교접자(spicule)가 있다. 암컷은 체전단 1/3부위에 생식공이 있으며 하루에 약 20만 개의 충란을 배출한다. 충란은 수정란(fertilized egg)과 불수정란(unfertilized egg)의 두 가지가 있으며, 수정란은 타원형으로 45~75×35~50μm 정도이며, 불수정란은 65~93×40~60μm 크기로 수정란보다 크고 막이 얇고 거칠어 보인다. 전형적인 수정란의 난각은 내측으로부터 유지질막(lipoid membrane), 키틴질막(chitinous membrane) 및 유두돌기(mamillated)가 있는 단백질막(albuminous membrane) 등 두꺼운 3층으로 구성되어 있어 외계의 온도, 약물, 건조 등에 상당한 저항성을 갖는다.

(3) 생활사

성충은 주로 공장 등 소장에 기생한다. 소장 내에서 배출된 충란은 대변과 함께 외계로 나와 25℃의 따뜻하고 습한 흙 속에서 2~3주일 정도면 성숙하여 제 2~3기 유충이 충란 안에 형성된다. 이 시기의 충란을

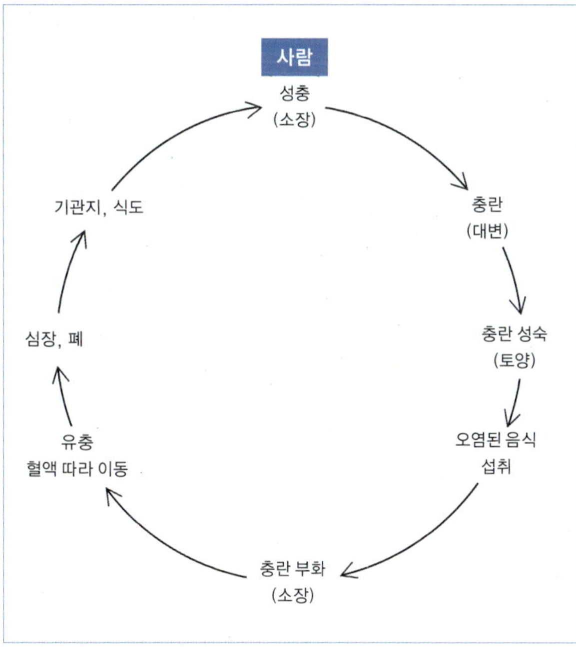

그림 2-10. 회충의 생활사.

감염기 충란(infective stage egg) 또는 자충포장란(embryonated egg)이라 하며, 이 충란이 경구적으로 섭취되면 십이지장에서 부화하여 200~300×13~15μm 크기의 유충이 나와 장벽을 뚫고 혈류를 따라 심장을 거쳐 폐에 도달하거나, 또는 유충이 복강으로 나왔다 림프관이나 혈류를 따라 심장을 거쳐 폐에 도달한다. 폐로 이행한 유충은 폐포를 뚫고 나와 소기관지, 기관지, 기관을 거치는 기관이행(tracheal migration)을 거쳐 후두, 식도, 위를 지나 소장에 이르러 성충으로 발육, 성장한다. 폐에서 이행하는 기간은 3~14일이다. 감염에서 성충이 되기까지 약 60~80일이 걸리며 수명은 약 1년이다.

(4) 병리 및 증상

회충감염이 인체에 끼치는 병리학적 소견 및 증상은 유충의 기관이행 시기와 성충의 정착 시기에 따라 다르다.

1) 유충의 기관이행 시기

폐에서 유충이 폐포를 뚫고 이행하여 발생하는 국

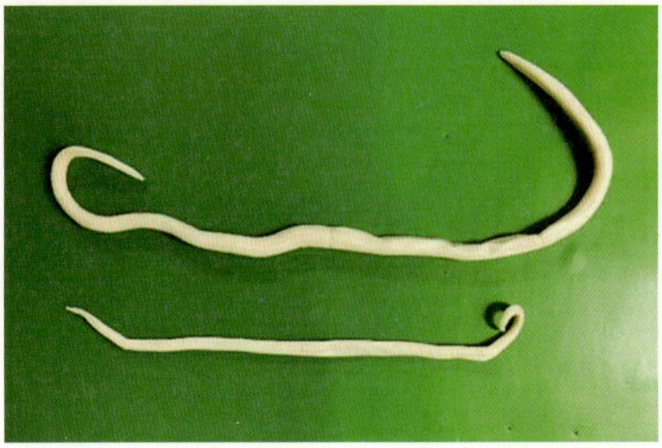

그림 2-11. 회충(*Ascaris lumbricoides*), 암컷과 수컷 성충.

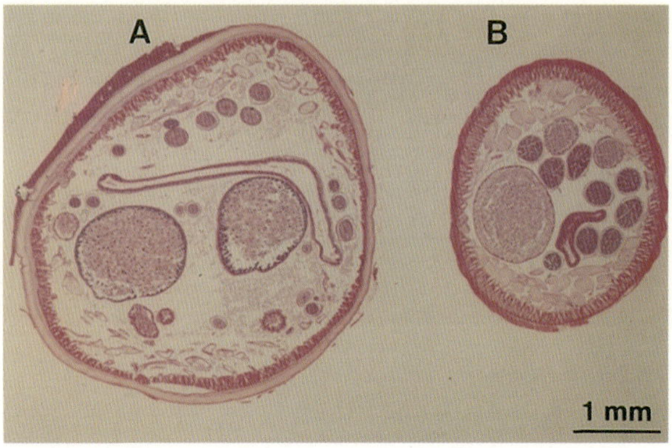

그림 2-12. 회충(*Ascaris lumbricoides*), 암컷(A)과 수컷(B) 성충의 절단면.

소적인 알레르기 반응과 폐포 상피의 파열과 손상으로 인한 염증 반응을 볼 수 있다. 폐엽의 경화(consolidation), 호흡곤란, 기침, 발열, 혈담 등의 회충성 폐렴(*Ascaris* pneumonitis)이 생긴다. 이러한 증상은 1~2주 후에 호전되어 일과성폐렴(temporary pneumonitis)이라고도 한다. 이때 말초혈액에는 호산구증가증(eosinophilia)이 있어 Löffler 증후군을 보인다.

2) 성충기

성충의 장내 기생은 공장 등 소장 상피세포 융모의 위축과 편평화, 움의 신장(elongation), 그리고 고유판의 염증세포 침윤 등으로 탄수화물 섭취장애가 오고 지방변(steatorrhea) 등이 생겨 영양장애가 발생한다. 성충이 소장에 정착했을 때 나타나는 일반적 증상은 감염된 기생충의 수에 따라 다르지만 알레르기 증상과 함께 주로 복통과 권태감, 빈혈 등이 나타난다. 말초혈액에서 호산구의 증가도 관찰된다. 어린이의 경우 영양부족으로 성장에 장애가 온다.

특이 증상으로 두드러기, 천식 등 알레르기 반응이 나타날 수 있으며, 이식증(pica)이나 토식증(geophagy)도 볼 수 있다. 활동성 성충의 식도, 담관 및 췌관으로의 이소미입(erratic migration)도 일어나며, 장천공(intestinal perforation)이나 장폐쇄(intestinal obstruction)도 발생한다.

(5) 진단

대변검사에서 충란을 관찰하여 확진한다. 암컷만 기생했을 때에는 불수정란을 관찰할 수 있고, 수컷만 기생한 경우 충란검사는 음성이다.

유충의 기관이행 시기에는 Löffler 증후군 등 증상을 고려하여 객담검사나 기관지경검사로 유충을 관찰한다.

(6) 치료

구충제로 mebendazole을 100mg씩 1일 3회 2일간, albendazole을 400mg 1회 또는 flubendazole을 500mg 1회 투여한다.

이소미입의 경우 외과적 처치로 충체를 제거한다.

구충 효과의 판정은 구충제 복용 후 2주일에 대변검사를 다시 시행하여 결정한다.

(7) 예방 및 관리

토양매개기생충의 예방과 관리 방법에 따른다.

감염원을 제거하거나 감소시키기 위하여 변소를 개량하여 인분을 위생적으로 처리하고, 인분의 사용을 금하며, 방분을 금한다. 개인 및 집단을 대상으로 정기적으로 검사하여 구충제를 투여한다. 감염경로를 차단하기 위해 야채나 딸기 등을 깨끗이 세척하고, 외출, 놀이나 작업 후 손과 발을 깨끗이 씻는 등 개인의 위생관리를 철저히 해야 한다. 또한 학교나 지역사회에서 보건교육을 시행한다.

2. 돼지회충 *Ascaris suum* Gocze, 1782

사람에 기생하는 회충과 형태학적으로 매우 비슷하여 육안 또는 현미경으로 감별하기 어렵다. 사람이 감염기 충란을 섭취했을 때 내장유충이행증을 유발할 수도 있다.

3. 개회충 *Toxocara canis*(Werner, 1782) Johnston, 1916

세계 각국에 분포하고, 수컷은 4~6cm, 암컷은 8.5~10cm, 충란의 크기는 85~75μm 정도이다. 개의 소장에 기생하며, 주로 어린 강아지에서 감염이 많고 나이가 들면 거의 감염이 없다. 감염기충란을 개가 섭취하면 소장에서 부화하고 기관이행 후 소장에서 성숙한다. 사람이 감염기 충란을 섭취했을 때 내장유충이행증(visceral larva migrans)을 유발한다.

4. 고양이회충 *Toxocara cati*(Schrank, 1788) Brumpt, 1927

내장유충이행증을 유발하며, 눈유충이행증(ocular larva migrans)을 일으키는 중요한 기생충이다. 수컷의 크기는 4~6cm 정도이고 암컷은 10~12cm 정도이다.

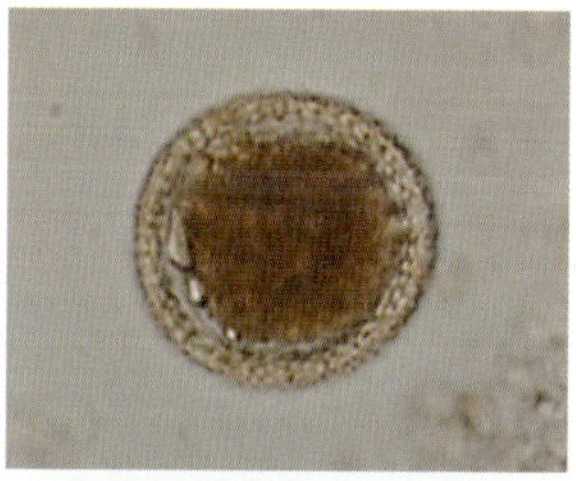

그림 2-13. 개회충(*Toxocara canis*), 충란.

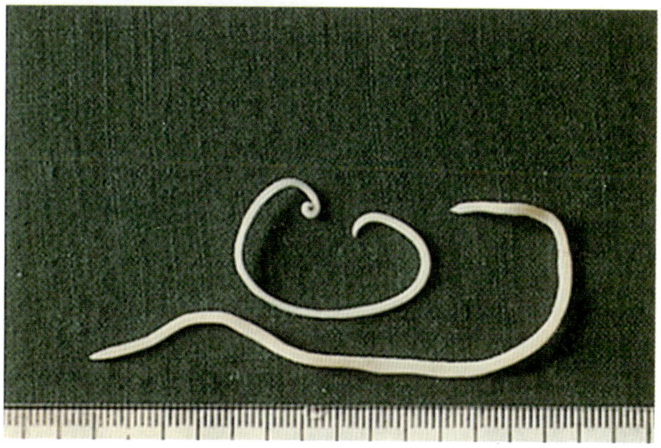

그림 2-14. 개회충(*Toxocara canis*), 암컷과 수컷 성충.

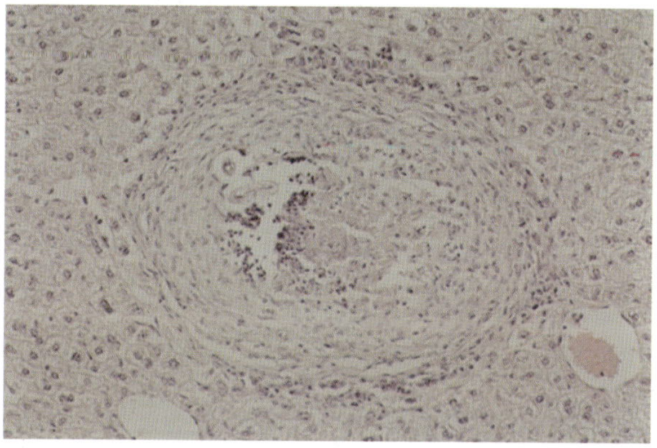

그림 2-15. 개회충(*Toxocara canis*), 유충에 의해 형성된 육아종 (마우스 간).

5. 사자회충 *Toxascaris leonina*(Linstow, 1782) Leiper, 1907

주로 북반구에 분포하며, 개와 고양이의 소장에 기생한다. 개회충이나 고양이회충과 형태학적으로 비슷하고, 국내의 개와 고양이에서도 10% 정도 관찰된다. 사람이 감염기 충란을 섭취했을 때 내장유충이행증을 유발한다.

6. 너구리회충 *Baylisascaris procyonis* Sprent, 1968

사람이 감염기 충란을 섭취했을 때 내장유충이행증을 유발한다. 유충이 중추신경계에 들어가서 호산구성 수막뇌염(eosinophilic meningoencephalitis)을 일으킬 경우 치사율이 높다

7. 내장유충이행증 Visceral larva migrans

1952년 미국의 Beaver 등이 특이한 증상을 보이는 세 소년의 간조직의 육아종 내에서 개회충 유충을 검출하고 'visceral larva migrans(내장유충이행증)'라 하였다. 세계 여러 나라에서 보고되었다. 개, 고양이 대변 내 충란으로 오염된 흙에 의해 전파되고 어린이의 감염이 많다. 망막에 육아종성 염증을 일으키는 경우는 눈유충이행증(ocular larva migrans)이라고 한다.

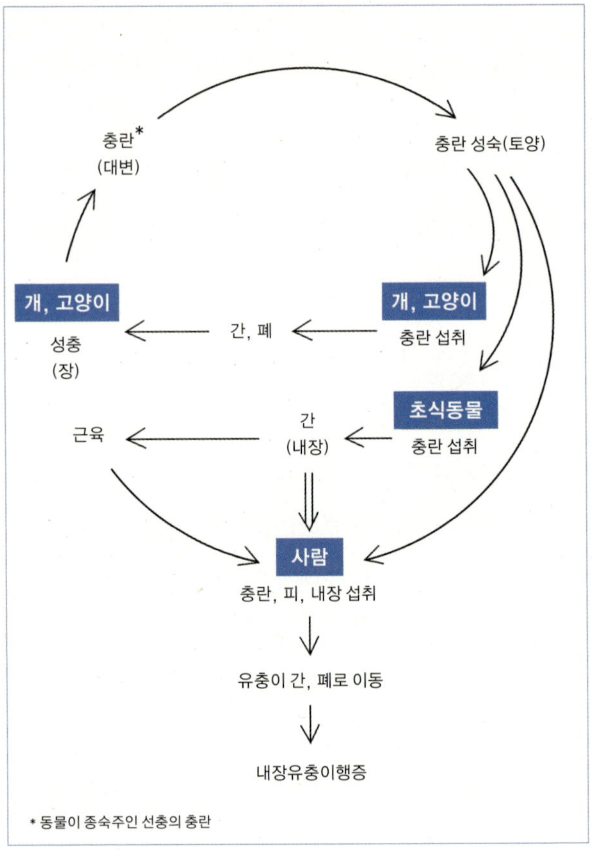

그림 2-16. **내장유충이행증의 발병 경로.**

(1) 원인 기생충

주로 개회충, 고양이회충이 원인 기생충이나 사자회충, 너구리회충, 간모세선충, 개사상충, 유극악구충 등 주로 사람이 종숙주가 아닌 선충이 원인 기생충이 된다.

(2) 역학

주로 비위생적 환경에서 생활하는 어린이에게서 빈발한다. 원인 기생충의 감염기 충란이 오염된 토양이나 야채를 섭취하여 감염된다. 어른의 경우 유충이 감염된 육류, 간, 콩팥, 피 등을 섭취하여 감염된다.

(3) 병리 및 증상

감염기 충란이 섭취되거나 유충이 유입되었을 때 인체 내에서는 성충으로 성장하지 못하고 유충상태로 주로 간조직과 폐조직 등 여러 장기에 이행한다. 유충 주변을 호산구, 림프구, 거대세포, 섬유모세포 등 염증세포가 둘러싸서 호산구육아종(eosinophilic granuloma)을 형성한다. 흰쥐에서 간염모체로부터 태반이나 모유를 통한 유충감염이 실험적으로 확인되었다.

1) 특징적 증상 및 증세

발열, 상복부통증, 식욕부진, 체중 저하, 구역과 구토, 무력증, 호산구증가증, 고감마글로불린혈증(hyperglobulinemia), 간비대, 비장비대, 폐렴, 기침, 천식, 호흡곤란증을 볼 수 있다.

2) 기타

알레르기 반응인 두드러기와 전신소양증, 그 밖에

두통, 근육통, 신경통, 심부전증 등을 일으킬 수 있으며, 정신적 불안감, 불면증, 발작, 경련도 일어난다.

눈유충이행증(ocular larva migrans)은 유충이 안구를 침범하여 망막, 황반(macula)이나 시신경유두(opic disc)가 침범되어 진행성 시력장애나 시력상실이 일어난다.

(4) 진단

특징적 임상 증상 및 혈액소견(호산구증가증, 감마글로불린 증가)으로 잠정진단(provisional diagnosis)이 가능하다. ELISA, IHA, CF, IFA 등 면역학적 진단법이 널리 쓰인다. 혈청 내 기생충 특이 IgE의 측정도 진단에 도움이 된다. 간생검에서 유충을 확인하는 것이 확실한 진단법이지만 위험성이 따른다.

(5) 치료

Thiabendazole을 25mg/kg씩 하루 2회, 5~7일간 투여하고, 1개월 후 반복 투여하거나, albendazole을 하루 400mg씩 2주간 투여하거나, 하루에 400mg씩 2회, 1주간 투여한다.

Corticosteroid는 눈을 침범할 경우 염증 반응을 완화시키기 위해 사용한다.

(6) 예방

애완동물이나 사육하는 가축에 대해 정기적으로 검변하고 구충제를 투여하며, 방분을 금지하고, 내변을 수거하여 처리함으로써 감염원을 차단한다. 어린이 놀이터의 오염을 방지하고, 놀이 후 어린이가 손과 발을 깨끗이 씻도록 한다. 가축이나 야생동물의 근육, 내장을 잘 익혀 먹어야 한다. 개인 위생의 철저한 관리와 지역사회에서의 보건교육도 필요하다.

8. 고래회충 *Anisakis* species

Van Thiel 등이 1960년에 인체감염 예를 처음 보고하였으며, 네덜란드, 일본 등 해산 어류를 절여 먹거나 생식하는 나라에서 보고가 많다. 우리나라에서는 김 등(1971)이 처음 인체감염을 보고하였고, 최근까지 많은 감염 예가 보고되고 있다.

인체감염은 주로 고래회충(*Anisakis simplex*), 향유고래회충(*A. physeteris*) 및 물개회충(*Pseudoterranova decipiens*) 유충의 감염으로 발생하며 드물게 *Contracecum* sp.의 감염도 보고되고 있다. 최근 우리나라에서 보고된 *Anisakis* sp.가 *A. pegreffii*로 확인되었다.

(1) 분포 및 역학

감염 회충류는 주로 해산 포유동물을 종숙주로 하는 것들로 제1 중간숙주는 동물성 플랑크톤인 갑각류(새우류)이며, 제2 중간숙주는 해산 어류이다. 우리나라의 경우 제2 중간숙주인 어류에서 감염률의 차이는 있으나 거의 모든 종에서 검출되고 있다. 인체감염은 감염기 유충이 함유된 제2 중간숙주의 살코기의 생식에 의해 이루어지며, 우리나라에서는 바다 생선을 회로 먹는 습관이 있어 감염 예가 비교적 많은 편이다. 이들 중 붕장어를 회로 먹고 감염된 경우가 가장 많았고, 오징어, 조기, 광어, 갈치, 청어, 고등어, 낙지 등도 중요한 감염원이다. 감염된 유충은 유충상태로 기생하면서 병변을 일으킨다. 생선회, 소리가 불완전히 된 훈제생선, 절인생선 등을 통해 감염된다.

(2) 형태

성충은 고래, 돌고래, 물개 등 해산포유동물의 위에 기생하며 수컷은 5~13cm, 암컷은 8~20cm의 크기이다.

인체 감염은 주로 3기 유충에 의해 이루어지며, 크기는 2~3cm×0.3~0.5cm의 회백색 유충이다. 입의 복

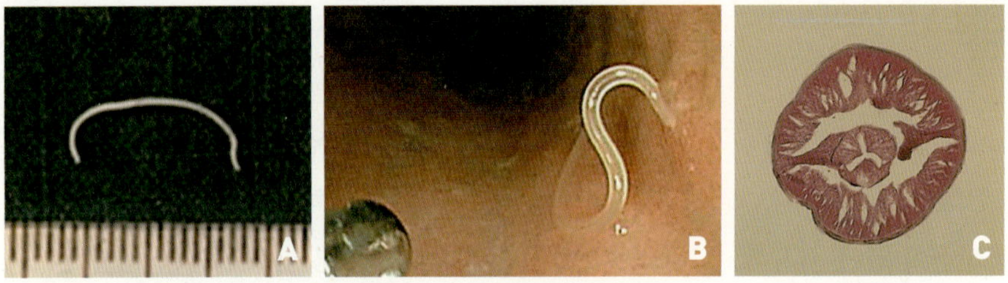

그림 2-17. 고래회충(*Anisakis* sp.) 유충(A), 인체 위벽의 고래회충 유충(B), 고래회충 유충 절단면(C).

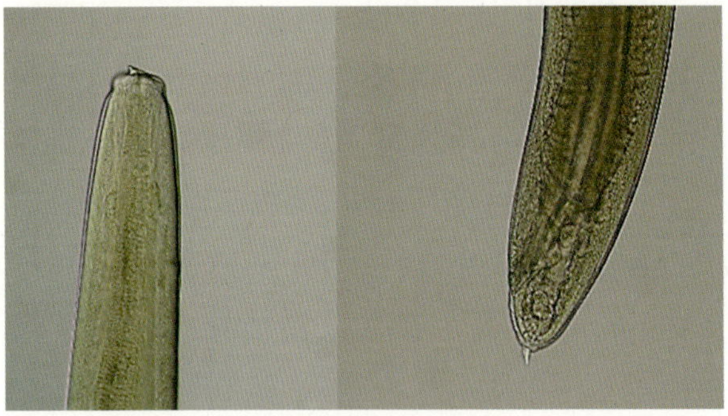

그림 2-18. 고래회충 유충의 전치(boring tooth)와 꼬리침(mucron).

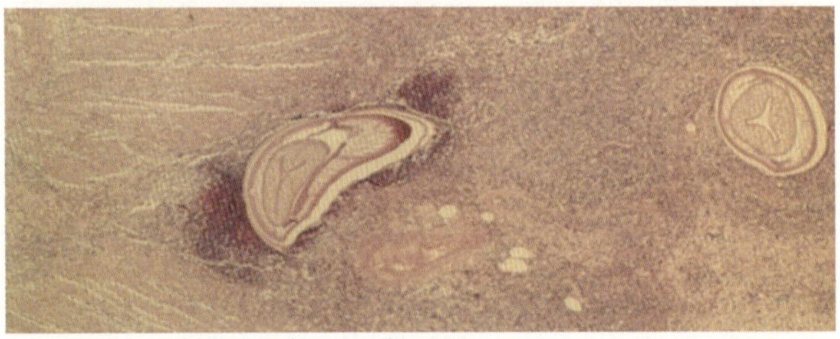

그림 2-19. 인체 식도 내 고래회충 유충.

측(ventral side)에 작은 전치(boring tooth)가 있고, 꼬리 부분에 작은 돌기인 꼬리침(mucron)이 있다. 내부 기관으로는 식도, 위(ventriculus), 중장, 직장, 항문으로 소화기관이 구성되어 있고, 생식기는 관찰하기 힘들다. 배설공(excretory pore)이 전치 뒤로 열려 있다. 맹장(cecum)의 존재와 위치로 종 감별이 가능하다.

(3) 생활사

성충은 주로 바다포유류의 제1 위에 기생한다.

대변과 함께 외계에 나온 충란은 바닷물 속에서 유충으로 발육하고, 난각을 깨고 나와 유영하다가 제1 중간숙주(plankton)에 먹힌 후 제2기 유충으로 탈피한다. 제2 중간숙주(해산 어류)가 감염된 제1 중간숙주를 잡아먹으면 소화기나 근육에서 제3기 유충으로 탈피한다. 종숙주가 이 생선을 잡아먹으면 위에 정착하여 성충으로 성장한다.

(4) 병리 및 증상

경구적으로 섭취된 유충은 인두, 식도, 위벽, 소장, 대장, 장간막 등 주로 소화기계에 침입하여 전형적인 호산구육아종(eosinophilic granuloma)을 형성한다.

급성 증상은 섭취 2~10시간 이내에 발생하며, 상복부의 복통, 오심, 구토 등을 일으킨다. 주로 내시경검사 때 유충이 발견된다. 유충을 제거하면 증상이 없어진다.

만성 증상은 급성 증상이 완화된 후 만성으로 이행한 후 나타난다. 유충 주변에 호산구육아종을 형성하며,

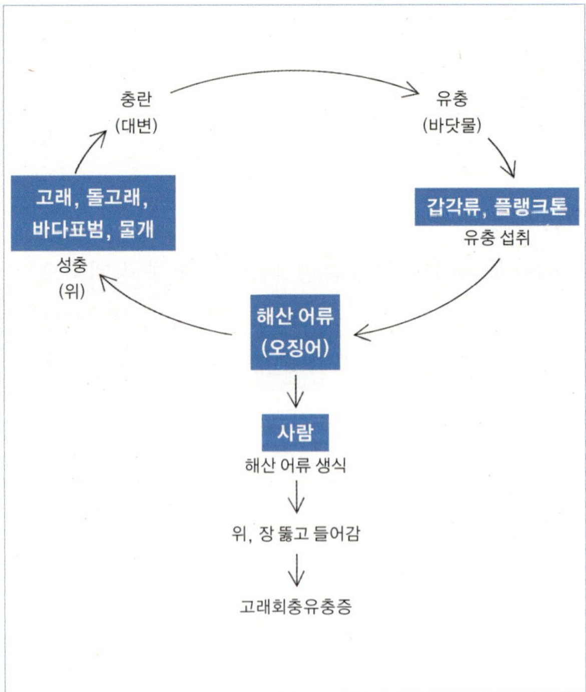

그림 2-20. 고래회충유충증의 발병 경로.

침범 부위에 따라 다양한 증상이 나타난다. 만성적인 복통과 소화불량을 보인다. 때로는 알레르기 증상이나 장폐쇄 증상을 보인다. 말초혈액 내 호산구가 증가한다.

(5) 진단

해산 어류의 생식 여부, 훈제되거나 소금에 절인 생선의 섭취 여부를 확인한다. 급성기에는 위내시경검사 때 관찰된 유충을 제거하고 동정하여 진단한다.

만성화된 육아종의 조직검사 소견은 호산구의 침윤이 특징적이며, 충체가 보이는 경우 종에 따라 특징적 구조를 관찰하여야 하나 매우 까다롭다. 악성종양과 감별하여야 한다. 위나 장 이외의 감염에서는 면역진단법(ELISA 등)이 이용된다.

(6) 치료

위내시경으로 유충을 제거한다.

육아종이 크거나 장폐쇄 등으로 증상이 심할 때에는 외과적으로 제거한다.

약물치료제로 thiabendazole과 diethylcarbamazine (DEC, hetrazan)을 투여한다.

(7) 예방

해산 어류의 생식을 금하고 익혀 먹는 것이 좋다.

유충은 −20℃에서 5일간 냉동하면 비활성화되므로 생선을 충분히 냉동 후 해동하여 먹는 것이 좋다. 냉동된 원양어종은 대부분 안전하다.

9. 요충 *Enterobius vermicularis*(Linnaeus, 1758) Leach, 1853

Pinworm 또는 seatworm이라고도 하며 요충증(enterobiasis, oxyuriasis)을 일으킨다.

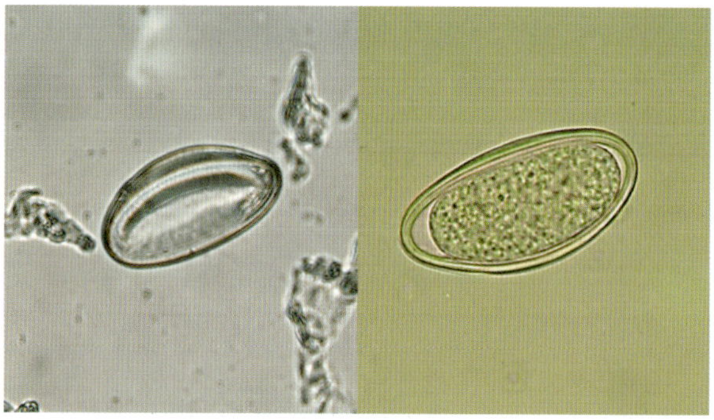

그림 2-21. 요충(*Enterobius vermiculari*), 충란.

(1) 분포 및 역학

전 세계, 특히 온대와 한대지방에 분포하며, 사람에만 기생하는 흔한 기생충이다. 배출된 충란은 수시간 내에 감염기 유충으로 발육한다.

어린이에서 감염률이 높고 어린이집, 유치원 등 집단 시설에서 감염이 많다. 특히 5~14세에서 가장 높은 양성률을 보인다. 주로 항문에서 손을 거쳐 입으로, 또는 흙이나 방안 먼지 등 오염 매체를 통하여 감염된다. 항문 주위에서 충란이 부화하여 항문으로 들어가는 역감염(retroinfection)의 경우도 있다.

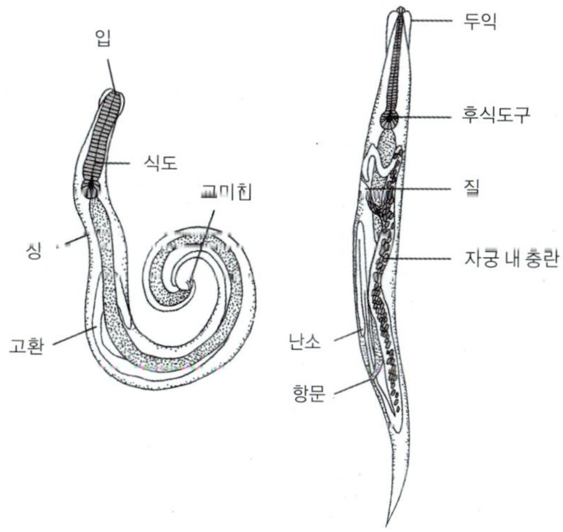

그림 2-22. 요충의 형태(Bogitsh et al(2013)에서 모사).

암컷은 10~12mm 정도로 길고 뾰족한 끝부분을 가진다. 수컷은 2~6mm 정도이고 끝이 말려 있다. 성충 머리 부분의 두익(cephalic alae)과 후식도망울(post-esophageal bulb)이 특징적인 형태이다. 충란의 크기는 55×25μm로 색깔은 투명하며 길쭉한 난형으로 한쪽 면이 편평하다.

(2) 생활사

사람만이 종숙주이며 기생 부위는 맹장, 충수돌기, 상행결장이다. 산란 후 5~6시간이면 충란 내에서 감염기 유충이 되고, 구강을 통하여 감염 후 소장에서 부화하고, 대장 상부에서 한 달 후 성충이 된다. 수태된 암컷은 몸 전체가 충란으로 가득 찰 정도이며, 야간에 항문 주위 주름살 부위로 이동하여 충란을 낳는다.

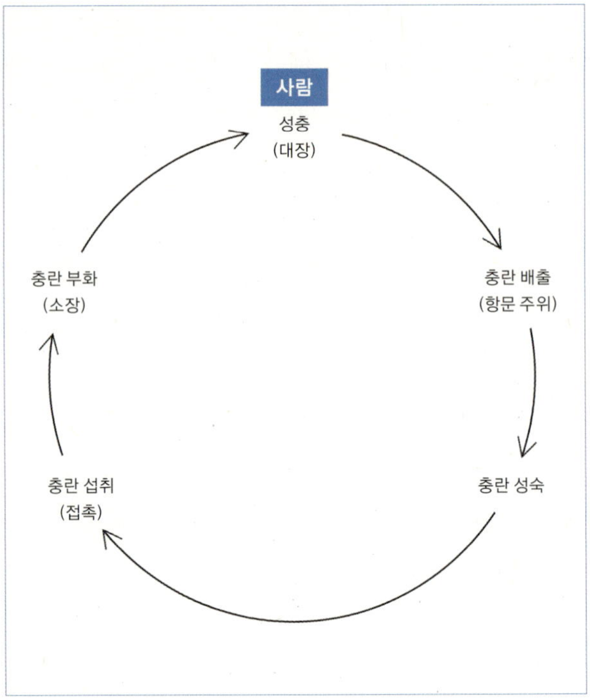

그림 2-24. 요충의 생활사.

(3) 병리 및 증상

성충은 맹장이나 그 주변에 기생하여 염증 반응을 일으키고, 막창자꼬리(appendix)에 들어가 막창자꼬리염(충수염, appendicitis)을 일으키기도 한다.

암컷은 야간에 항문 주변으로 이동(nocturnal migration)하여 알을 낳는데 이때 항문소양증(perianal pruritus)을 일으킨다. 어린이에서 신경예민(nervousness), 불면증, 경련(convulsion), 행동이상 등 소위 요충신경증(pinworm neurosis)을 볼 수 있다. 여아에서는 심하게 감염된 경우 암컷의 질내 이행으로 질염(vaginitis)을 일으키기도 한다. 때로 자궁, 난관, 복강에서 충체나 육아종이 발견되기도 한다.

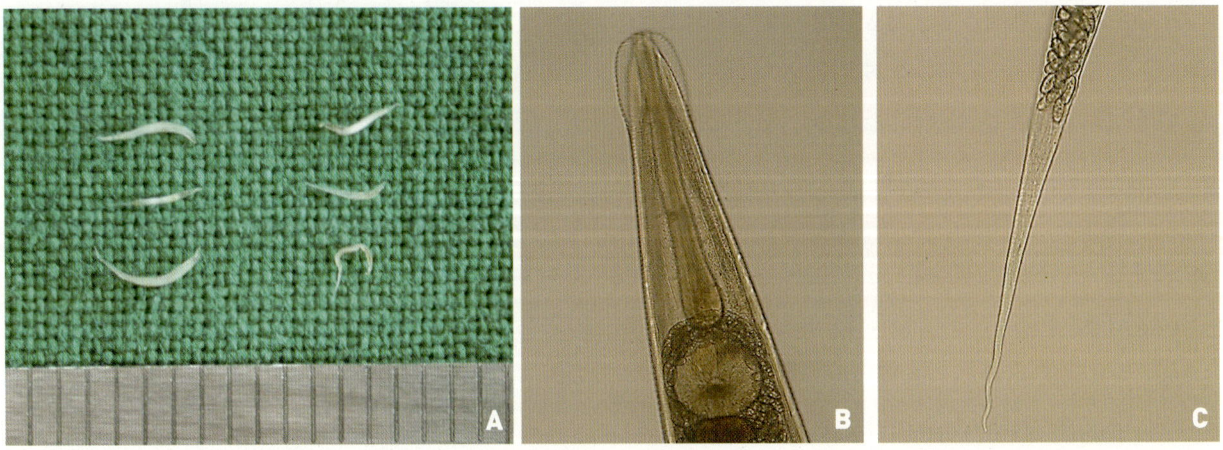

그림 2-23. 요충(*Enterobius vermicularis*), 성충(A), 두익(cephalic alae)과 후식도망울(postesophageal bulb)(B), 뾰족한 끝부분(C).

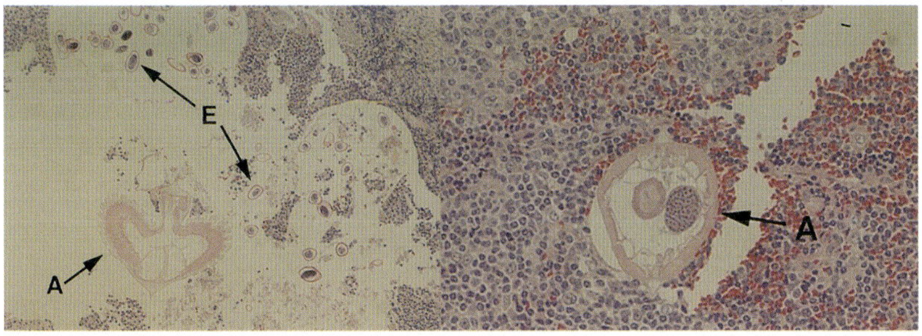

그림 2-25. 요충(*Enterobius vermicularis*), 인체 막창자꼬리염 조직 내의 성충(A)과 충란(E).

(4) 진단

스카치테이프 항문주위도말법(Scotch-tape anal swab method)으로 진단한다. 아침에 깨어나서 배변 전에 재료를 채취하여야 한다. 드물게 대변에서 성충이나 충란을 검출할 수 있다.

(5) 치료

Albendazole 400mg을 1회 복용하거나, mebendazole 100~200mg을 1회 복용으로 구충한다. 구충제는 가족 단위로 동시에 투여하는 것이 좋다. 치료 후에도 재감염이 가능하므로 20일 간격으로 반복 치료하는 것이 필요하다.

(6) 예방

어린이집, 유치원, 요양원 등 집단시설에서 개인이나 단체의 위생관리가 중요하다. 충란은 건조와 열에 약하므로 감염자의 속옷은 삶고, 이부자리는 햇볕에 쪼이거나 말려야 한다. 손톱처리, 손씻기, 항문 주위의 청결 등에 신경을 써야한다.

10. 거대신충 *Dioctophyma renale*(Goeze, 1782) Stiles, 1901

1782년 Goeze가 개의 신장에서 처음 분리하였다.

(1) 분포 및 역학

미국과 중국 등 세계적으로 분포하며 개, 여우, 늑대, 퓨마, 밍크, 고양이, 소, 말 등에서 관찰된다. 인체감염 예는 아주 드물지만 주로 신장이나 요도에 감염되며, 복벽감염 예도 있다. 우리나라에서도 인체감염 예가 보고된 바 있다.

(2) 형태 및 생활사

살아 있는 성충은 긴 원통형이며 양 끝은 뾰족하다. 수컷은 14~20cm×4~6mm 정도이고 암컷은 20~100cm×5~12mm 정도이며 음문은 앞쪽 배 쪽에 있다. 충란은 타원형이고 황갈색을 띠며 양끝을 제외하고는 울퉁불퉁하다. 크기는 60~80×39~46μm 정도이다.

소변과 함께 나온 충란은 지렁이에 섭취되어 부화하여 감염기 유충이 되며, 이 유충이 감염된 지렁이류를 종숙주가 직접 섭취하거나 또는 감염된 올챙이, 개구리, 물고기 등을 섭취할 때 감염된다.

(3) 병리 및 증상

성충은 주로 콩팥깔때기(renal pelvis)에 기생한다. 신장실질을 파괴하여 혈뇨(hematuria)를 일으키며 신장부위의 급통증(renal colic)을 호소하게 된다. 진전되면 요독성 중독(uremic poisoning)을 일으키고 콩팥기능상실(renal failure)을 유발한다.

(4) 진단, 치료 및 예방

소변에서 충란을 검출하여 진단하며, 충체를 외과적으로 제거하는 것이 가장 좋은 방법이다. 민물고기나 개구리를 통해 사람에게 감염되므로 이들을 요리할 때 완전히 익혀야 한다.

구충(Hookworm)

구충과(Ancylostomatidae)에 속하며 사람이 종숙주가 되는 것은 두비니구충과 아메리카구충의 2종이고, 개나 고양이가 종숙주이면서 사람에서는 주로 유충으로 감염되는 것으로는 개구충, 브라질구충, 실론구충 등이 있다. 두비니구충은 1843년 이탈리아의 Dubini가 죽은 여자의 십이지장에서 처음 발견하였다. *Ancylostoma*속은 구강에 이빨 같은 구조물을 갖는 것이 특징이다.

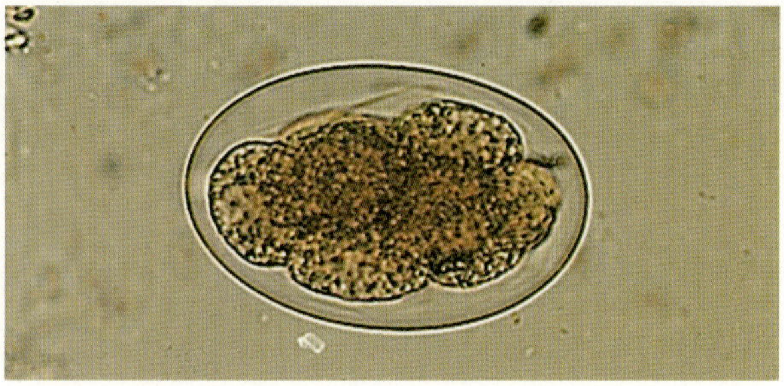

그림 2-27. 두비니구충(*Ancylostoma duodenale*), 충란.

11. 두비니구충 *Ancylostoma duodenale*(Dubini, 1843) Creplin, 1845

십이지장충 또는 Old World Hookworm이라고 한다.

(1) 분포 및 역학

유럽, 지중해 연안, 북아프리카, 아시아 전역 등 넓은 지역에 분포되어 있다. 1960년 국내 감염률이 20~40%이던 것이 점차 감소하여 최근에는 국내 감염 예가 없다(2012년, 0%). 해외여행 후 귀국한 사람에게서 감염된 예가 있다.

인체감염은 감염형인 사상유충이 자연계에 있다가 피부를 뚫고 들어오거나 사상유충이 오염된 채소 등 음식물을 통해 감염된다. 사상유충은 적당한 습도와 온도에서 수개월 살 수 있다. 과거 우리나라에서 인분을 거름으로 사용할 때에는 야외에서 일할 때 피부로 감염되거나, 야채나 막 담근 김치류를 먹어 감염되었다.

(2) 형태

성충은 원통형으로 약간 붉은색을 띄며 암컷은 1cm ×0.5mm의 크기이고, 수컷은 좀 더 작다. 머리 부분에 커다란 구강(buccal cavity)을 가지며 2쌍의 이빨구조와 1쌍의 치판(cutting plates)을 갖는다. 수컷은 교접낭(copulatory bursa)과 2개의 교접침(spicules, 0.9~1mm)을 갖는다. 충란은 60×40μm의 크기로 난원형이며 얇고 투명한 난각(egg shell)을 가진다. 보통 4세포기로 대변에 배출된다.

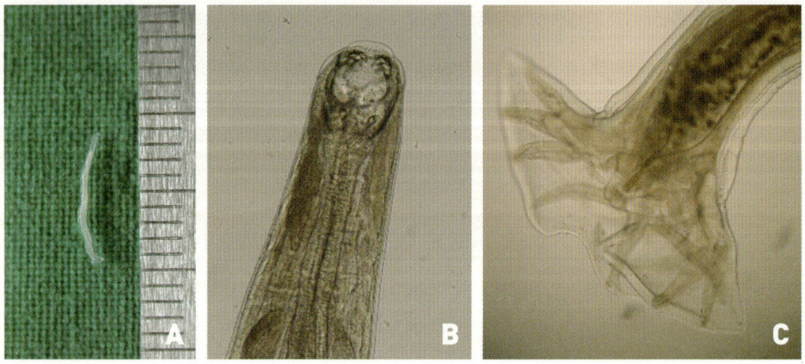

그림 2-26. 구충(*Ancylostoma* sp.), 성충(A), 구강(B), 교접낭(C).

(3) 생활사

성충이 배출한 충란은 대변과 함께 외계에 나와 수시간 내에 상실기(molular stage)가 되고, 1~2일 후에는 0.23~0.3mm 정도의 간상유충(rhabditoid larva)이 되어 난각을 깨고 밖으로 나온다. 간상유충은 자연계에서 영양분을 섭취하며 발육, 성장한다. 5~8일 후에는 집(sheath)에 둘러싸인

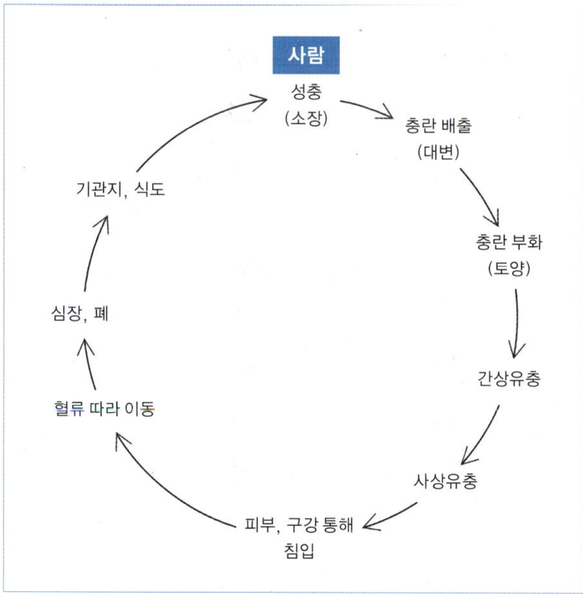

그림 2-28. 구충의 생활사.

크기 0.7mm 정도의 감염기 사상유충(filariform larva)이 된다. 사상유충은 경피 혹은 경구 감염 후 기관지이행을 거쳐 5주 후에는 소장에서 성충이 된다.

(4) 병리 및 증상

감염기 유충인 사상유충이 주로 피부를 뚫고 들어와 감염될 때 침입한 피부 주변에 기생충의 대사물에 의한 알레르기 반응이 나타난다. 소양증, 홍반성 구진발진(erythematous papular rash)이 생기며, 잔물집(vesicle)도 생긴다. 심한 가려움증을 동반하여 풀독(ground itch)이라고도 한다. 긁으면 2차 세균감염이 생긴다. 감염된 유충은 폐로 이행하여 기관이행(tracheal migration)을 시작한다. 이와 다른 감염경로로 유충에 오염된 채소나 음식물을 통해 경구감염 되면 초기에는 오심, 구토, 침을 흘리고, 목이 가렵거나 목이 쉬는 증상이 생긴다. 기관이행 때에는 기침, 호흡곤란(dyspnea), 호산구증가증(eosinophilia), 가슴 X-선 사진에 음영의 침윤을 보인다. 성충은 주로 공장(jejunum) 등 소장에 기생하면서 장점막을 구강에 넣고 이빨구조로 부착하여 흡혈한다. 이 부위의 괴사, 염증세포 침윤 및 출혈을 볼 수 있다. 충체에서 항응고제가 분비되어 출혈이 계속된다. 급성 중감염일 때에는 복통, 설사, 오심, 구토 등이 있고, 만성감염 시에는 철결핍 빈혈(iron deficiency anemia)인 소적혈구저혈색소빈혈(microcytic hypochromic anemia)을 볼 수 있다. 중등도 감염인 경우 심한 철결핍 빈혈, 저단백혈증(hypoproteinemia), 피곤, 짧은 호흡, 의욕상실, 다리의 부종, 식욕 감퇴, 발기불능(impotence) 등이 나타난다. 피부는 거칠어지고 창백해진다. 만연지역의 어린이에서 만성적 영양장애로 발육부진을 볼 수 있다. 하루 실혈량은 두비니구충의 경우 마리당 0.1~0.67ml, 아메리카구충은 0.2~0.5ml 정도이다.

(5) 진단

대변 내에서 충란을 관찰하여 확진한다. 대변 내 충란은 실온에서 24시간 후에는 간상유충이 알을 깨고 나오므로 채변 24시간 후에는 대변에서 충란을 관찰할 수 없다. 이 경우 대변 내 유충을 배양하여 관찰한다. 간상유충은 4~5일 후에 집(sheath)에 둘러싸인 사상유충으로 발육한다. 이를 분선충, 동양모양선충, 자유생활 선충 등의 유충과 감별해야 한다.

(6) 치료

경피감염 때 발생한 피부증상은 소염제나 항생제를 발라 증상을 완화시킨다. 성충의 구충제로 albendazole 400mg을 단회 투여한다. 두 살 이하에서는 절반으로 줄여 투약한다. 빈혈이나 영양 결핍이 있으면 이에 따른 조처를 한다.

(7) 예방

구충은 대표적인 토양매개기생충이다. 감염 환자를 찾아내어 치료하고, 대변을 위생적으로 처리하거나, 대변을 거름으로 사용하지 않는 것 등이 감염원을 제거하거나 감소시키는 좋은 방법이다. 만연 지역에서는 신발이나 장화를 신고 일하며, 채소는 잘 씻어 먹고, 음식물은 익혀 먹어야 한다. 지역사회나 학교에서 정기적인 검사 후 구충제를 투여하고, 보건교육을 시행해야 한다.

12. 아메리카구충 *Necator americanus*(Stiles, 1902) Stiles, 1906

(1) 분포

열대지방, 북미 대륙, 중남미, 아프리카 등에서 볼 수 있고, New World Hookworm이라고 한다.

(2) 형태

성충은 상단이 가늘며 암컷은 9~10×0.4mm, 수컷은 7~9×0.3mm로 두비니구충보다 약간 작다. 머리 부분이 몸의 다른 부분에 비해 심하게 구부러져 있고 구강(buccal cavity) 내에 3쌍의 치판(cutting plates)이 있어 두비니구충과 감별된다. 충란은 두비니구충과 유사하다.

(3) 증상

나타나는 증상은 두비니구충보다 약한 편이다.

(4) 진단, 치료 및 예방

두비니구충과 같다.

13. 개구충 *Ancylostoma caninum*(Ercolani, 1859) Hall, 1913

개구충(dog hookworm)은 전 세계적으로 분포되어 있고 특히 북반구에 많다. 개가 종숙주이고 성충의 형태는 두비니구충과 유사하다. 암컷의 크기는 14×0.6mm, 수컷은 10×0.4mm 정도이며, 구강에 3쌍의 이빨구조를 가진다. 교접낭은 두비니구충보다 길고 얇은 편이다. 교접침도 1/2 크기이다. 충란의 크기는 64×40μm 정도이다. 유충 시기에 인체에 감염되어 피부에 피부유충이행증(cutaneous larva migrans)인 이행발진(creeping eruption)을 일으키며 호산구증가증을 동반한다. Albendazole 투여로 치료한다.

14. 브라질구충 *Ancylostoma braziliense* de Faria, 1910

종숙주는 개, 고양이, 여우, 늑대 등이고, 주로 구강으로 감염되나 피부나 점막을 통해서도 감염이 가능하다. 암컷은 10×0.3mm, 수컷은 8×0.27mm 정도이며, 구강 및 교접낭 모양으로 구별한다. 충란은 두비니구충과 감별하기 어렵다. 사람에서 피부유충이행증(cutaneous larva migrans)을 일으킨다.

이들 외에 실론구충(*A. ceylanicum*), 말레이구충(*A. malayanum*) 등도 인체감염 예가 있다.

15. 동양모양선충 *Trichostrongylus orientalis* Jimbo, 1913

(1) 분포

한국, 일본, 중국 등 극동 지역과 이스라엘, 이란 등에도 분포한다. 양, 산양, 소 등 초식동물이 종숙주이다.

우리나라에서는 1960년대에 10% 이상의 감염률을 보였으나 현재는 거의 볼 수 없다.

(2) 형태

성충은 소장의 점막에 묻혀 생활한다. 유백색을 띄

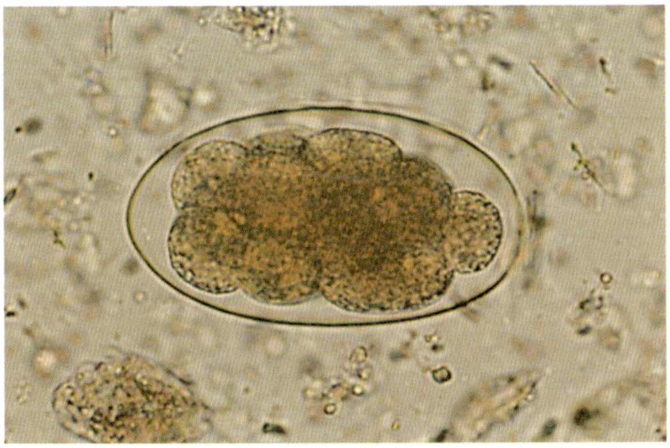

그림 2-29. 동양모양선충(*Trichostrongylus orientalis*), 충란.

며 작고 실처럼 가늘다. 뚜렷한 구강은 없다. 암컷은 4.9~6.7×0.075mm, 수컷은 3.8~5.6×0.08mm 정도이다. 충란은 90~95×43~45µm 정도의 크기이며 난원형으로 투명한 난각을 가진다. 구충란과 감별하여야 한다.

수컷은 교접낭과 갈색의 교접침을 가지고 있으며, 암컷의 자궁 안에는 10개 내외의 충란을 볼 수 있다.

(3) 생활사

충란에서 24시간 내에 간상유충으로 발육한다. 유충은 350µm 정도이고 가늘다. 7~8일 후 사상유충 형태의 제3기 유충으로 되어 경구 또는 경피감염된다. 제3기 유충은 활동성이 약해 경피감염보다는 대부분 경구감염된다.

(4) 병리 및 증상

감염 때 소장점막에 미세한 기계적인 손상을 준다. 점막조직의 탈락, 출혈, 장염 등을 볼 수 있고, 가벼운 위장장애 증상과 함께 두통, 어지럼증 등 가벼운 신경증세도 나타난다.

(5) 진단 및 치료

대변에서 충란을 관찰하거나 대변의 배양으로 유충을 검출하면 된다. 이때 구충 또는 분선충의 충란이나 유충과 감별하여야 한다.

치료는 구충 감염의 치료와 같다.

(6) 예방

다른 토양매개기생충의 예방법에 따른다.

16. 광동주혈선충 *Angiostrongylus cantonensis*(Chen, 1935) Dougherty, 1946

1935년 Chen이 중국 광동 지역에서 잡은 쥐의 기관지 및 심장에서 발견하고 동정하였다.

(1) 분포 및 역학

중국, 대만, 태국, 필리핀, 말레이시아, 인도네시아, 태평양의 여러 섬들에 분포하며 수천 건의 인체감염 예가 보고되었다. 어린이의 감염이 많다. 우리나라에서는 1980년 사모아에서 조업 중이던 원양어선 선원 15명이 아프리카거대달팽이(*Achatina fulica*)를 생식하고 감염되어 1명이 사망하고 귀국하여 치료받은 예가 있으나 국내 발생 예는 없다. 인체에서는 주로 호산구수막뇌염(eosinophilic meningoencephalitis)을 유발하며, 눈 등의 감염 예도 있다. 중간숙주는 지역에 따라 다르나 주로 땅에 사는 달팽이류(*A. fulica*, *Veronicella alta* 등)와 담수에 사는 새우, 게, 개구리, 플라나리아(land planaria) 등이나. 종숙주는 집쥐류이며 인체감염은 달팽이, 우렁이, 민물새우 등 중간숙주를 섭취함으로써 이루어진다.

(2) 형태

성충은 섬세한 사상충체로 아주 가늘다. 수컷은 16~19×0.26mm 크기로 뒷부분에 교접낭이 있다. 암컷은 크기가 21~25×0.30~0.36mm이며 몸 뒤쪽에 음문과 항문이 가깝게 열려 있다. 충란은 46~48×

68~74μm 크기의 타원형으로 얇은 알 껍질에 싸여 있으며 유충은 형성되어 있지 않다. 성숙한 암컷은 하루 15,000개 정도의 충란을 산란한다.

(3) 생활사

충란은 쥐의 폐에서 부화하여 기관으로 이행하며, 침을 삼킬 때 장으로 옮겨 제1기 유충으로 대변과 함께 밖으로 나온다. 패류 등 중간숙주에 들어가 감염형인 제3기 유충으로 발육하고 종숙주인 쥐가 섭취하였을 때 장에서 혈액을 따라 뇌에 이행하여 탈피한 후 폐동맥에 정착한다. 성충이 되기까지 5~6주가 소요된다.

(4) 병리 및 증상

사람이 감염되면 유충은 주로 대뇌, 소뇌 등 뇌 조직에 이행하여 병변을 일으킨다. 만성감염이 이루어지면 충체 주변에 호산구육아종이 형성되며 괴사성 병변도 일어난다. 1975년 태국의 Punyagupta가 484예를 분석한 결과를 보면 잠복기는 대략 3~36일(평균 16일)이며 최초의 증세는 달팽이 섭취 후의 구토, 피부의 두드러기나 발진 등이다. 주요 증상으로는 심한 두통(96%)이 가장 특징적이며, 경련, 감각 이상(paresthesia), 구토, 안면마비, 감각장애, 정신이상, 혼수 등이 관찰되었다. 발열과 혈압 상승, 안구 침범도 흔히 보이며, 실명도 관찰되었다. 말초혈액 내 호산구 증가가 관찰되며, 척수액 검사에서는 뇌압 상승, 수액 내 단백질 양의 상승과 세포의 증가(pleocytosis)가 특징적이다.

(5) 진단

모든 임상적 증상과 검사결과를 종합하여 진단한다.

만연 지역에서 달팽이의 생식 여부를 알아본다. 특징적인 임상 증상인 두통, 수막뇌염 증세 등을 관찰한다. 뇌척수액에서 유충이나 성충을 관찰하거나 뇌압 상승, 수액 내 세포의 증가 등을 검사한다.

방사선과학적 검사로 진단이 가능하지만 낭미충증(cysticercosis)이나 다른 내장유충이행증 등과 감별진단이 필요하다. ELISA 등 면역학적 진단법을 이용한다.

(6) 치료

감염 예에서 흔히 4~6주 후에 자연히 증상이 없어지기도 한다. 감염이 확인되면 초기에는 thiabendazole을 3mg씩 3일간 투여하거나 mebendazole을 100mg씩 하루에 2회, 5일간 투여하여 치료한다.

(7) 예방 및 관리

동남아시아나 태평양 지역에서의 인체감염은 주로 달팽이의 생식이나 부적절한 조리에 의해 일어나므로 달팽이의 생식을 금하고 조리할 때에는 충분히 익히도록 한다.

17. 분선충 *Strongyloides stercoralis*(Bavay, 1876) Stiles and Hassall, 1902

(1) 분포 및 역학

열대부터 온대까지 광범위하게 분포하고 있는 중요한 토양매개기생충이다.

1876년 베트남에 주둔한 프랑스 군인의 설사변에서 처음 관찰되었다. 여행자설사를 일으키는 중요한 기생충이다. 소아보다 어른의 감염이 많고 정신병원, 수용소 등에서 감염률이 높다. 최근에는 AIDS환자, 장기이식환자, 면역억제제를 투여받은 환자에서 중감염(hyperinfection) 예가 증가하고 있다.

(2) 형태 및 생활사

분선충은 생활사 중 자유생활세대와 기생생활세대를 갖는다. 자유생활세대는 대변과 함께 유충

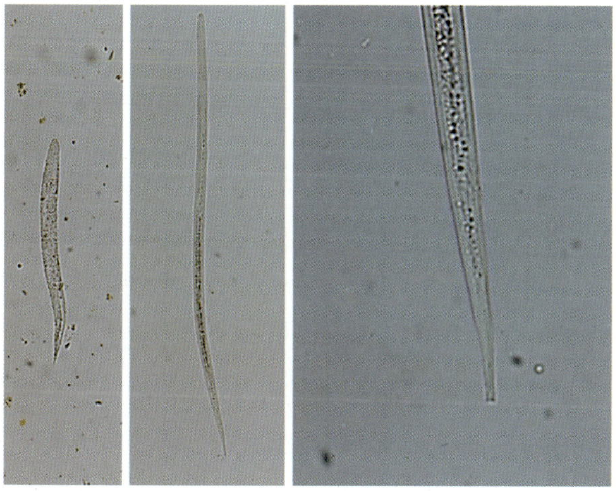

그림 2-30. 분선충(*Strongyloides stercoralis*), 간상유충, 사상유충, 사상유충의 꼬리(notched tail).

(200~400μm)이 배출되어 토양에서 발육한 간상유충(rhabditoid larva)이 암·수의 자유생활 성충이 된다. 토양에서 수태된 암컷이 충란을 배출하여, 적절한 조건에서 자유생활을 반복한다. 간접발육(indirect development)이라고도 한다.

기생생활세대(parasitic generation)는 간상유충이 토양에서 사상유충(filariform larvae, 630×16μm)으로 되고, 사상유충이 사람의 피부를 뚫고 들어가 폐를 거쳐 십이지장이나 공장상부에서 성충이 된다. 직접발육(direct development)이라고도 한다.

사상유충은 토양이나 물에서 수일간 생존할 수 있다.

기생생활을 하는 암컷은 2.7mm×30~40μm의 크기로 전반 1/3에 원통형의 식도가 있다. 꼬리 끝은 뾰족하며 항문은 꼬리 끝 앞쪽에 있다. 자궁은 쌍으로 되어 있고 수정낭(seminal receptacle)은 없다. 수컷은 장내에서 관찰되지 않아 분선충은 단성생식(parthenogenesis)을 하는 것으로 알려져 있다. 충란은 50~58×30~34μm의 크기로 얇은 난각을 가지고 있지만 장 점막에서 부화하여 유충상태로 대변을 통해 배출된다. 장 내에서 충란이 유충으로 발육하여 장 점막을 뚫고 다시 감염되거나 항문 주변 피부를 뚫고 감염되는 자가감염(autoinfection)도 일어난다.

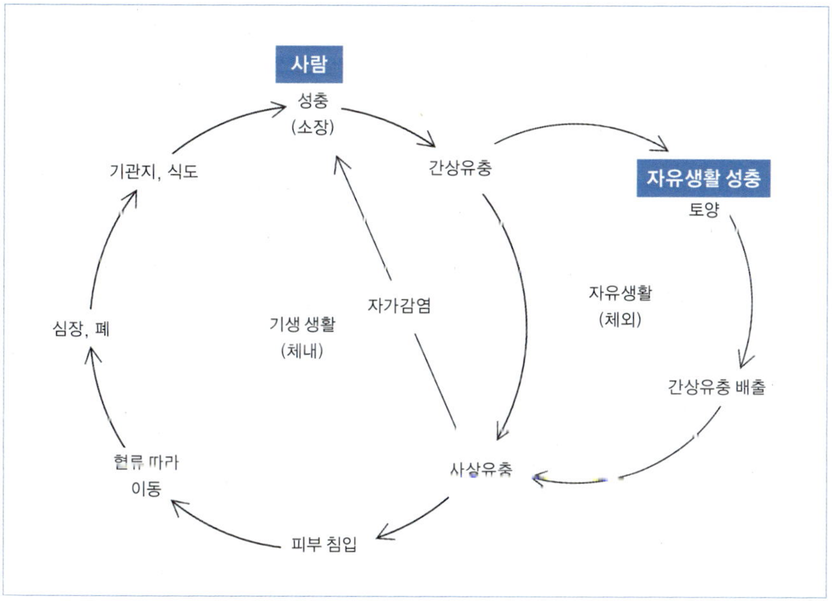

그림 2-31. 분선충의 생활사.

(3) 병리 및 증상

사상유충이 피부를 뚫고 들어와 급성유충이행증(larva currens)을 일으켜 심한 소양증이 발생하고 항문 주위에 선상의 두드러기 흔적, 홍반(erythema) 등이 생긴다. 증상은 갑자기 나타났다가 12~48시간 내에 소실된다. 반복적인 경우 알레르기 반응을 보인다 폐감염으로 폐렴, 만성 기관지염, 천식증상을 나타내며, 폐의 모세혈관과 폐포의 파괴로 인한 출혈과 염증세포의 침윤을 볼 수 있다. 호산구증가증을 보인다. 가래침 내에서 유충이 관찰된다. 장 소견으로 위궤양과 심한 설사(watery mucoid diarrhea)를 볼 수 있다. 만성적일 경우 흡수장애증후군(malabsorption syndrome)을 나타낸다.

중감염 hyperinfection 및 파종감염 disseminated infection

소장 내에서 간상유충이 사상유충으로 바뀌면서 위장계 및 폐를 비롯하여 간, 심장, 부신, 췌장, 신장, 중추신경계를 침범하여 파종감염을 일으킨다.

영양실조, 혈액암 환자, 위절제환자, AIDS나 장기이식 등 면역이 결핍되거나 억제된 상태에 있는 환자에서 자주 발생한다.

발열, 호흡곤란, 혈담, 심한 설사로 사망할 수 있다. 우리나라에서 프레드니솔론(prednisolone)을 장기투여받았던 사람이 파종감염되어 사망한 예가 있다.

(4) 진단

지속적인 설사, 상복부 복통, 호산구증가증을 보일 때 의심해야 한다. 대변 또는 가래, 소장 흡인물, 복수, 뇌척수액 등에서 유충을 관찰하여 진단한다. *Rhabditis*속 자유생활 선충과 감별을 요한다.

(5) 치료

Thiabendazole을 25mg/kg씩 2~3일간 투여하면 증상이 호전된다. Albendazole이나 ivermectin도 사용된다.

(6) 예후 및 예방

정상인의 경우 예후는 대체로 좋은 편이다. 그러나 심한 중감염이나 파종감염의 경우는 예후가 불량하다. 예방은 토양매개기생충 감염의 예방법에 따른다. 면역억제제를 쓸 때 미리 대변검사를 하여 중감염이나 파종감염을 예방한다.

18. 교합선충 *Mammomonogamus laryngeus*(Railliet, 1899) Ryjikov, 1948

성충의 크기는 수컷이 3~3.5mm이고 암컷이 8.5~10mm이며, 수컷과 암컷은 언제나 교접 상태에 있다. 충란은 42~45×75~85μm 정도이다. 생활사는 아직 밝혀져 있지 않다. 인체감염 예의 대부분은 카리브해 등 중남미 지역에서 보고되었다. 사람에서는 인두, 후두, 기관 등에 기생하며 객혈을 동반한 기침과 천식이 유발된다. 우리나라에서는 중국 연길을 여행하면서 거북이류의 피를 생식한 61세 남성에서 1예 보고되었다. 환자는 발열 오한, 기침 등이 주 증상이었고 말초혈액의 호산구는 20%의 높은 증가를 보였다.

19. 동양안충 *Thelazia callipaeda* Railliet and Henry, 1910

(1) 분포

개, 소, 토끼나 사람의 결막, 누관에 기생하는 것으로 주로 인도, 미얀마, 태국, 중국, 일본 및 우리나라 등 동양에 분포한다. 미국의 경우 *T. californiensis*의 인체감염 예가 캘리포니아 주에서만 보고되고 있다. 우리나라에서는 동양안충이 상당수 보고되어 있다.

(2) 형태 및 생활사

유백색의 가는 기생충으로 외피는 톱날 같이 가는 가시로 덮혀 있다. 수컷은 4.5~13×0.25~0.75mm, 암컷은 6.2~17×0.3~0.85mm 정도이다. 암·수 모두 앞끝에 키틴질로 된 원형의 구강낭이 있다. 충란은 배란될 때 이미 자충을 형성하고 있으며 54~60×34~37μm 크기의 난원형이다. 생활사는 거의 밝혀진 바 없으나 중간숙주로 알려진 초파리 종류가 눈물을 핥을 때 옮

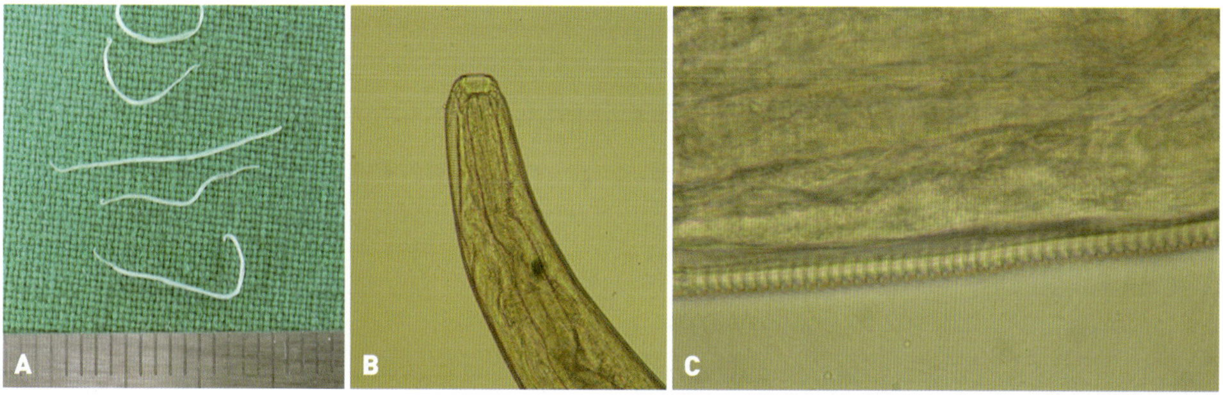

그림 2-32. 동양안충(*Thelazia callipaeda*), 성충(A), 성충의 앞부분(구강낭)(B), 톱날 같은 가시로 덮인 외피(C).

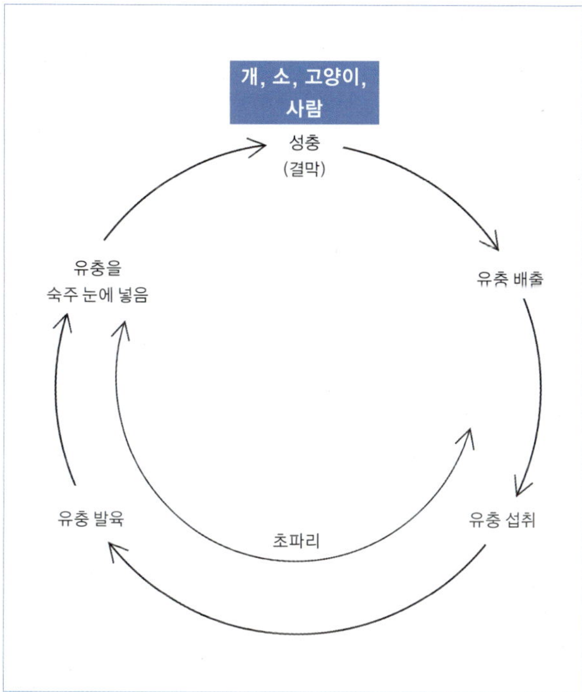

그림 2-33. 동양안충의 생활사.

겨 감염이 이루어진다

(3) 병리 및 증상

성충은 결막 또는 결막낭, 눈물샘 또는 눈물관에 기생한다. 결막이나 결막낭 주변을 이행할 때 충체 외피의 가시들로 인한 자극과 손상으로 이물감이 있고, 눈물이 많이 나오며, 심한 통증을 호소한다. 진행되면 기생충이 결막에 상처를 많이 주어 안구혼탁이 오며 실명하기도 한다.

(4) 진단 및 치료

국소마취제를 사용하여 기생충의 움직임을 그치게 한 다음 결막이나 결막낭에서 충체를 제거하면 된다. 예후는 양호하다.

20. 유극악구충 *Gnathostoma spinigerum* Owen, 1836

1836년 Owen이 런던 동물원에서 죽은 한 호랑이의 위벽의 종양에서 처음 발견하여 명명하였다. 인체감염 종으로는 주로 유극악구충(*G. spinigerum*)이며, 드물게 돼지악구충(*G. hispidum*)의 감염 예도 있다. 우리나라에서는 태국 여성의 유입 예와 2001년에 미얀마 교민들이 현지의 메기, 민물돔, 가물치 등을 회로 먹고 집단 감염된 예 등이 보고된 바 있다.

(1) 분포 및 역학

전 세계적으로 분포하여 주로 고양이, 사자, 표범, 밍크, 개 등에 기생한다. 태국은 인체나 보충숙주의 감염이 가장 많은 지역이며, 말레이시아, 중국, 일본, 인도, 자바, 베트남, 필리핀, 이스라엘, 멕시코 등에서도 인체 감염이 보고되었다.

제1 중간숙주는 물벼룩이고 제2 중간숙주는 가물치를 포함한 민물고기, 뱀, 개구리, 가재 등이다.

인체감염은 제3기 유충이 감염된 민물고기(특히 가물치, *Ophicephalus argus*)를 생식함으로서 이루어지며, 이때 사람은 운반숙주가 된다. 만연 지역에서는 운반숙주인 오리나 닭도 중요한 감염원이 된다. 국내에서는 가물치에서 유충이 확인되었고, 중국에서 수입한 미꾸리에서 돼지악구충과 일본악구충의 유충이 검출된 바 있다.

(2) 형태

성충은 수컷이 11~25mm, 암컷이 25~54mm 정도이나 숙주의 종류에 따라 크기가 약간 다르다. 성충은 붉은색을 띄며 짧고 통통한 원통형이다. 머리는 불룩하게 나와 공 모양(head bulb)을 하고 있으며 4~8열의 작은 갈고리(hooklet)가 둘러싸고 있고, 2개의 입술이 있다. 작은 갈고리의 배열은 종 분류에 중요한 요소가 되고 있다. 암컷이 산란한 충란은 단세포기 충란이며, 크기는 65~70×38~40μm 정도이고 점액질의 뚜껑(mucoid plug)이 있는 것이 특징이다. 제3기 유충은 성충의 형태적 특징을 갖는다.

(3) 생활사

자연계에서 성충은 주로 고양이과 동물이나 개의 위벽 종양(tumor) 내에서 기생하며, 성충이 산란한 충란은 대변과 함께 나와 물속에서 발육, 부화하고 제1 중간숙주인 물벼룩(copepods)에 섭취되어 제2기 유충으로 발육한다. 감염된 물벼룩이 제2 중간숙주인 민물고기, 개구리, 뱀 등에 의해 먹히면 유충은 이들 근육 내에서 제3기 유충이 된다. 이 3기 유충에 감염된 제2 중간숙주를 종숙주가 먹었을 때 성충이 된다. 그러나 자연계에서는 제2 중간숙주들이 서로 포식자가 되고 연장숙주가 되어 전파된다. 사람이 제1 중간숙주나 제2 중간숙주인 민물고기나 뱀을 생식하면 감염되어 연장숙주가 된다.

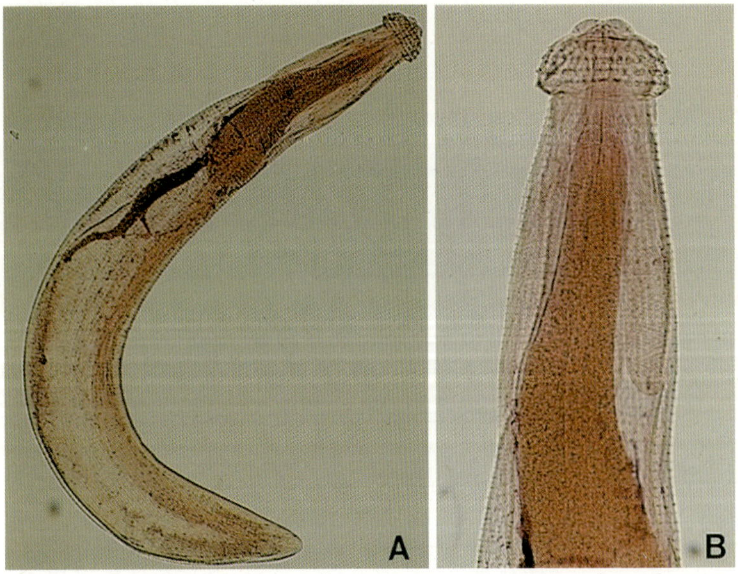

그림 2-34. 유극악구충(*Gnathostoma spinigerum*), 성충(A)과 갈고리로 둘러싸인 공 모양 머리(B).

(4) 병리 및 증상

호적숙주 내에서는 소화기 벽에 종양을 형성하여 성충으로 기생하지만 사람은 오직 연장숙주(paratenic host)이며 성충까지 발육하지 않고 여러 조직이나 기관으로 이행한다. 이때 농양을 형성하거나 경화성 결절(indurated nodule)을 형성하며, 피내조직을 이행하여 피부유충이행증(cutaneous larva migrans 혹은 creeping eruption)을 유발한다. 이행 부위의 부종, 발적, 동통, 알레르기성 반응 등을 유발하며 장소가 빈번히 옮겨진다. 위, 폐나 눈을 침범할 수 있으며, 척수나 뇌에 들어가 호산구수막뇌염을 일으키기도 한다. 병소 부위에는 염증세포들의 침윤, 특히 호산구의 침윤이 특징적이며 말초혈액 내에서도 호산구증가증이 관찰된다.

(5) 진단, 치료 및 예방

이동성 또는 피내 이행 시기에는 병소에서 유충을 검출하는 것이 가장 확실한 진단법이다. 깊은 장소에 기생했을 경우 피내반응 검사나 다른 면역진단법이 이용된다. 만연 지역에서는 특징적인 임상소견들이 진단에 유용하다. 외과적으로 적출하는 것이 제일 좋은 치료 방법이다. 약물치료는 mebendazole이나 albendazole을 대량 투여하는 것이 추천되고 있다. 만연 지역에서 모든 음료수나 음식을 끓이거나 익혀 먹는 것이 가장 좋은 예방법이다.

사상충류

사상충은 가늘고 긴 실모양의 선충으로 척추동물의 조직이나 체강에 기생한다. 암컷은 유충인 미세사상충(microfilaria)을 생산하여 말초혈액이나 피하조직 내에 방출하며, 흡혈곤충이 이를 전파한다. 인체에 기생하는 종으로는 림프계에 기생하는 반크롭트사상충(*Wuchereria bancrofti*)과 말레이사상충(*Brugia malayi*), 조직이나 체강에 기생하는 회선사상충(*Onchocerca volvulus*), 로아사상충(*Loa loa*), 체강사상충(*Mansonella perstance*), 오짜르드사상충(*Mansonella ozzardi*), 개심장사상충(*Dirofilaria immitis*) 등이 있다. 태생(viviparous)으로 산출된 미세사상충은 종에 따라 다르지만 숙주의 말초혈액에 일정한 시간대에 출현하는 정기출현성(periodicity)을 갖는다.

21. 반크롭트사상충 *Wuchereria bancrofti*(Cobbold, 1877) Seurat, 1921

(1) 분포 및 역학

열대와 아열대 지역에 분포한다. 동반구에서는 아프리카, 버마, 인도, 중국 산동반도, 일본의 남부, 베트남, 태국, 말레이시아, 대만, 필리핀, 인도네시아(보르네오, 수마트라), 서남태평양 제도(사모아, 엘리스 제도, 피지섬) 등에 분포하며, 서반구는 제한되어 있어 카리브섬, 남미의 북부 해안 지역, 북브라질, 베네수엘라 등에 분포한다. 우리나라에는 분포하지 않는다. 지역에서 중요한 전파의 요인은 매개체인 모기의 서식환경과 밀도, 환자의 체내에서 순환하는 미세사상충의 수이다. 종숙주는 오직 사람이고 중간숙주는 *Culex*, *Aedes*, *Anopheles*, *Mansonia*속 등의 모기이다.

(2) 형태

성충은 유백색의 가는 실 모양으로 수컷은 4cm×100μm, 암컷은 8~10cm×250μm 정도이고, 성충은 림프관이나 림프절 내에 기생한다. 성숙한 암컷은 250μm 크기의 미세사상충(microfilaria)을 산출(태생 : viviparous)한다.

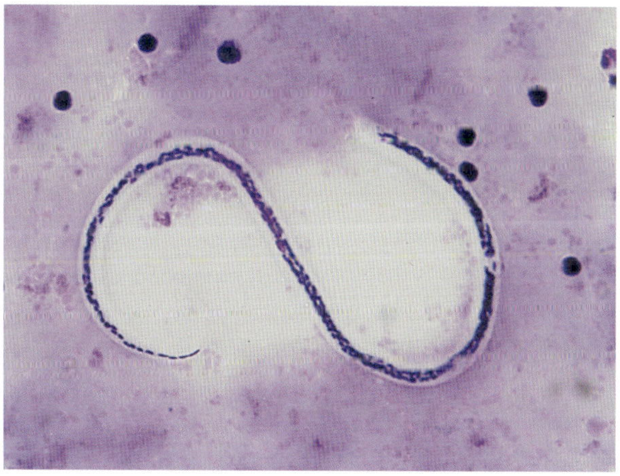

그림 2-35. 반크롭트사상충(*Wuchereria bancrofti*), 미세사상충.

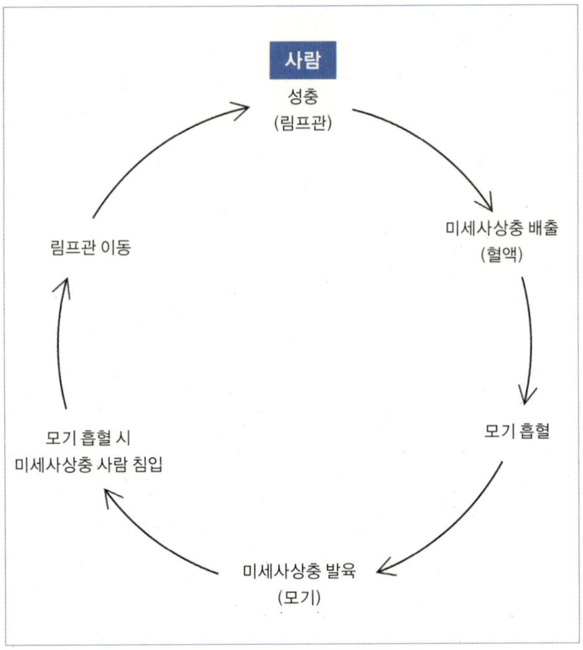

그림 2-36. 반크롭트사상충의 생활사.

(3) 생활사

모기가 환자를 흡혈할 때 피와 함께 들어간 미세사상충은 모기의 흉근으로 가서 2회의 탈피를 거쳐 주둥이(proboscis)에 모인다. 모기가 흡혈할 때 인체의 물린 상처를 통해 들어온 유충은 말초 림프관을 따라 하지와 생식기에 연관된 림프절에서 성충이 된다. 수태한 암컷은 태생으로 미세사상충을 생산하여 혈류에 배출하고, 이 미세사상충은 모기를 통해 전파된다. 이 기간은 약 1년이다. 미세사상충은 매개체인 모기의 야간 활동시간과 비슷한 시간인 밤(밤 10시~새벽 4시)에 말초혈액에 출현하는 야간정기출현성(nocturnal periodicity)을 갖는다.

(4) 병리 및 증상

인체에 들어온 미세사상충은 모든 림프절에 침범할 수 있지만 성충은 고환, 상지나 하지, 골반, 유방 등에 분포하는 림프절에서 흔히 관찰된다.

사상충의 침범에 따라 반복되는 염증 반응으로 림프관의 확장과 비후, 기능 저하로 림프부종이 일어난다. 오랜 시간 반복적인 반응으로 림프관의 섬유화와 피하결합조직의 증식이 일어나고, 충체 주변에 형질세포, 대식세포, 호산구가 침윤되어 피부가 두꺼워지고 딱딱해지는 코끼리피부병(elephantiasis : 상피병)으로 진행된다. 이러한 병변 과정에는 세균의 2차적 감염도 관여한다.

초기 증상은 1년 후쯤에 나타나는 림프관염(lymphangitis)이다. 림프관이 지나가는 부위의 격렬한 통증과 부종, 발진을 볼 수 있으며 흔히 림프절염(lymphadenitis)을 동반한다. 발열은 많지 않다. 만연 지역에서는 말초혈액에서 미세사상충이 검출되지만 무증상으로 몇 년을 지나기도 한다. 림프관염이 반복되면서 림프관의 폐쇄로 심한 압통이 동반된다. 이때 권태감, 두통, 두드러기 등의 증상이 나타난다. 만성기로 진행되면 침범조직의 종창(edema), 상피화, 음낭암죽종(chylocele), 암죽뇨(chyluria) 등이 나타난다.

(5) 진단

말초혈액에서 미세사상충을 검출하여 확진한다. 야간정기출현성인 것을 고려하여 밤 10시부터 새벽 2시 사이에 채혈한다. 상피병으로 진행된 경우 말초혈액에서 미세사상충을 관찰할 수 없다. 면역진단법이 도움이 된다.

(6) 치료

Diethylcarbamazine(DEC)은 순환하는 미세사상충에 대한 살충 효과가 높다. 성충에 대한 살충 효과는 높지 않지만 불임하게 만든다. 하루에 0.5~2mg/kg씩 세 번, 2~3주간 경구 투여한다. 부작용으로 두통, 어지러움, 오심, 열 등이 발생한다. 이미 상피증으로 진행된 환자에게는 효과가 없다. 장애 상태에 따른 보존적 요법을 시행한다.

(7) 예방

만연 지역에서 중간숙주인 모기에 물리지 않도록 모기장, 기피제 등을 사용하고, 집단 검사 및 집단 구충제 투여로 감염원을 감소시킨다. 아울러 보건교육을 시행한다.

22. 말레이사상충 *Brugia malayi*(Brug, 1927) Buckley, 1958

1927년 Lichtenstein이 남수마트라 토착민의 혈액도말표본에서 처음 관찰하였고, Brug가 신종으로 서술하였다. 1940년 Rao 및 Maplestone이 성충을 연구, 보고하였다.

(1) 분포 및 역학

남인도, 인도네시아, 말레이시아, 필리핀, 태국, 베트남, 중국 등에 분포한다.

대표적 매개곤충은 *Mansonia*속, *Anopheles*속, *Aedes*속, *Armigeres*속의 모기들이다. 과거 우리나라의 경우 제주도와 남해안 도서 지방에서는 토고숲모기(*Aedes togoi*)가 매개하였으며, 내륙에서는 중국얼룩날개모기(*Anopheles sinensis*)가 매개하였다. 우리나라는 꾸준한 박멸사업의 결과 새로운 환자가 발생하지 않아 2008년 WHO에서 사상충 퇴치국가로 선포하였다.

(2) 형태 및 생활사

매개하는 모기 종만 다를 뿐 반크롭트사상충과 같은 생활사를 갖는다. 성충은 반크롭트사상충과 같으나 크기가 약간 작다. 암컷은 4.3~5.5cm×150μm, 수컷은 1.3~2.3cm×75μm 크기이다. 미세사상충은 180~230μm 정도로 표피를 둘러싸는 집(sheath)이 있고 두 개의 분리된 핵이 말단 끝단에 위치하여 종 감별에 도움이 된다. 야간 정기출현성이다.

(3) 병리 및 증세

반크롭트사상충과 비슷하나 증세가 약하다. 주로 하지와 상지를 침범하며 생식기 침범은 드물다. 제주도에서는 림프절염 또는 림프관염을 동반한 사상충성 발열과 부종이 일어나는 것을 피내림이라 하였고, 하지상피병을 수종다리라고도 하였다.

(4) 진단, 치료 및 예방

반크롭트사상충과 동일하다.

23. 티몰사상충 *Brugia timori* Partono et al., 1977

인도네시아의 동쪽 끝에 있는 Timor 섬에서 발견하였다. 증세는 약하며, 상피병은 무릎 아래의 다리에 국한된다.

24. 회선사상충 *Onchocerca volvulus*(Leuckart, 1893) Railliet and Henry, 1910

Leuckart(1893)가 서아프리카의 Ghana 토착민으로부터 분리하였고, Blacklock(1926)은 중간수주가 먹파리(Simulium fly)라고 밝혔다. 인체감염 때 실명(blindness)을 초래할 수 있다.

(1) 분포

적도에 연한 열대지방인 아프리카와 중남미에 분포한다.

(2) 형태

성충은 유백색으로 양끝이 뭉툭하다. 수컷의 크기는 3cm×170μm, 암컷의 크기는 33.5~50cm×330μm로 피하조직의 소결절(nodule)에 한 마리 또는 여러 마리씩 기생한다. 미세사상충의 크기는 300×8μm 정도이다.

(3) 생활사

중간숙주는 먹파리(*Simulium* spp., black fly)이다. 흡혈 때 들어온 미세사상충이 발육하여 감염기 유충으로 되어 주둥이(proboscis)에 모여 있다가 사람을 흡혈할 때 미세사상충이 감염되어 피하조직에서 성충이 된다. 성숙한 암컷은 교접 후 태생으로 미세사상충을 산출한다.

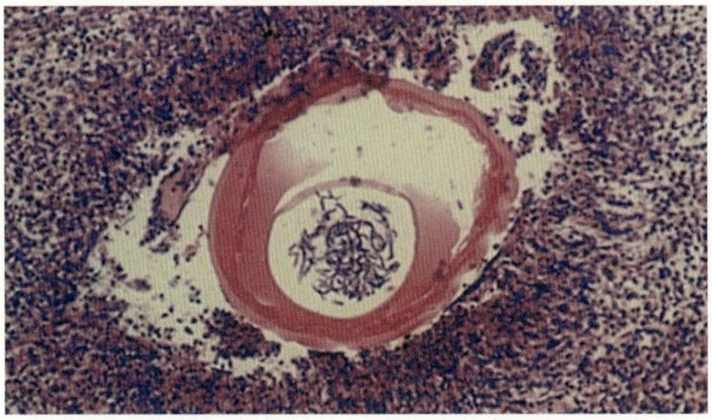

그림 2-37. **회선사상충(*Onchocerca volvulus*), 피하결절 내 성충 절단면.**

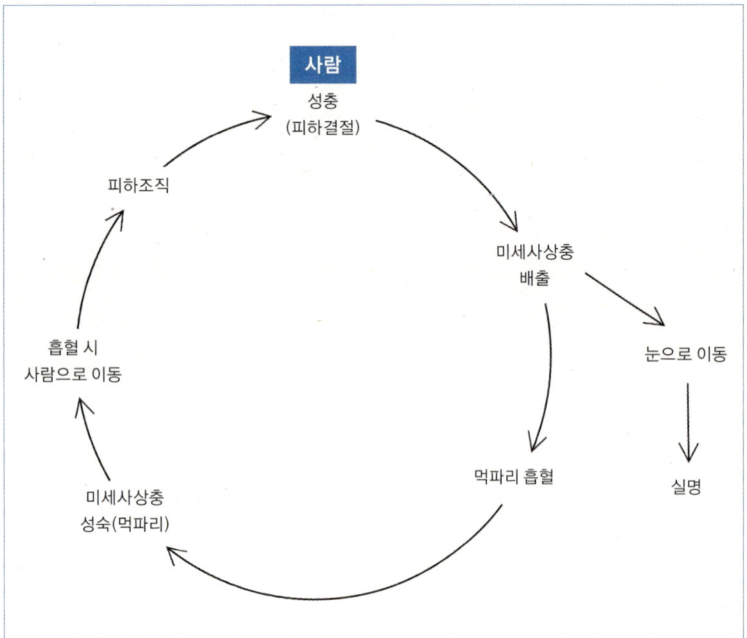

그림 2-38. **회선사상충의 생활사.**

(4) 역학

먹파리는 물살이 비교적 빠른 계곡, 강물의 돌이나 식물에 산란하며, 그 주변에 서식하여 환자가 강가를 따라 발생한다. 서아프리카의 가나에 있는 Volta강 유역에는 이 기생충의 감염으로 발생하는 실명(river blindness)이 만연되어 있다.

(5) 병리 및 증세

성충은 피하에 머물며 충체 주변에 섬유화 반흔(scar)을 형성하여 회선사상충결절(onchocercoma)을 만든다. 크기는 0.5~2.5cm 정도이다. 결절은 주로 피부가 노출된 곳에 생긴다. 아프리카에서는 주로 몸통, 허벅지, 팔에 생기고, 중미에서는 머리와 어깨에 생긴다.

성충에서 생산된 미세사상충이 피부에 머물 때 급성 가려움증이나 발진이 생기고, 시간이 지나면서 피부의 비후와 색소침착, 그리고 태선화(lichenification) 등이 일어난다.

눈의 병변은 미세사상충의 기계적 작용이나 분비산물, 성충의 독소 등에 의해 각막혼탁, 동공위축과 경화각막염(sclerosing keratitis)이 진행되어 실명을 초래하게 된다.

(6) 진단

의심되는 종양의 천자나 흡인물에서 미세사상충을 관찰한다.

(7) 치료 및 예후

결절제거(nodulectomy)로 만연 지역에서 안질환의 위험을 감소시킨다. Diethylcarbamazine(DEC)을 투여한다. 눈을 침범하지 않으면 예후는 좋다.

25. 로아사상충 *Loa loa*(Cobbold, 1864) Castellani and Chambers, 1913

(1) 분포 및 역학

서부 및 중앙아프리카, 특히 나이지리아, 카메룬, 콩고 등지에 만연되어 있다. 인체 감염에서는 등에과에 속하는 쇠파리(*Chrysops silacea*와 *C. dimidiata*)가 매개체로 알려져 있으며, 밀림 지역 내 또는 밀림과 접하는 지역의 고무농장 등에서도 많은 감염이 이루어진다. 우리나라에서는 해외에서 유입된 경우만 보고되어 있다.

(2) 형태

성충은 백색의 실처럼 가늘고 긴 사상충으로 수컷은 30~34×0.35~0.43mm, 암컷은 50~70×0.5mm

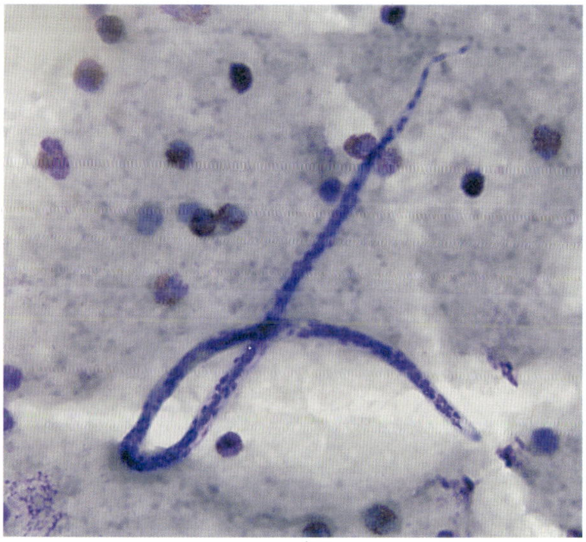

그림 2-39. 로아사상충(*Loa loa*), 미세사상충.

이며, 미세사상충은 250~300×6~8.5μm 크기로 집(sheath)으로 덮혀 있고 주간정기출현성(diurnal periodicity)을 보인다.

(3) 생활사

인체의 피하조직에 기생하는 성충으로부터 태생(viviparity)으로 생산된 미세사상충이 중간숙주인 *Chrysops* 파리가 흡혈할 때 들어가 파리의 흉근 내에서 발육하여 10~12일 후에 제3기 유충이 되고, 감염파리가 사람을 흡혈할 때 감염된다. 잠복기간은 1년이며 성충은 15년 정도 생존한다.

(4) 병리 및 증상

성충은 사람의 피하조직에 기생하지만 이동하면서 일과성의 염증을 일으킨다. 이때 충체 주변에 만들어진 종장은 충체의 이동에 따라 옮겨지는 이동성 종창(fugitive swelling 또는 calabar swelling)이다. 성충의 대사산물에 의한 심한 알레르기 반응으로 발열과 국소의 두드러기(urticaria) 모양 부종 등이 나타나며, 말초혈액에서 호산구 증가를 관찰할 수 있다. 성충은 흔히 안구로 이동하여 결막육아종(conjunctival granuloma), 안검의 부종, 안구의 돌출(proptosis) 등을 일으킨다.

(5) 진단 및 치료

만연 지역에서는 독특한 이동성 종창과 호산구증가증으로 감염을 잠정적으로 진단할 수 있으나 주간에 말초혈액을 채취하여 미세사상충을 검출하여 동정하는 것이 확실한 진단법이다. 때로는 결막 내에서 성충을 분리해 동정한다.

치료는 피하조직 내의 성충을 적출하거나 suramin이나 diethylcarbamazine(DEC)을 투여한다.

26. 체강사상충 *Mansonella perstans*(Manson, 1891) Orihel and Eberhard, 1982

과거 *Acanthocheilonema perstans* 혹은 *Dipetalonema perstans*로 기재되었으나 1982년 Orihel과 Eberhard가 *Mansonella*속으로 분류하였다.

(1) 분포 및 역학

아프리카의 열대 지역들, 남미의 해안 지역, 파나마 등지에 넓게 분포되어 있다. 인체감염은 등에모기종(*Culicoides* spp.)의 매개에 의해 이루어진다.

(2) 형태 및 생활사

성충은 아주 가늘고 긴 원통형이며 수컷은 45mm×60μm, 암컷은 70~80mm×120μm 정도이다. 태생이며, 미세사상충은 200×4.5μm이고 집(sheath)이 없다. 인체감염 때 미세사상충은 간혹 말초혈액에서 주간에도 나타나나 주로 야간에 나타나는 부정기출현성(subperiodicity)을 보인다. 미세사상충이 중간숙주인 등에모기종(*Culicoides* spp.)에 들어가 감염형 유충으로 발육하고, 흡혈 때 인체에 감염되어 주로 복강, 흉막강 등 체강에 기생한다.

(3) 병리 및 증상

병원성은 명확히 알려져 있지 않으나 복통, 알레르기성 발진, 발열, 부종, 사지통, 피곤감 등이 나타나며, 말초혈액 내 호산구의 증가가 관찰된다.

(4) 진단 및 치료

말초혈액에서 미세사상충을 검출하여 동정한다. 성충을 제거하는 데는 diethylcarbamazine(DEC)이 효과가 좋다. Mebendazole 투여도 좋은 효과가 있다.

27. 오짜르트사상충 *Mansonella ozzardi*(Manson, 1897) Faust, 1929

(1) 분포 및 역학

이 사상충은 일명 신대륙사상충이라고도 불린다. 남미의 북부 지역과 멕시코, 카리브해역의 많은 섬들에 분포한다. 주로 격리된 아메리카 인디안 집단의 성인에서 많은 감염이 이루어지고 있다.

아마존강 유역에서는 먹파리(*Simulium* spp.)가 중요한 매개체이며, 아르헨티나와 카리브해역에서는 등에모기종(*Culicoides* spp.)이 중요한 매개체이다.

(2) 형태 및 생활사

원숭이에서 검출된 수컷은 24~28mm×70~80μm이며 2개의 교접침을 가지고 있다. 인체에서 분리된 암컷은 65~81mm×0.21~0.25mm이고 2개의 자궁을 가지고 있다. 미세사상충은 집(sheath)이 없으며 정기출현성도 없다.

(3) 병리, 증상 및 진단

성충은 주로 체강에 기생하며 감염으로 인한 특별한 증상은 없다. 드물게 음낭수종이나 림프절 비대가 보고된다. 말초혈액검사에서 미세사상충을 검출하여 진단한다. 적절한 치료제가 없다.

28. 개심장사상충 *Dirofilaria immitis* Leidy, 1856

(1) 분포 및 역학

열대, 아열대 및 따뜻한 온대 지방 등 전 세계적으로 분포하며, 개에 주로 기생하나 여우, 늑대, 고양이, 곰, 사람에도 기생한다. 개에서는 주로 우측 심장 및 이와

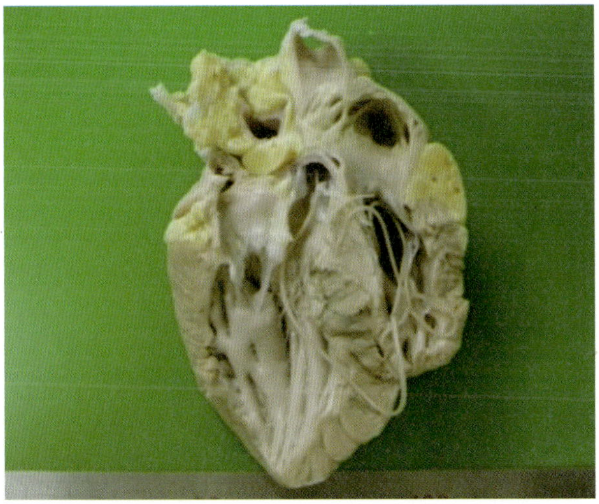

그림 2-40. 개심장사상충(*Dirofilaria immitis*), 개 심장 내 사상충.

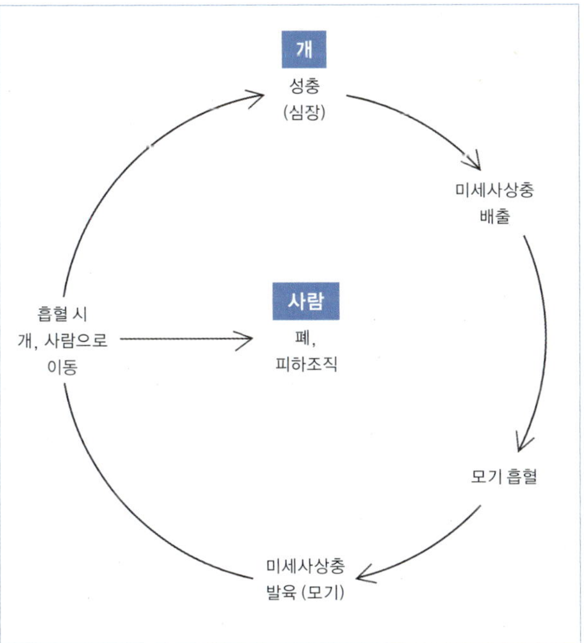

그림 2-41. 개심장사상충의 생활사.

연결되는 동맥에 기생한다. *Culex*, *Anopheles* 및 *Aedes* 속 모기가 매개체로 알려져 있다. 우리나라에서는 폐에 기생한 인체감염 예가 보고되어 있다.

(2) 형태 및 생활사

성충은 수컷이 12~18cm, 암컷이 25~30cm로 가늘고 길다. 미세사상충은 300~325×7μm 정도의 크기로 집(sheath)이 없고 주로 야간정기출현성(nocturnal periodicity)을 보인다. 이 유충이 모기에 들어가 제3기 유충이 되고 모기가 종숙주를 흡혈할 때에 감염되어 복강으로 이동하고 정맥을 따라 우심의 경로를 거쳐 우심실이나 폐동맥에서 성충이 된다.

(3) 병리 및 증상

대부분 증세가 없으나 폐동맥에 기생하는 경우 발열, 기침, 동통, 심부전증 등이 나타나며, 흉부 X-선상에 종양과 비슷한 음영을 보이기도 한다.

29. 결막사상충 *Dirofilaria conjunctivae*(Addario, 1885) Desportes, 1939~1940

1885년 Addario가 처음 발견했으며 Deportes (1939~1940)가 *Dirofilaria*속으로 수정하였다. 전 세계적으로 분포하며 주로 안검결막(palpebral conjunctiva)이나 눈의 조직에 기생한다. 어깨, 가슴, 목, 입술 등의 피하조직에도 기생한다. 우리나라에서도 인체감염 예가 보고되었다. 사람은 비호적숙주이다.

열대호산구증가증 Tropical eosinophilia

열대호산구증가증은 Weingarten's syndrome, eosinophilic lung 또는 tropical pulmonary eosinophilia라고도 한다. 폐 조직에는 미세사상충이 있으나 말초혈액에서는 관찰할 수 없을 때에 열대호산구증가증이라 한다.

열대호산구증가증은 만성 폐침윤(chronic pulmonary infiltration), 말초혈액 내 과다호산구증가증(hypereosinophilia), 흉부 동통(chest pain), 기침, 천식발작 등을 특징적으로 나타내는 증후군으로, 비소제재나 diethylcarbamazine(DEC) 치료로 없어진다. 대부분의 경우 반크롭트사상충이나 말레이사상충의 감염이 원인이 되며, 다른 동물의 사상충 감염이 원인이 될 수도 있다.

30. 메디나충 *Dracunculus medinensis*(Linnaeous, 1758) Gallandant, 1773

충체가 크고 길며 기생 양상이 특이하여 고대 이집트, 그리스, 로마 시대부터 알려진 기생충이다.

(1) 분포 및 역학

나일강 계곡, 중부 열대 아프리카, 서북부 및 서부 아프리카 연안, 홍해 연안의 아라비아, 이란, 아프가니스탄, 파키스탄, 인도, 소련 동남부 지역 등에 분포한다. 종(species)은 다르나 같은 *Dracunculus*속에 속하는 것들이 북미 지역과 중국에도 분포한다. 인도의 경우 우물물을 통해서 중간숙주인 물벼룩(copepods)을 섭취함으로써 많은 감염이 이루어지며, 남자와 30대 연령군에서 감염률이 높다. 과거 우리나라에서도 1926년 Hashikura에 의해 1예가 관찰되었는데 미꾸라지를 생식한 남자의 하퇴부 관절에서 20cm가량의 성충을 검출하여 동정하였다.

(2) 형태

긴 끈 모양의 둥근 형태로 인체에서 분리된 유일한 한 마리의 수컷은 4cm이며, 암컷은 70~120cm×0.7~1.7mm 정도이다. 수컷의 끝부분은 배 쪽으로 말려 있으며 2개의 교자침이 있다. 암컷에서 생식기는 쌍으로 있으나 질(vagina)은 하나이며, 음문(vulva)은 관찰되지 않는다. 태생이며 유충은 크기가 500~750×15~25μm이고, 간상이며, 가늘고 긴 꼬리는 충체의 1/3을 차지한다.

(3) 생활사

성충이 된 암컷은 체강을 떠나 머리 부분을 피부 쪽으로 향하여 피하조직으로 이행한다. 머리 부분이 피부에 접촉되면 진피층에 구진(papule)이 생기고, 이어서 24시간 이내에 물집(blister)이 생긴다. 대개 사지의 끝에 생긴다. 물속에서 물집이 터져 충체와 물이 접촉하면 자궁이 탈출하여 파열되고 유충(rhabditoid larva)이 수중으로 유출된다. 이 유충이 물벼룩에 먹히면 중장을 거쳐 혈강(celomic cavity) 내에 들어가 10일 후에 집(sheath)에 싸인 감염기 유충으로 탈피한다. 사람이 감염된 물벼룩을 물과 함께 섭취하면 십이지장 벽을 뚫고 결체조직으로 이동하여 8~12개월 내에 성충으로 발육한다. 암컷 성충은 흔히 팔과 다리, 가슴, 머리, 고환 등에서 관찰되며, 드물게 구강에서도 검출된다.

(4) 병리 및 증상

체강 내에서 성충이 되기까지는 별다른 증상이 나타나지 않으나 성숙한 암컷이 피부로 이동하면서 국소성 또는 전신성 증상이 나타난다. 이는 충체로부터 배출되는 대사산물이나 분비물에 의해 생기는 알레르기 반응으로 심한 소양감, 두드러기, 오심, 구토, 설사, 호흡곤란, 현기증 등 과민반응 증상이 나타나고 실신상태(syncope)에 빠지기도 한다. 물집이 터지면 증상은 약간 호전되나 물집 주변에 상처가 생기며 쉽게 2차 감염이 일어난다.

긴 충체를 빼내는 과정에 증상이 심해질 수 있으며 만약 충체가 중간에 끊기면 충체를 따라 그 주변에 동통, 부종, 연조직염(cellulitis) 등을 동반하는 염증 반응이 일어난다. 농양, 관절염, 윤활막염(synovitis), 관절의 강직(ankylosis) 등이 생기기도 한다.

(5) 진단

전신증상이 나타나고 피부 병변이 나타나는 등 임

상 증상을 고려한다.

국소 병변 부위의 피하에서 충체를 확인하고 충체를 빼내어 동정한다.

때로는 석회화된 충체가 X-선 검사에서 관찰된다.

(6) 치료 및 예후

과민반응에 의한 여러 증상의 대증요법으로 항히스타민제를 투여한다.

충체를 완전히 적출하는 것이 확실한 치료법이다.

약물치료방법은 아직까지 불완전하다.

예후는 비교적 좋은 편이다.

(7) 예방

감염된 물벼룩을 섭취하여 인체 감염이 이루어지므로 만연 지역에서는 우물물이나 개울물 등의 자연수를 끓여 먹어야하며, 상수 시설을 설치해야 한다.

참고문헌

高太榮(1972) 제주도(濟州道)의 사상충(絲狀虫)에 관한 연구. 연세의대 논문집 5: 7-29.

橋倉 正(1926) 韓國에서 發見한 Dracunculus medinensis의 一例. 朝鮮醫學會雜誌 69: 960 (朱鼎均, 安致烈(1980) 韓國寄生虫 論著解題(文苑精版社) 31쪽에서 인용함)

김영찬, 신성준, 이재형, 김미옥, 손장원, 양석철, 윤호주, 신동호, 박성수, 류재숙, 정명숙(2002) 개회충에 의한 유충내장이행증 1예. 결핵 및 호흡기 질환 53(1): 71-78.

김윤봉, 고영채, 전성호, 박현미, 신원철, 이영배, 하경식, 신동진, 임영희, 류재숙, 정명숙(2003) 개회충증: 뇌경색의 드문 원인. 대한신경과학회지 21(6): 651-654.

金鍾煥, 鄭奉哲, 趙商炅, 全承煥(1971) *Anisakis* sp. 人體寄生 1例 報告. 기생충학잡지 9(1): 39-43.

민득영, 소진탁, 윤진우(1987) 로아사상충으로 생각되는 Calabar Swelling 치험 1예. 기생충학잡지 25: 185-187.

蘇鎭琸, 李根泰, 金鍾煥, 安泳謙, 朴炳帝, 金相俊(1965) 寄生蟲 豫防을 爲한 糞尿의 衛生적 處리에 關한 硏究. 5. 糞尿分離式便所와 寄生蟲 豫防效果에 對한 實驗. 大韓內科學會誌 8(3): 157-167.

용태순, 신호준, 임경일, 김원호(1992) 직장에서 성충이 검출된 수입성 구충(鉤蟲) 감염1례 기생충학잡지 30(1): 59-62.

이상금, 신보문, 강신광, 채종일, 국진아, 홍성태, 이순형(1994) 분선충의 인체 감염 9례. 기생충학잡지 32(1): 49-52.

임경일, 신호준, 김병화, 문승일(1995) 고래회충 107예 보고 및 어류감염 실태 조사. 기생충학잡지 33(3): 179-186.

최규식, 황영남, 김영자, 양윤모, 윤경, 김재진, 민득영, 이근태(1985) 분선충에 의한 대량감염 증후군. 기생충학잡지 23(2): 236-240.

최용혁, 조성용, 주미, 류재숙, 조인래(2009) 거대신충의 소변 배출 후 발견된 신우의 악성 섬유성 조직구종. 대한요로생식기감염학회지 4(2): 235-239.

Bogitsh BJ, Carter CE, Oeltmann TN(2013) Human Parasitology. 4th ed. Academic Press, Massachusetts, USA.

Chai JY, Han ET, Shin EH, Park JH, Chu JP, Hirota M, Nakamura-Uchiyama F, Nawa Y(2003) An outbreak of gnathostomiasis among Korean emigrants in Myanmar. American Journal of Tropical Medicine and Hygiene 69(1): 67-73.

Cho HY, Lee YJ, Shin SY, Song HO, Ahn MH, Ryu JS(2008) Subconjuctival *Loa loa* with Calabar swelling. Journal of Korean Medical Science 23(4): 731-733.

Choe G, Lee HS, Seo JK, Chai JY, Lee SH, Eom KS, Chi JG(1993) Hepatic capillariasis: The first case report in the Republic of Korea. American Journal of Tropical Medicine and Hygiene 48(5): 610-625.

Hong SH, Jeong YI, Lee JH, Cho SH, Lee WJ, Lee SE(2012) Prevalence of *Enterobius vermicularis* among preschool children in Muan-gun, Jeollanam-do, Korea. Korean Journal of Parasitology

50(3): 259-262.

Jeong JT, Seo M, Hong ST, Kim YK(2015) An outbreak of trichinellosis by consumption of raw soft-shelled turtle meat in Korea. Korean Journal of Parasitology 53(2): 219-222.

Kim HY, Lee SM, Joo JE, Na MJ, Ahn MH, Min DY(1998) Human syngamosis. The first case in Korea. Thorax 53: 717-718.

Kim SM(2016) Dracunculiasis in oral and maxillofacial surgery. Journal of Korean Association of Oral and Maxillofacial Surgeons 42: 67-76.

Kliks MM, Kroenke K, Hardman JM(1982) Eosinophilic radiculomyeloencephalitisan angiostrongyliasis outbreak in American Samoa related to ingestion of *Achatina fulica* snails. American Journal of Tropical Medicine and Hygiene 31(6): 1114-1122.

Lee BH, Min DY, Soh CT(1974) Clinical studies on *Trichostrongylus orientalis* infection in Korea. Yonsei Reports on Tropical Medicine 5(1): 130-135.

Lee KJ, Park GM, Yong TS, Im K, Jung SH, Jeong NY, Lee WY, Yong SJ, Shin KC(2000) The first Korean case of human pulmonary dirofilariasis. Yonsei Medical Journal 41(2): 285-288.

Lee NH, Sim YE, Kim CB, Yang YM, Lee SH, Lee CI, Kim DH, Hwang JW, Kliks M(1981) Ten cases of eosinophilic meningitis. Eulji Medical Journal 41: 43-151.

Lee SH, Hong ST, Chai JY(1988) Description of a male *Gnathostoma spinigerum* recovered from a Thai woman with meningoencephalitis. Korean Journal of Parasitology 26(1): 33-38.

Lee SH, Hong ST, Chai JY, Kim WH, Kim YT, Song IS, Kim SW, Choi BI, Cross JH(1993) A case of intestinal capillariasis in the Republic of Korea. American Journal of Tropical Medicine and Hygiene 48(4): 542-546.

Park JW, Kwon SJ, Ryu JS, Hong EK, Lee JU, Yu HJ, Ahn MH, Min DY(2001) Two imported cases of cutaneous larva migrans. Korean Journal of Parasitology 39(1): 77-81.

Park SP, Park I, Park HY, Lee SU, Huh S, Magnaval JF(2000) Five cases of ocular toxocariasis confirmed by serology. Korean Journal of Parasitology 38(4): 267-273.

Punyagupta S, Juttijudata P, Bunnag T(1975) Eosinophilic meningitis in Thailand. Clinical studies of 484 typical cases, probably caused by *Angiostrongylus cantonensis*. American Journal of Tropical Medicine and Hygiene 24: 921-931.

Seo BS(1990) Epidemiology and control of ascariasis in Korea. Korean Journal of Parasitology 28 SupplementS49-S61.

Seo BS, Rim HJ, Lim YC, Kang IK, Park YO(1968) The epidemiological studies on the filariasis in Korea II. Distribution and prevalence of malayian filariasis in southern Korea. Korean Journal of Parasitology 6(3): 132-141.

Seo M, Yu JR, Park HY, Huh S, Kim SK, Hong ST(2002) Enzooticity of the dogs, the reservoir host of *Thelazia callipaeda*, in Korea. Korean Journal of Parasitology 40(2): 101-103.

Sohn WM, Kim HM, Chung DI, Yee ST(2000) The first human case of *Trichinella spiralis* infection in Korea. Korean Journal of Parasitology 38(2): 111-115.

Sohn WM, Kang JM, Na BK(2014) Molecular analysis of *Anisakis* Type I larvae in marine fish from three different sea areas in Korea. Korean Journal of Parasitology 52(4): 383-389.

Chapter 3

흡충류 Trematoda

흡충류(flukes)는 계통분류상 흡충강(Class Trematoda)에 속하는 것들로 조충강(Cestoda), 와충강(Turbellaria)과 함께 편형동물문(Phylum Platyhelminthes)에 포함된다. 인체기생종은 흡충강과 조충강에 속하는 것들만 있다.

인체에 기생하는 흡충류는 모두 이세류아강(Subclass Digenea)에 속하며 주혈흡충류는 하나의 중간숙주를 갖지만 다른 흡충들은 제1 및 제2 중간숙주를 거쳐 종숙주에서 생활사를 완성한다. 개체의 증식은 척추동물(종숙주) 내에서 유성생식을 하며 제1 중간숙주인 패류에서 무성번식이 이루어지는 세대교번을 한다.

흡충류는 인체감염 부위에 따라 혈관기생흡충, 간·담관기생흡충, 폐기생흡충, 소화관기생흡충, 기타 흡충류로 분류될 수도 있다.

제1절

일반 및 분류

(1) 형태 및 구조

성충은 하나의 잎사귀 모양으로 둥글거나 길쭉하고 납작하다. 성충의 크기는 1mm 내외인 것부터 수 cm에 이르는 것까지 다양하다. 흡반(sucker)은 가장 특징적인 구조로 보통 구흡반(oral sucker)과 복흡반(ventral sucker)이 있다.

체표(integument)는 융합체(syncytium)로 되어 있으며 가시(spine)로 덮혀 있다. 조직학적으로 기저막, 상피세포 및 근육층이 있고, 중간엽성 조직이 체강의 남는 부분을 채운다.

소화기관은 구흡반에 둘러싸인 구강에서 시작하여 인두, 식도를 지나 복흡반 앞에서 두 맹장(cecum)으로 나뉘지만 끝이 막혀 있는 맹관으로 불완전하다.

배설계는 말단의 불꽃세포(flame cell)로부터 시작하여 모세관, 집합관(collecting tubule), 배설낭(excretory bladder)에 모이고, 노폐물은 배설공(excretory pore)을 통해 외부로 배설된다.

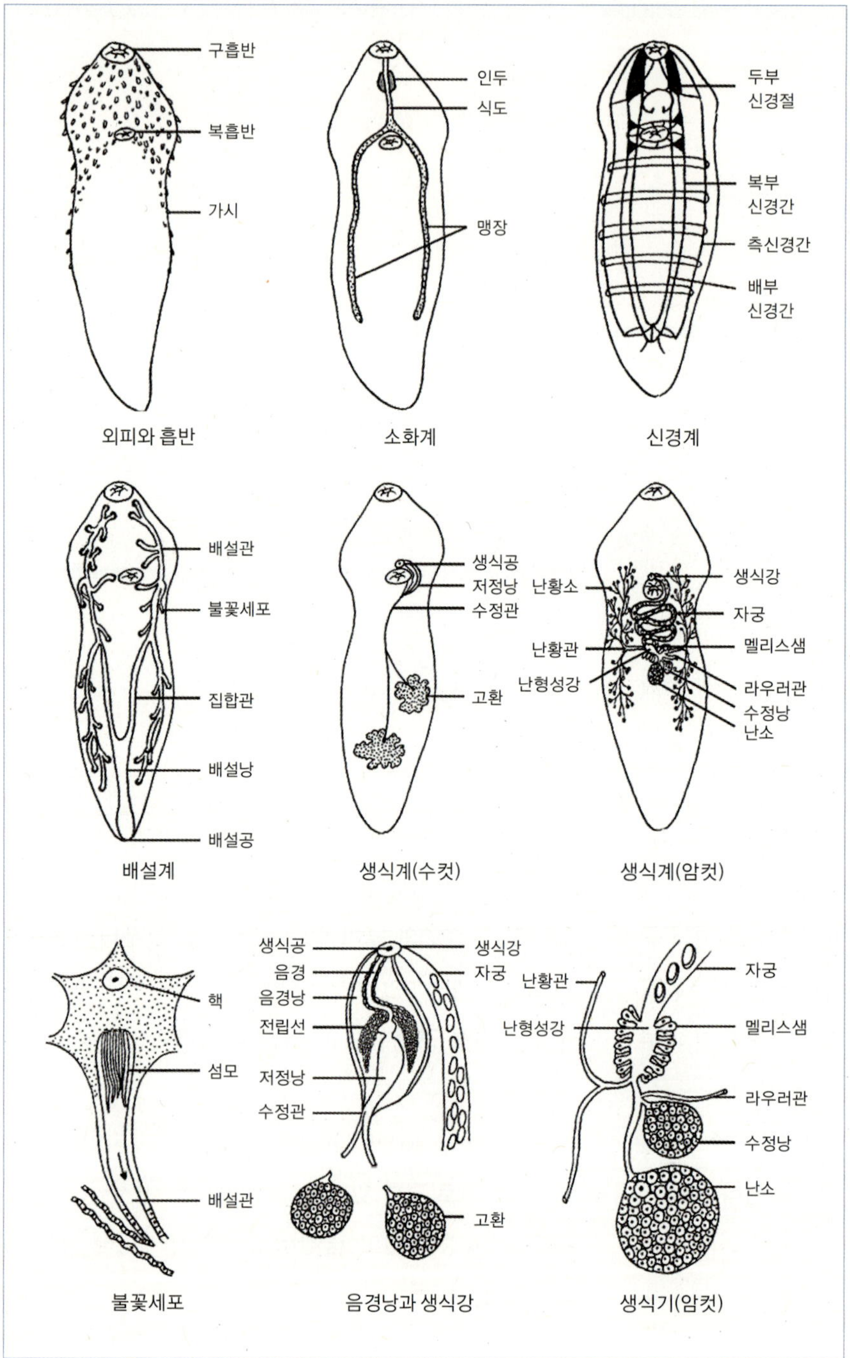

그림 3-1. **흡충의 내부 형태**(Neva and Brown(1994)에서 모사).

신경계는 식도 주위에 신경절이 있고 이곳으로부터 종주신경섬유가 후방으로 나간다.

생식계는 주혈흡충을 제외한 모두가 자웅동체(hermaphroditism)로 암수생식기관이 모두 한 몸 안에 있다. 수생식기관은 고환(testis)에서 생산된 정자가 수출관(vas efferens), 수정관(vas deferens)을 거쳐 저정낭(seminal vesicle)에서 모아진다. 그 후 정자는 사정관(ejaculatory duct), 음경(cirus)을 통해 생식공(genital pore)으로 나간다. 암생식기인 난소(ovary)에서 만든 난자는 수란관(oviduct)을 경유하면서 수정낭(seminal receptacle)의 정자와 만나 수정한다. 수정란은 난형성강(ootype)을 통과하면서 난황세포(vitelline gland cell)와 멜리스샘(Mehlis' gland)으로부터 난각(egg shell) 물질을 얻어 충란으로 완성되어 자궁으로 들어간다. 자궁이 가득차면 충란은 생식공이나 생식강(생식방, genital atrium)으로 배출된다.

(2) 양분의 섭취와 대사

숙주에서 이미 소화된 영양물질을 체표를 통해 흡수하거나 일부는 입으로 섭취한다. 입을 통해 들어온 영양물질 중 사용할 수 없는 찌꺼기는 입을 통해 내보낸다. 산소도 체표를 통해 흡수하며, 저산소환경에서 산다.

(3) 생활사

패류매개기생충(snail-transmitted parasites)으로 복세

대발육(digenetic development)을 한다. 즉 세대교번을 함과 동시에 숙주의 전환을 한다. 유성생식은 척추동물에서 일어나며, 유충 등의 무성생식은 연체동물이나 절지동물에서 이루어진다. 일반적으로 충란에는 충란뚜껑(operculum)이 있다. 충란 안에서 유충이 발육하여 섬모로 둘러싸인 섬모유충(miracidium)이 된다. 충란이 물속에 들어가면 섬모유충이 탈출하여 자유롭게 돌아다니다 대개 24시간 이내에 제1 중간숙주인 패류 속으로 들어가 배세포(germ cell)로 차 있는 포자낭(sporocyst)으로 발육한다. 이것은 딸포자낭(daughter sporocyst, second generation sporocyst)이 되거나, 레디아유충(redia)이 되며, 이들의 배세포로부터 많은 꼬리유충(cercaria)이 생산된다. 꼬리유충은 패류를 떠나 물속에서 자유롭게 헤엄쳐 다니며 다음 숙주에 침범한

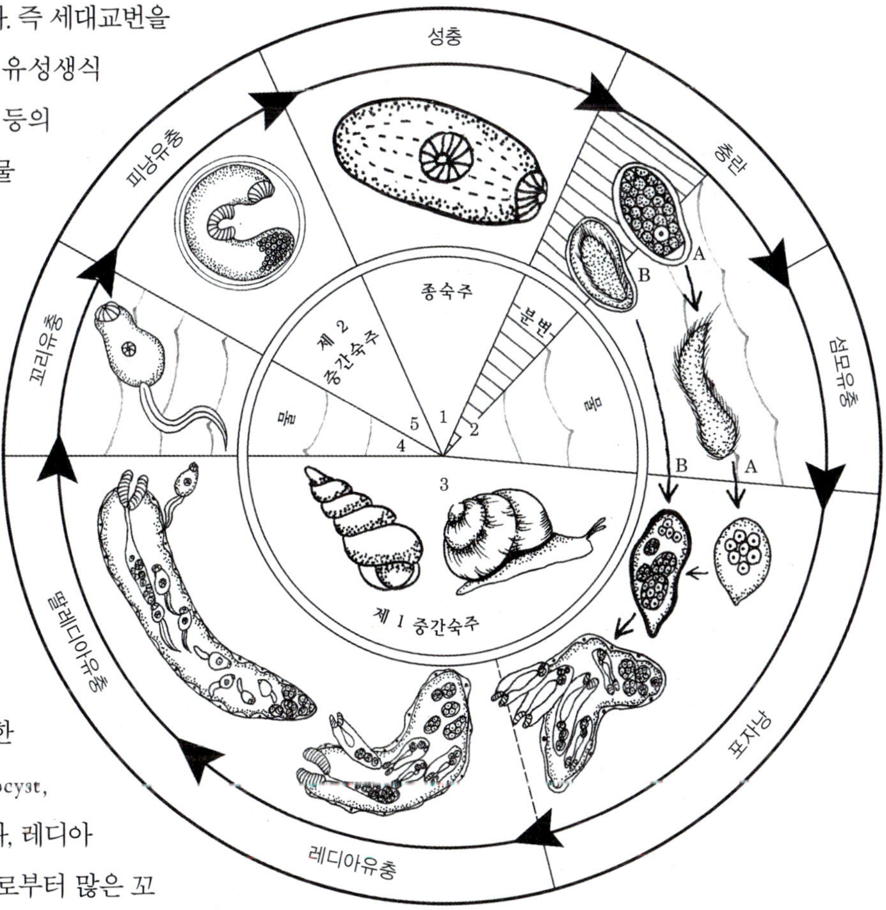

그림 3-2. **흡충의 생활사**(Miyazaki(1991)에서 모사).

표 3-1. **흡충류의 기생 부위별 분류.**

기생 부위	기생충
혈관	일본주혈흡충, 만손주혈흡충, 방광주혈흡충, 메콩주혈흡충
간·담관계	간질, 거대간질 간흡충, 타이간흡충, 고양이간흡충 창형흡충
폐	폐흡충
소화관	일본극구흡충, 이전고환극구흡충, 호르텐스극구흡충, 비대흡충 요코가와흡충, 이형이형흡충, 유해이형흡충, 가시입이형흡충, 작은이형흡충, 긴이형흡충, 표주박이형흡충, 자루이형흡충, 수세미이형흡충 서울주걱흡충, 참굴큰입흡충, 비스듬고환흡충
췌장	췌질

다. 꼬리유충은 구흡반과 복흡반을 가지고 있으며 소화계, 신경계, 배설계와 생식원기(genital primordium)가 있고 천자샘(penetration gland)과 피낭형성샘(cystogenous gland)을 가지고 있다. 음식물을 섭취하지 못하므로 숙주에 침범하지 못하면 죽는다. 꼬리유충은 제2중간숙주에 침입하거나 부착하여 피낭유충(metacercaria) 또는 무낭유충(mesocercaria)으로 발육하지만 증식하지는 않는다. 꼬리유충의 감각유두의 분포를 관찰하여 종 감별이 가능하다.

만손주혈흡충(*Schistosoma mansoni*)의 경우 한 개의 충란이 발육하여 10~25만의 꼬리유충이 생산된다. 간흡충이나 폐흡충 등에서 꼬리유충이 제2 중간숙주에

표 3-2. **흡충류의 분류.**

편형동물문(Phylum Platyhelminthes)
- 흡충강(Class Trematoda)
  - 단생흡충아강(Subclass Monogenea)
  - 방패흡충아강(Subclass Aspidogastrea)
  - 이생흡충아강(Subclass Digenea)
    - 주걱흡충목(Order Strigeidida)
      - 신중구흡충과(Family Neodiplostomidae) :
        - 서울주걱흡충(*Neodiplostomum seoulense*)
      - 주혈흡충과(Family Schistosomatidae) :
        - 일본주혈흡충(*Schistosoma japonicum*), 만손주혈흡충(*S. mansoni*), 방광주혈흡충(*S. haematobium*), 메콩주혈흡충(*S. mekongi*)
      - 인두흡충과(Family Clinostomatidae)
        - 인두흡충(*Clinostomum complanatum*)
      - 나경흡충과(Family Gymnophallidae)
        - 참굴큰입흡충(*Gymnophalloides seoi*)
    - 극구흡충목(Order Echinostomatida)
      - 극구흡충과(Family Echinostomatidae)
        - 일본극구흡충(*Echinochasmus japonicus*), 일로코스극구흡충(*Echinostoma ilocanum*), 호르텐스극구흡충(*E. hortense*), 이전고환극구흡충(*E. cinetorchis*), 한국극구흡충(*Acanthoparyphium tyosenense*)
      - 간질과(Family Fasciolidae)
        - 간질(*Fasciola hepatica*), 거대간질(*F. gigantica*), 비대흡충(*Fasciolopsis buski*)
    - 사고흡충목(Order Plagiorchiida)
      - 사고흡충과(Family Plagiorchiidae)
        - 비스듬고환흡충류(*Plagiorchis* sp.)
      - 단경흡충과(Family Microphallidae)
        - 창형흡충(*Dicrocoelium dendriticum*), 췌질(*Eurytrema pancreaticum*)
      - 폐흡충과(Family Paragonimidae)
        - 폐흡충(*Paragonimus westermani*), 밍크폐흡충(*P. kellicotti*), 일록춘폐흡충(*P. iloktsuenensis*)
    - 후고흡충목(Order Opisthorchiida)
      - 후고흡충과(Family Opisthorchiidae)
        - 간흡충(*Clonorchis sinensis*), 고양이간흡충(*Opisthorchis felineus*), 타이간흡충(*O. viverrini*)
      - 이형흡충과(Family Heterophyidae)
        - 이형이형흡충(*Heterophyes heterophyes*), 유해이형흡충(*H. nocens*), 작은이형흡충(*H. dispar*), 긴이형흡충(*Heterophyopsis continua*), 표주박이형흡충(*Pygidiopsis summa*), 수세미이형흡충(*Stellantchasmus falcatus*), 자루이형흡충(*Stictodora fuscatum*), 가시입이형흡충(*Centrocestus armatus*), 크립토코타일류(*Cryptocestus* sp.), 요코가와흡충(*Metagonimus yokogawai*), 타카하시흡충(*M. takahashii*)

들어가면 꼬리가 떨어지고 포낭벽을 형성하여 피낭유충(metacercaria)이 되는데 이것이 인체 감염형이다.

(4) 분류

흡충류는 임상의학적 관점에서 기생 부위에 따라 분류할 수 있지만 계통학적 분류와는 다르다.

흡충류의 기생 부위별 분류는 표 3-1과 같고, 계통학적 분류는 표 3-2와 같다.

제2절

이세흡충

A. 혈관 기생흡충

Blood Flukes

인체에 기생하는 주혈흡충종은 일본주혈흡충(*Schistosoma japonicum*), 방광주혈흡충(*Schistosoma haematobium*), 만손주혈흡충(*Schistosoma mansoni*), 메콩주혈흡충(*Schistosoma mekongi*) 및 장간막주혈흡충(*Schistosoma intercalatum*) 등이 있다.

세계적으로 2억 명이 넘는 인구가 주혈흡충에 노출되어 있으며, 이는 매우 중요한 인체기생충이다. 주혈흡충류는 자웅이체(gonochorism)이지만 암수가 쌍을 이루며 사람의 정맥혈관 내에 기생한다.

수컷은 2cm 내외 정도이고, 긴 포자관(gynecophoral canal) 속에 암컷을 안고 있다. 암컷은 수컷보다 가늘고 길며 수컷의 포자관에 누워서 쌍을 이룬다. 종에 따라

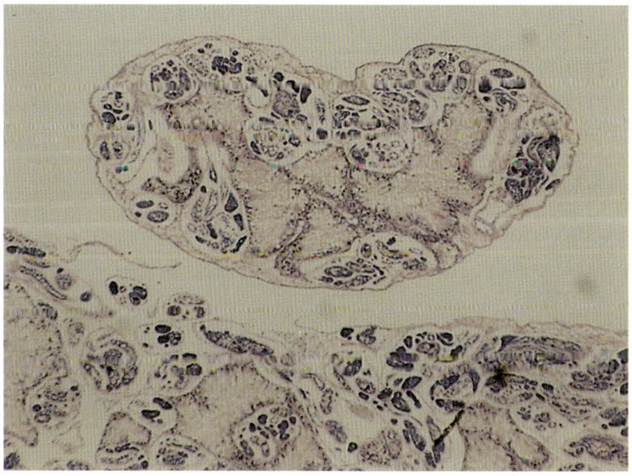

그림 3-3. 주혈흡충(*Schistosoma* sp.), 포자낭(sporocyst).

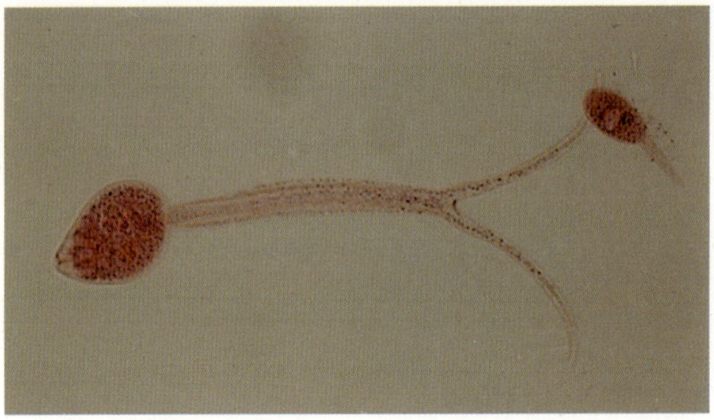

그림 3-4. 주혈흡충(*Schistosoma* sp.), 꼬리유충(cercaria).

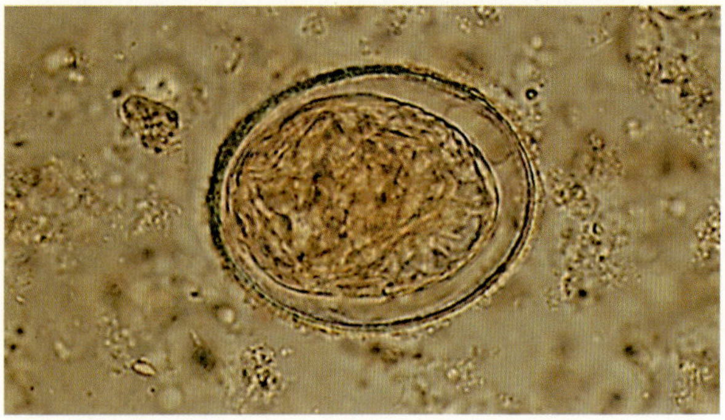

그림 3-5. 일본주혈흡충(*Schistosoma japonicum*), 충란.

수컷의 고환 수, 암컷의 자궁 길이, 표피의 가시(spine) 분포, 충란의 모양 등이 다르다. 충란에는 뚜껑(operculum)이 없고 종마다 독특한 돌기(spine)를 가지고 있다. 외계에 배출된 충란은 수중에서 짧은 시간 안에 섬모유충이 탈출하고 중간숙주인 패류에 침입하여 딸포자낭으로 발육한다. 여기서 생산된 꼬리유충은 수중으로 배출된다. 꼬리유충은 꼬리의 끝부분이 갈라져 있으며 천자침(penetrating lancet)을 가지고 있어 숙주의 피부를 뚫고 체내로 들어간다. 숙주 체내에 침입하면 꼬리는 떨어져 나가고 schistosomule이 되어 숙주의 순환계를 따라 기생 장소로 이행한다. 이 기생충은 우리나라에는 존재하지 않는다.

1. 일본주혈흡충 *Schistosoma japonicum* Katsurada, 1904

Oriental schistosomiasis를 유발한다.

(1) 분포

중국, 대만, 인도네시아, 말레이시아 등이 만연 지역이며, 일본에는 현재 거의 없다.

약 7천만 명이 감염되어 있다고 추정된다.

(2) 형태

성충 암컷은 2cm 내외로 전반부 끝에 구흡반과 복흡반이 위치하며 몸의 후반부에는 난황소와 장이 차 있어 갈색을 띄고 있다. 수컷은 1.5cm 정도로 구흡반 뒷부분은 편평하며 포자관(gynecophoric canal)을 형성하고 있어 암컷이 이 관 안에서 움직일 수 있다. 구흡반 뒤에 7개의 고환이 있고 수정낭과 생식공으로 연결되어 외부로 열린다.

충란은 난형으로 크기는 70~100×50~65μm 정도이고, 충란뚜껑이 없고 조그마한 돌기가 있다. 충란 안에는 섬모유충이 있다.

(3) 생활사 및 역학

소, 물소, 고양이, 돼지, 염소, 말, 쥐, 원숭이, 표범이 보충숙주이며, 보충숙주나 감염 환자의 배설물이 감염원이 된다.

중간숙주는 패류인 *Oncomelania hupensis*, *Oncomelania nosophora* 등이다.

충란이 물속에 들어가면 곧 부화하여 섬모유충이 나온다. 이 섬모유충이 패류에 들어가 포자낭, 꼬리유충으로 발육하여 다시 물속으로 배출된다. 꼬리유충은 물속에서 사람의 피부를 뚫고 들어가 혈류를 따라 우심에서 폐, 좌심, 대순환계를 거쳐 간의 문맥에 가서 1개월 내에 완전 성숙한 후 주로 상장간막정맥(superior

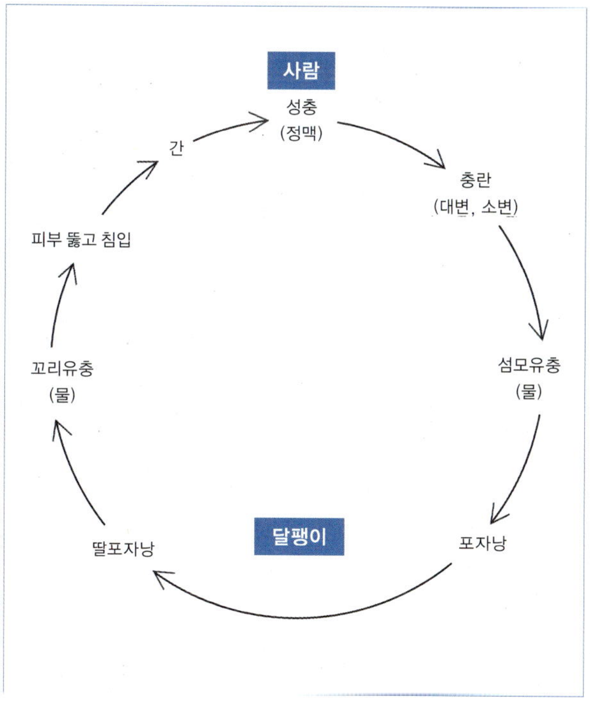

그림 3-6. 주혈흡충의 생활사.

mesenteric vein)에 정착하여 충란을 배출한다. 만연 지역에서는 논에서 작업할 때, 수영이나 빨래를 할 때 경피 감염된다.

(4) 병리 및 증상

꼬리유충이 피부를 뚫고 들어와 피부염과 발진을 일으킨다. 유충이 폐를 통과할 때 폐에 점상 출혈을 일으키고, 간에서 성숙할 때 급성 간염증세로 열과 오한이 일어난다. 염증 반응과 알레르기반응으로 호산구증가증, 백혈구증가증, 두드러기가 생긴다. 반복감염 때 충란과 숙주 조직과의 반응으로 나타나는 증상이 더욱 심하다.

성충이 정맥에 기생하면서 장벽의 세정맥이 충란으로 막히면 장의 운동이 촉진되고, 세정맥 내 충란은 혈관 주위조직으로 나와 점막 밑에 침윤된다. 충란 주변을 염증세포가 둘러싸면서 가성결절(pseudotubercle)을 형성하고, 궤양으로 발전되어 충란이 장으로 나와 대변과 함께 배출된다. 이때 점혈변, 복부압통, 이질, 체중 감소 등이 일어난다. 성충이 배출한 일부 충란은 혈류를 따라 간문맥으로 이동한다. 충란 주변에 가성결절이 만들어지고 문맥주위섬유화(periportal fibrosis)로 발전하여 문맥고혈압(portal hypertension)을 일으킨다. 또한 간비대와 비장비대 등이 나타난다.

만성기에 들어가면 장에서는 가성결절이 섬유화되어 장관의 협착, 누공(fistula)이 생긴다. 간에서는 간세동이(portal triad)에 충란이 침착하여 육아종형성과 문맥섬유화(portal fibrosis)를 일으키고, Symmer's fibrosis 또는 pipe-stem fibrosis를 유발한다. 간경화로 발전되어 복부정맥의 확장이나 식도 정맥류를 볼 수 있고, 복수, 전신쇠약, 빈혈 등의 증상이 나타난다. 충란에 의한 폐와 뇌의 색전증(embolism)도 일어날 수 있다

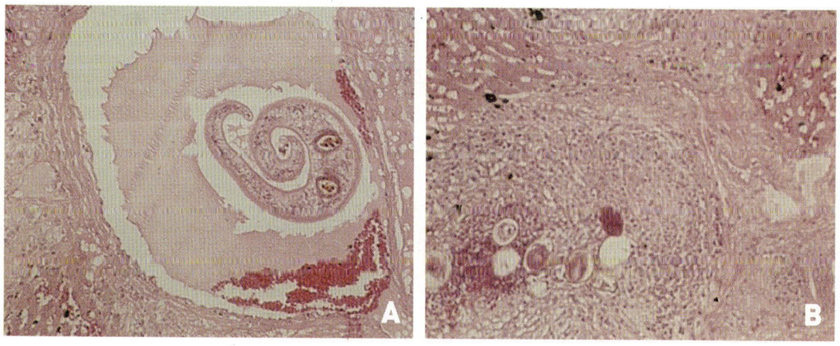

그림 3-7. 일본주혈흡충(*Schistosoma japonicum*), 간 정맥 내의 성충(A)과 충란을 둘러싼 육아종(B).

(5) 진단

대변검사에서 충란을 관찰한다. 직장경 검사와 직장생검, 간생검을 시행하여 충란을 관찰하기도 한다. 대변검사와 조직검사가 어려울 경우 면역진단법(피내반응검사, 충란주위침강시험, 한천이중확산법, 효소면역측정법(ELISA)) 등이 쓰인다. 복부초음파검사가 큰 도움이 될 수 있다.

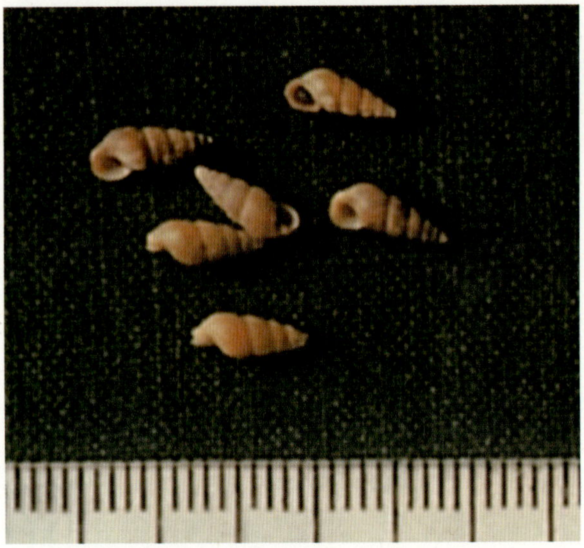

그림 3-8. 일본주혈흡충의 중간숙주, *Oncomelania* sp.

(6) 치료 및 예방

Praziquantel(20mg/kg)을 1일 3회 투여로 치료한다.

만연 지역의 감염된 환자와 가축을 치료하고, 인분, 가축의 배설물을 처치하는 등 감염원을 감소시키며, 중간숙주인 패류에 대한 살패제를 살포하거나, 서식환경을 개조하여 번식을 억제한다. 만연 지역에서의 수영 금지, 논에서 장화와 장갑착용의 권장 등 보건교육을 시행하여 예방한다. 중국에서는 농수로를 개조하여 감염률을 감소시킨 예가 있다.

2. 메콩주혈흡충 *Schistosoma mekongi* Voge, Bruckner and Bruce, 1978

일본주혈흡충과 비슷하며, 1950년 태국에서 보고하였다. 남라오스와 캄보디아 국경에 있는 콩섬(Khong Island) 남쪽의 메콩강 연안에 거주하는 사람에서 감염률이 높다.

성충은 일본주혈흡충과 비슷하다. 중간숙주는 *Tricula aperta*로 일본주혈흡충과 다르다. 충란도 더 작고 덜 길쭉하다(55×37μm). 개가 알려진 보충숙주이다. 일본주혈흡충과 비슷한 증상을 보이며 비장비대와 간비대도 있다.

3. 만손주혈흡충 *Schistosoma mansoni* Sambon, 1907

Intestinal bilharziasis를 일으킨다. 과거에는 방광주혈흡충과 혼동되어 왔으나 충란의 가시 위치가 다른 것 등을 기준으로 구분된다.

(1) 분포

카이로 북부, 나일강 삼각주, 빅토리아 호수 주변국을 비롯한 동아프리카(케냐, 우간다, 탄자니아, 르완다, 말라위 등), 서아프리카(세네갈, 라이베리아, 카메룬 등), 남미 북부(브라질, 베네수엘라 등), 카리브해 섬 지역 등이 만연 지역이다.

(2) 형태

성충은 일본주혈흡충보다 약간 작다. 크기는 암컷이 12~16mm, 수컷이 10~12mm 정도이며, 수컷은 대개 7~8개의 고환을 가진다. 수컷의 체표에는 많은 돌기가 있어 다른 종과 구별된다. 충란은 150×60μm 정도로, 충란의 옆구리에 뾰족한 가시(lateral spine)가 있어 다른 주혈흡충과 감별된다. 성충은 주로 대장과 회장의 후단부에 분포하는 장간막정맥에 기생한다.

(3) 역학

만연 지역에서 원숭이, 개코원숭이가 보충숙주이며, 감염된 환자의 배설물이 감염원이 된다. 중간숙주는 주로 *Biomphalaria* 종이다. 감염경로는 일본주혈흡충과 비슷하다.

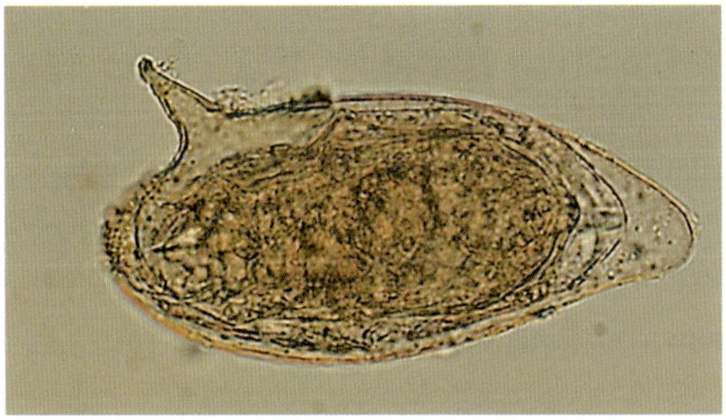

그림 3-9. 만손주혈흡충(*Schistosoma mansoni*), 충란.

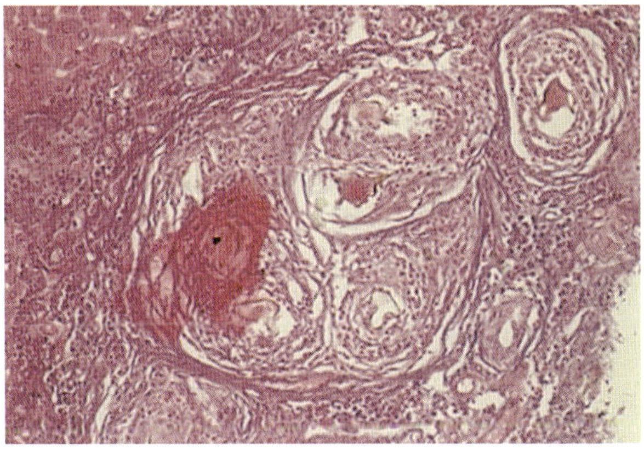

그림 3-10. 만손주혈흡충(*Schistosoma mansoni*), 간조직 내 충란을 포함한 육아종.

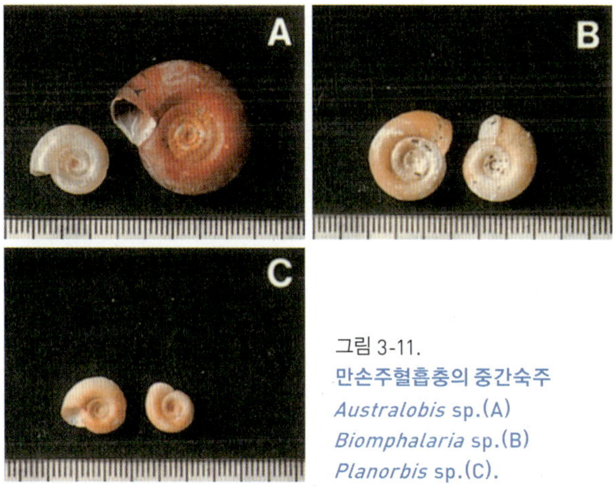

그림 3-11.
만손주혈흡충의 중간숙주
Australobis sp.(A)
Biomphalaria sp.(B)
Planorbis sp.(C).

(4) 병리 및 증상

일본주혈흡충과 비슷하나 충란 배출이 적으므로 증세가 약하다. 초기에 유충의 피부 침입에 따른 피부의 가려움증과 구진 등의 피부염이 생긴다. 혈액 내 호산구증가증이 나타난다. 충란을 배출하는 급성기에는 일본주혈흡충과 같이 충란 주위에 육아종을 형성한다. 가장 빈번히 침범되는 곳은 결장 및 직장의 정맥이다. 산란된 충란이 간의 문맥 주위조직에 정착하여 섬유증을 일으킨다. 장벽의 염증, 장벽비후, 섬유화를 볼 수 있고, 혈변이 섞인 설사, 복통, 간비대나 비장비대도 볼 수 있다. 만성화되면 창자벽의 섬유화와 비후로 창자에 샛길(fistula)이 생기거나, 간문맥압의 상승으로 Symmer's fibrosis, 식도 정맥류를 유발하며, 간경화로 발전한다.

(5) 진단

기본적으로 일본주혈흡충 진단법과 같다.

(6) 치료

Praziquantel (20mg/kg)을 1일 3회 투여한다.

4. 방광주혈흡충 *Schistosoma haematobium*(Bilharz, 1852) Weinland, 1858

1851년 Bilharz가 이집트에서 처음 발견하였다. Egyptian hematuria, urinary bilharziasis를 유발한다.

(1) 분포

아프리카 전역 특히 나일강 유역과 이란, 이라크, 레바논, 아라비아, 요르단, 예멘, 인도 서부 등 서아시아에서 주로 볼 수 있다. 국내에는 북예멘에서 근무했던 근로자가 감염되어 유입된 예가 있다.

(2) 형태

일본주혈흡충(*S. japonicum*)과 비슷하다. 충란의 크기는 140×55㎛이고 끝 쪽으로 뾰쪽한 가시가 있어 다른 종과 구별된다. 중간숙주는 *Bulinus*속(이집트 : *B.*

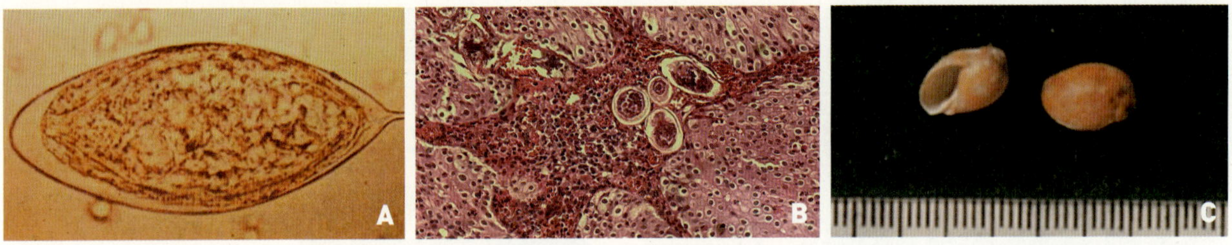

그림 3-12. 방광주혈흡충(*Schistosoma haematobium*)의 충란(A)과 방광조직 내의 충란(B), 방광주혈흡충의 중간숙주인 *Bulinus* sp.(C).

truncatus, 케냐 : *B. globosus*), *Physopsis*속, *Biomphalaria*속 등의 달팽이류이다.

(3) 병리

꼬리유충이 피부를 침범하여 심장, 폐, 전신순환을 거치며 문맥계에서 발육하고, 주로 방광얼기(vesical plexus), 골반얼기(pelvic plexus) 등에 정착하여 방광과 결장 등에 병변을 일으키며, 방광암을 유발한다.

(4) 증상

감염 초기에는 피부자극, 두드러기(urticaria), 식욕부진(anorexia), 권태(malaise), 발열 등이 있다. 성충은 주로 방광얼기나 골반얼기에 충란을 산란하여 방광 점막에 염증 반응을 일으키고, 방광 벽에 충혈(hyperemia), 잔물집이나 구진, 충란을 중심으로 가성결절(pseudotubercle)을 형성한다. 진행되면 혈뇨, 배뇨 때 통증(painful micturition), 빈뇨, 권태감, 쇠약, 방광염 증세를 볼 수 있다. 만성적인 염증 반응으로 섬유화가 진행되어 요도 및 요관이 막히고, 방광의 섬유화와 물콩팥증(hydronephrosis)을 일으키며, 방광암을 유발한다. 또 막창자(cecum), 결장(colon)을 침범하여 복통과 설사를 유발한다.

(5) 진단

대부분 소변검사에서 혈뇨와 함께 충란을 관찰하여 확진한다. 대변검사도 병행한다.

(6) 치료

Praziquantel (40~60mg/kg)을 1회 복용한다.

5. 장간막주혈흡충 *Schistosoma intercalatum* Fisher, 1934

자이르(현 콩고민주공화국)에서 처음 발견되었으며 가봉, 카메룬, 중앙아프리카공화국 등 일부 국한된 지역에서만 유행되고 있다. 장간막-문맥계에 기생하며 충란은 방광주혈흡충과 비슷하다. *Bulinus*속 패류가 중간숙주이다. 만손주혈흡충증과 비슷한 임상소견을 보인다.

꼬리유충(세르카리아) 피부염 Schistosome cercarial dermatitis

Swimmer's itch, bather's itch 또는 rice paddy dermatitis라고 한다. 야생 조류의 여러 가지 주혈흡충의 꼬리유충이 경피감염되어 발생하는 것으로 피부의 가려움증, 홍반(erythema), 구진(papule)이 생기며, 이차적으로 농포(pustule)를 형성한다. 증상에 따라 치료한다.

B. 간 및 폐 기생흡충

Liver and Lung Flukes

간장기생흡충은 인체의 담관에 기생하는 간흡충(*Clonorchis sinensis*), 타이간흡충(*Opisthorchis viverrini*), 고양이간흡충(*Opisthorchis felineus*)이 있으며, 주로 초식동물의 담관에 기생하는 간질(*Fasciola hepatica*), 거대간질(*Fasciola gigantica*)이 드물게 사람에게 감염된다. 인체의 폐에 기생하는 흡충은 폐흡충(*Paragonimus westermani*)이 있다.

1. 간흡충 *Clonorchis sinensis*(Cobbold, 1875) Looss, 1907

1874년 McConnell이 캘커타에 있는 중국 목수의 담관에서 성충을 처음 발견하였다.

(1) 분포

중국, 대만, 베트남, 일본 등과 한국의 5대강(낙동강, 영산강, 섬진강, 금강, 한강) 유역에 분포하며, 낙동강 유역 주민의 감염률이 가장 높다. 전국 조사에서 감염률이 1986년에는 2.7%, 2012년 조사에서는 1.9%로 현재 우리나라에서 가장 높은 감염률을 보이는 기생충이다.

(2) 형태

성충의 모양은 편평하며 앞쪽이 약간 뾰족하고 뒤쪽이 둥근 버들잎 모양이다. 충체 크기는 10~25mm×3~5mm이며 체표면에 가시가 없다. 구흡반이 복흡반보다 크다. 복흡반은 전방 1/3에 위치한다. 식도 뒤로 두 가닥의 장관이 체후방까지 연결되지만 맹관이다. 가

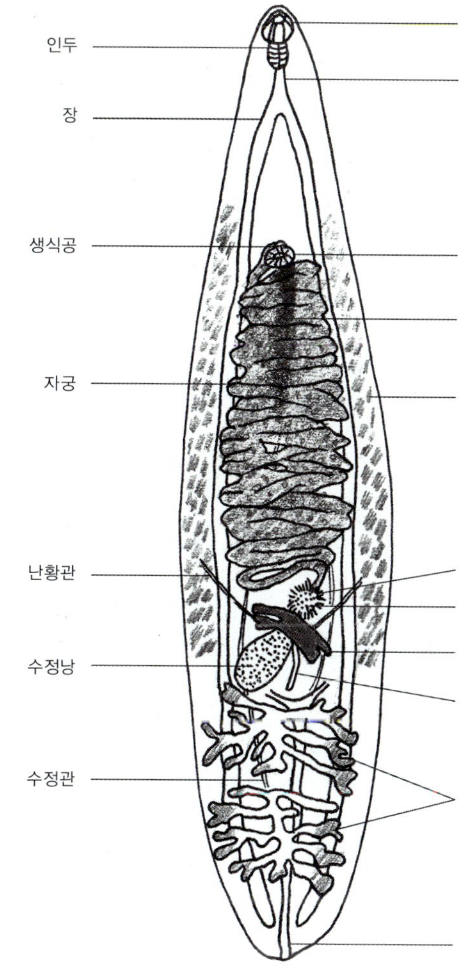

그림 3-13. 간흡충 성충의 형태(Miyazaki(1991)에서 모사).

장 특징적인 것은 수컷 생식기인 고환으로 나무가지처럼 크고 깊게 분엽되어 체후단 1/3에 위치한다. 난소는 3개의 분엽으로 되어 있으며 제선난으로부터 2/3 되는 곳에 위치한다. 근처에 수정낭(seminal receptacle), 난형성강(ootype), 라우러관(Laurer's canal)이 있고 난황샘(vitelline gland)은 양 측면에 위치한다. 자궁은 길게 구비져 생식공에 개구한다. 충란은 28~35×12~19μm 크기로 둥그스럼하고 황갈색이며 충란뚜껑과 충란껍질의 접촉부는 비후해서 돌출되어 있다. 난각의 후단에는

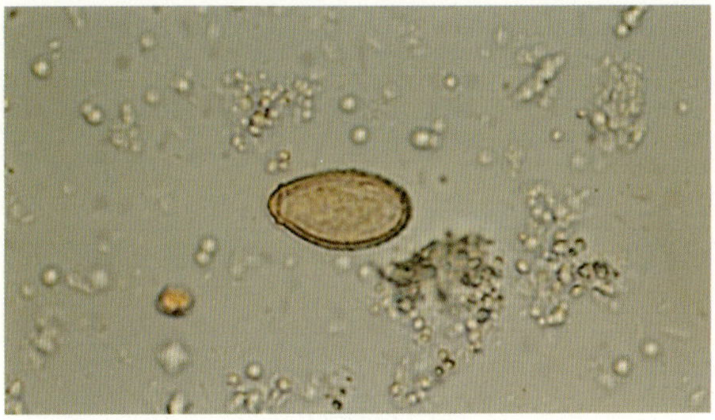

그림 3-14. 간흡충(*Clonorchis sinensis*), 충란.

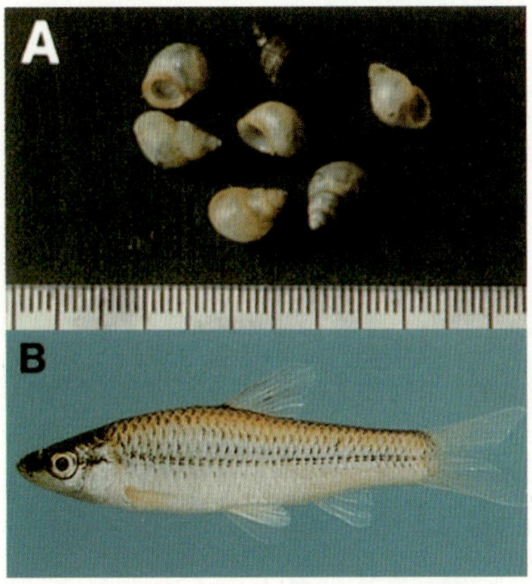

그림 3-15. 간흡충의 중간숙주, 쇠우렁(제1중간숙주)(A), 참붕어(제2중간숙주)(B).

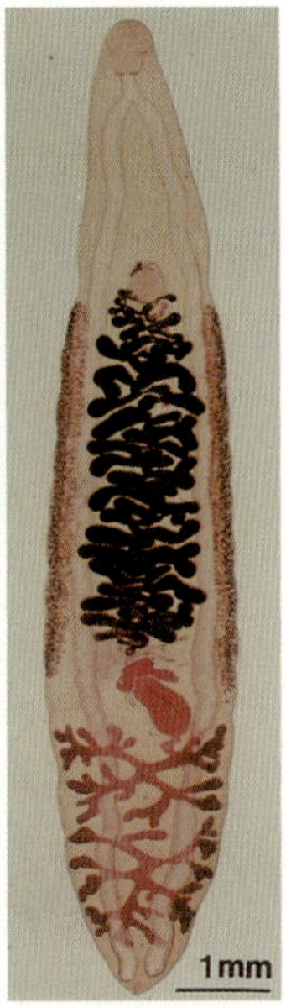

그림 3-16. 간흡충(*Clonorchis sinensis*), 성충.

작은 돌기가 있고 산란 때 충란 내에 섬모유충(miracidium)을 내포하고 있다.

(3) 생활사

충란이 대변과 함께 외계로 배출되어 제1 중간숙주인 쇠우렁(*Parafossarulus manchouricus*)에 의해 섭취되면 쇠우렁의 장관에서 섬모유충은 포자낭(sporocyst), 레디아, 꼬리유충(cercaria)으로 발육한다. 수중으로 나온 꼬리유충은 약 1mm크기로 안점(eye spot), 천자샘과 몸 길이의 2배가 되는 꼬리를 가지고 있으며 수중에서 돌아다니다가 제2 중간숙주인 잉어과(Family Cyprinidae) 민물고기에 들어가서 피하나 근육에서 피낭유충(metacercaria)이 된다. 제2 중간숙주는 잉어과 민물고기로 우리나라에서는 참붕어(*Pseudorasbora parva*)를 비롯하여 40여 종의 민물고기가 제2 중간숙주로 보고된 바 있다. 피낭유충의 크기는 150×90μm이다. 피낭유충이 들어 있는 민물고기를 먹었을 때 피낭유충은 십이지장에서 탈낭하고 파터팽대(ampulla of Vater)를 거쳐 총담관에 도착한 후 말단의 담관에서 성숙한다. 민물고기 섭취 후 충란 배출까지 2개월 정도 걸린다. 인체 내에서의 수명은 20년 정도이다.

(4) 역학

우리나라에서는 오대강 유역을 중심으로 만연되어 있으며, 특히 낙동강 유역은 고도 만연 지역이다. 만연 지역에서는 주로 잉어과 담수어류의 회를 먹어서 감염되며 30~50대의 활동기 남성에서 감염률이 높다. 조리할 때 사용하는 칼, 도마, 행주 등에 오염된 피낭유충이 다른 음식에 묻어서 감염될 수 있고, 감염 어류가 물속에서 죽는 경우 피낭유충이 물속에 분리되어 이 물을 그냥 마실 때 인체에 감염될 수 있다. 보충숙주는 개나 고양이이며, 인분이나 보충숙주의 대변으로 물을 오염시켜 쇠우렁을 감염시킨다.

(5) 병리

말단 담도에 기생하는 충체의 수명이 길어 국부손상과 독성자극에 의한 현저한 국소적 조직반응을 일으켜 시간이 경과함에 따라 담관상피의 증식과 상피세포의 탈락, 담관의 움(crypt) 형성, 세담관의 신생, 샘종형 증식(adenomatous proliferation), 점액세포와 Goblet 세포의 화생(metaplasia), 상피주위와 담관주위 섬유화, 문맥주위 결체조직 증식, 간 실질에 들어간 충란주위의 섬유화와 같은 병리학적 변화가 진행되어 나타난다. 감염 때 충체의 수, 재감염 여부, 감염 기간 등이 간병변

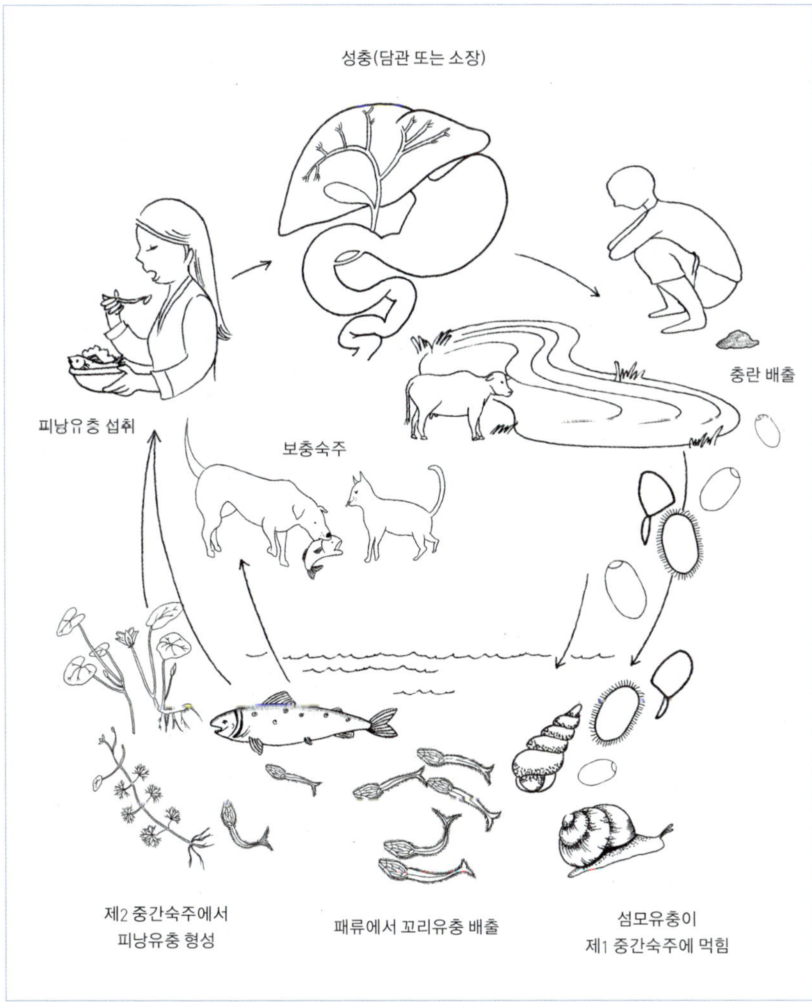

성충(담관 또는 소장)
충란 배출
피낭유충 섭취
보충숙주
제2 중간숙주에서
피낭유충 형성
패류에서 꼬리유충 배출
섬모유충이
제1 중간숙주에 먹힘

그림 3-17. 간흡충 및 장흡충의 생활사(Neva and Brown(1994)에서 모사).

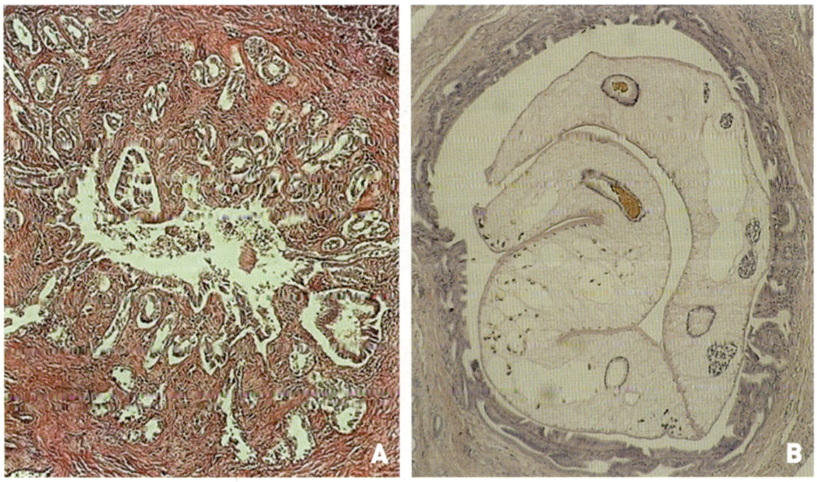

그림 3-18. 간흡충이 감염된 인체 담관의 병리학적 변화(A), 마우스 담관 내의 간흡충 성충(B).

에 영향을 미친다. 경감염이 몇 년간 지속되면 샘종화변화(adenomatous change)가 일어난다. 충체에 의한 담관상피의 증식에서 세포의 빠른 전환이 악성전환의 초기 단계가 된다. 세계보건기구는 간흡충을 생물학적 발암물질군으로 규정하고 있다.

(6) 증상

증상에 따라 크게 몇 단계로 나눌 수 있다. 초기에는 증상이 없거나 있어도 미약하다. 진행되어 불규칙한 식욕부진, 복부 팽만감, 설사, 부종, 간비대 등이 나타난다. 증상이 더 심해지면 야맹증, 황달, 문맥성 간경화증이 나타난다. 간경화에 따른 복수와 부종, 악액질이 나타나며, 담관병변으로 이어지는 악성 종양화(담관암종, cholangiocarcinoma)를 일으킨다.

(7) 진단

대변검사로 충란 유무를 확인한다. 피내반응검사(intradermal skin test)는 교차반응이 있어서 진단적 가치는 적지만 야외조사에서 집단적 선별검사에 유용하여 양성일 때 검변하여 충란 유무를 확인한다. 효소면역측정법(ELISA)이 유용하게 사용되고 있다.

(8) 치료 및 예후

Praziquantel이 효과적이고 안전하며 25mg/kg을 1일 3회(4~6시간 간격)로 이틀 간 복용한다. 약의 부작용은 별로 없다. 폐쇄성 황달을 일으키는 중감염의 경우 외과수술을 요한다. 경감염 때 예후는 좋다.

(9) 합병증

담석, 담관염, 췌장염, 간암을 유발할 수 있다.

(10) 예방

민물고기를 날로 먹지 않고 익혀 먹어야 한다. 만연지역에서는 생수도 마시지 않아야 한다. 민물고기를 조리할 때 사용하였던 행주나 도마 등을 깨끗이 씻어야 한다. 지역사회에서 집단검진과 투약을 시행하고 감염 환자의 인분을 위생적으로 처리하며, 개나 고양이 등의 보충숙주에게 투약하여 감염원을 제거한다.

2. 고양이간흡충 *Opisthorchis felineus*(Rivolta, 1884) Blanchard, 1895

Cat liver fluke이라고 하며 주로 중앙아시아, 시베리아, 동유럽 지방에 분포한다. 고양이, 개, 여우, 돼지 및 사람의 담관에 기생한다. 충체의 외형은 간흡충과 유사하나 크기는 7~12×2~3mm로 약간 작다. 고환은 체후단 1/4에 위치하며, 앞쪽은 4개의 잎모양, 뒤쪽은 5개의 잎모양으로 간흡충과 감별된다. 충란의 크기는 30×11μm 정도로 간흡충과 매우 유사하다.

제1 중간숙주는 담수패류인 *Bithynia leachi*이고 제2 중간숙주는 잉어과의 담수어류이다. 증상은 간흡충감염 때와 비슷하다. 대변 내 충란의 검출로 확진이 가능하며 간흡충감염 치료와 같이 praziqunatel을 투여한다.

3. 타이간흡충 *Opisthorchis viverrini*(Poirier, 1886) Stiles and Hassall, 1896

(1) 분포

태국, 라오스, 캄보디아, 베트남 등에 분포하며, 특히 메콩강 유역을 중심으로 만연되어 있다.

(2) 형태

성충은 고양이간흡충과 흡사하나 약간 작고 전고환이 깊게 갈라져 뚜렷한 4개의 잎모양으로 간흡충과 감별된다. 난소와 고환이 인접해 있고 난황소(vitellaria)는 군집을 이루고 있다. 충란은 간흡충과 비슷하다.

(3) 생활사

간흡충과 같다. 제1 중간숙주는 담수패류인 *Bithynia*속이고, 제2 중간숙주는 담수어이다.

중요 감염원은 'Som-pak' 또는 'Koi-pla'라 불리는 동남아 전통음식으로, 이것은 민물고기를 날로 다져서 양념한 음식이다.

(4) 병리 및 증세

담관에 기생하며 간흡충과 비슷한 병리 및 증상을 보인다.

피낭유충이 들어 있는 절인생선의 섭취가 담관암의 유발 요인이 될 수 있다.

(5) 치료 및 예방

Praziquantel로 치료한다.

간흡충과 같은 예방법을 적용하고 관리한다.

4. 간질 *Fasciola hepatica* Linnaeus, 1758

Sheep liver fluke라고 하며 초식동물, 특히 반추동물에 널리 감염되어 있어 수의학 및 가축산업상 중요한 기생충이다. 우리나라를 포함한 쿠바, 남프랑스, 알제리, 이집트, 칠레 등 여러 나라에서 인체감염 예가 있다.

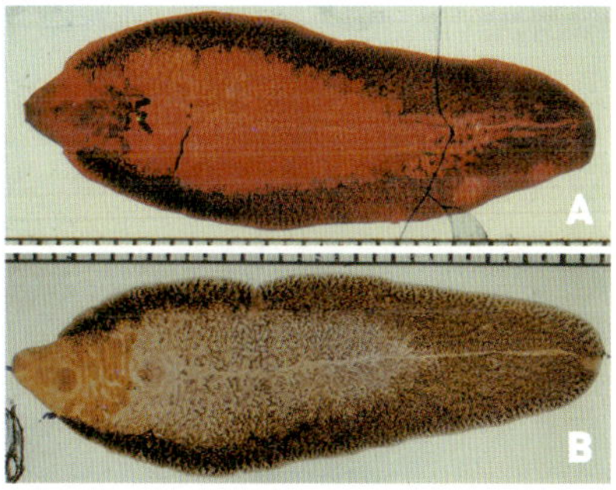

그림 3-19. 간질(*Fasciola hepatica*), 성충(A)과 거대간질(*Fasciola gigantica*), 성충(B).

(1) 분포

유럽, 남동 아프리카, 남미(페루, 볼리비아, 우루과이, 아르헨티나, 칠레), 오세아니아, 일본, 한국 등 초식동물이 사육되는 전 세계에 분포한다.

(2) 형태

성충은 편평하며 잎사귀 모양이다. 크기는 2.0~3.0×0.8~1.3cm로 앞쪽 끝이 원추모양이다. 구흡반은 앞쪽 끝에 있고 인접하여 커다란 복흡반이 있다. 장은 많이 분지되어 뒤쪽까지 뻗어 있다. 고환은 2개로 체후단 2/3를 차지하며 분지가 심하다. 생식공은 복흡반 바로 앞에 개구한다.

충란은 흡충류 중 제일 크다. 담황색으로 타원형이고, 충란껍질은 얇고 충란뚜껑이 있다. 크기는 130~150×63~90㎛이다.

(3) 생활사

종숙주는 반추동물로 소, 물소, 염소, 양, 사슴, 낙타 등이고 때로 사람, 말, 개, 고양이, 돼지, 토끼, 쥐, 다람쥐도 감염된다. 종숙주에서 배출된 충란이 대변과 함께 외계로 나와 물속에서 발육한 섬모유충이 애기물달팽이(*Lymnaea* sp.) 등 패류를 침범하여 포자낭, 레디아로 발육하고 꼬리유충이 되어 물속으로 나온다. 꼬리유충은 주변의 수생식물인 양갓냉이(watercress), 마름(water caltrop), 물밤(water chestnut), 미나리에 부착하여 피낭유충(metacercaria, 직경 0.25mm)이 된다. 피낭유충이 종숙주의 구강을 통해 감염되면 소장에서 탈낭하여 소장벽을 뚫고 복강으로 들어간 후 간실질을 거쳐 담관에서 정착한다. 2~3개월에 성숙하여 성충이 된다. 인체에서는 여러 장기로 이소기생하는 경우가 많다.

(4) 병리

어린 충체가 간 실질에서 이동하는 경로를 따라 주변 실질조직의 괴사를 일으키며, 담관에 기생하면서 커진 충체는 담관벽의 염증 반응과 담관상피의 샘종화(adenomatous change), 담관 섬유화와 담관폐쇄를 일으킨다. 담낭에서도 담관에서와 같은 병리변화가 생긴다. 인체에서 보고된 이소기생 부위는 혈관, 폐, 자궁, 피하조직, 뇌실, 안구 등이다.

(5) 증세

기생 부위에 따라 간 부위의 동통과 압통, 황달, 전반적인 복부경직과 압통, 두드러기, 불규칙한 열, 지속적인 설사 등의 증상을 보이며 담낭염도 흔하다. 혈액검사에서 빈혈, 백혈구증가증, 호산구증가증이 보인다.

(6) 진단

확진은 대변이나 담즙에서 충란을 확인하는 것이며, 비대흡충란과 감별하여야 한다. 동물 간을 먹은 사람의 대변에서 충란이 검출될 수 있으므로 거짓감염

(spurious infection)을 감별하기 위해 3일 동안 재검해야 한다.

내시경적 역행성 담췌관조영술(ERCP; Endoscopic Retrograde Cholangio-Pancreatography), 초음파, CT 등이 진단에 도움이 된다.

(7) 치료

이소기생의 경우에는 필요에 따라 외과적으로 충체를 제거한다. 치료제로 praziquantel보다는 triclabendazole을 투여한다.

(8) 예방

피낭유충이 붙어 있을 수 있는 미나리, 양갓냉이 등 수생식물을 날로 먹지 않는 것이 좋다. 사육하는 초식동물들에 대한 정기적인 구충도 좋은 예방책이다.

5. 거대간질 *Fasciola gigantica* Cobbold, 1856

간질과 분포가 공존하는 기생충이다. 성충은 5~7×1~3cm 크기로 간질보다 약간 더 크고, 충란도 160~190×70~90μm로 더 크다. 우리나라에서 중간숙주는 *Lymnaea* sp.이다. 국내에서 조사된 보고에 따르면 거대간질의 감염률이 더 높다. 증상은 간질감염 때와 같다.

6. 창형흡충 *Dicrocoelium dendriticum*(Rudolphi, 1818) Looss, 1899

(1) 분포 및 역학

유럽, 아프리카, 아시아, 북미, 남미 지역에 광범위하게 분포한다. 소, 낙타, 말 등 초식동물과 개, 돼지, 곰 등 잡식성 동물의 담관(biliary passage)에 기생하며, 우리나라에서도 상당수의 가축에서 검출되고 있지만 인체 감염 예는 없다. 제1 중간숙주는 육서 패류(land snail)이며 제2 중간숙주는 개미 종류이다.

(2) 형태 및 생활사

성충은 5~15×1.5~2.5mm 크기의 세모날(lancet) 형태이다. 충란은 38~45×22~30μm 크기로 충란뚜껑(operculum)이 있다. 충란은 제1 중간숙주에서 꼬리유충(cercaria)까지 발육, 증식한다. 이 꼬리유충 수백 개가 점액과 뒤엉켜 점액구(slime ball)를 형성하고, 패류로부터 나와 제2 중간숙주인 개미 등에 먹히면 피낭유충으로 발육한다. 감염된 제2 중간숙주를 종숙주가 섭취할 때 감염되어 주로 담낭, 담관, 췌관 등에서 성충이 된다.

(3) 병리 및 증상

인체감염에서 무증상이거나 경감염이 대부분이다. 간흡충증에서와 같이 담관의 염증 반응, 섬유화, 경변성 변화로 진행한다. 변비, 소화불량, 간장비대, 구토, 전신성 중독증 (systemic toxemia)을 보인다. 초식동물들의 생간을 섭취했을 때 대변에서 충란이 검출될 수 있다.

(4) 진단 및 치료

대변 내에서 충란을 검출하여 진단한다. Praziquantel을 투여하여 치료한다.

7. 폐흡충 *Paragonimus westermani*(Kerbert, 1878) Braun, 1899

1878년 동물원에서 죽은 인도산 뱅갈 호랑이의 폐에서 Kerbert가 처음 발견하여 *Distoma westermani*라 명명하였다. 이후 여러 학자들에 의해 충란이나 성충이 관찰되었으며, 1899년 Braun이 *Paragonimus*속을 설정하고 *P. westermani*라 개명하였다.

폐흡충속은 전 세계적으로 분포되어 있는 기생충으로 대부분이 아시아 지역에 분포하고 있으며, 아프리카 지역과 그리고 미주 지역에도 분포되어 있다. 우리나라에 분포하고 있는 폐흡충은 *P. westermani*로 기술되고 있다.

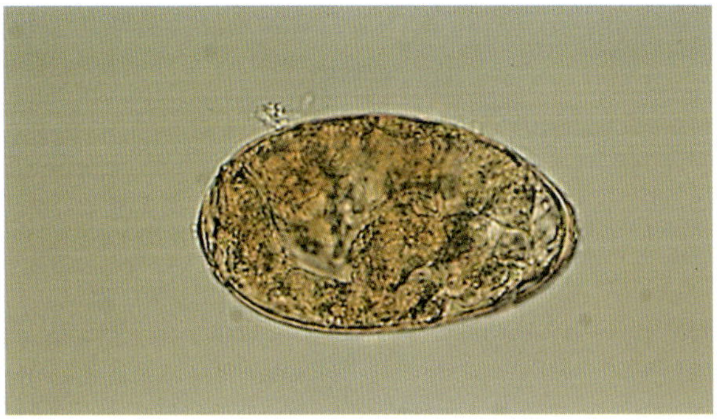

그림 3-20. 폐흡충(*Paragonimus westermani*), 충란.

(1) 분포 및 역학

전 세계적으로 분포하고 있으나 인체감염 예는 극동 지방인 우리나라를 비롯하여 일본, 대만, 중국 등지에서 주로 보고되고 있으며, 필리핀, 태국, 말레이시아, 인도네시아, 인도, 스리랑카, 시베리아에서도 관찰된다.

우리나라에서는 과거에 주로 산간 지역과 일부 도서 지방에서 유행지가 형성되었으나 근래에는 간헐적인 인체감염 예와 극히 일부 지역에서의 소규모 유행이 유지되고 있다.

우리나라에서 제1 중간숙주는 담수산 다슬기(*Semisulcospira libertina*)이고, 제2 중간숙주는 참게(*Eriocheir sinensis*), 동남참게(*E. japonicus*), 말똥게(*Sesarma dehaani*), 참가재(*Cambaroides similis*) 및 모장새우(*Palaemon nipponensis*) 등이다. 보충숙주는 개, 고양이, 살쾡이, 여우, 늑대, 멧돼지 등이다. 인체감염은 주로 게나 가재를 생식하거나 불완전하게 조리된 것을 먹을 때, 또는 오염된 우물물을 끓이지 않고 마실 때 이루어진다. 우리나라의 경우 30~50대의 남성에서 감염률이 높으며, 어른에서는 게장이 주된 감염원이고, 가재는 어린이들의 주된 감염원이다. 과거에 홍역을 앓을 때 가재즙을 먹이던 민간요법도 감염의 원인이 되었다.

(2) 형태

성충은 7.5~12×4~6×3.5~5mm 크기의 적갈색을 띤 타원형으로 거머리 운동을 한다. 크기가 비슷한 구흡반과 복흡반을 가지고 있으며 복흡반은 체중앙보다 약간 앞쪽에 위치한다. 체표면은 가는 가시(spine)로 덮혀 있다. 식도 뒤로 두 가닥의 장관이 체후방까지 연결되나 맹관이다. 난소는 6엽으로 자궁과 대칭적으로 위치한다. 충란은 86~118×58~60μm 크기로 황갈색의 난원형이며 충란뚜껑(operculum)이 있고 충란의 뒤쪽 충란껍질이 더 두꺼운 것이 특징이다.

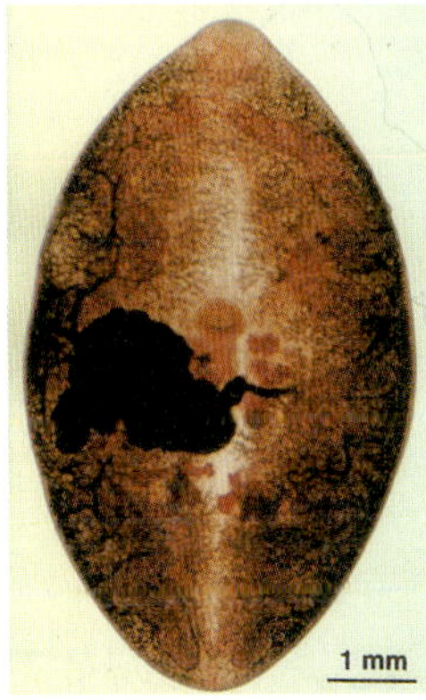

그림 3-21. 폐흡충, 성충.

(3) 생활사

성충은 폐의 실질에서 흔히 쌍을 이루며 기생한다. 산란된 충란은 객담 또는 대변과 함께 외계로 나오며, 물속에서 발육, 부화하여 섬모유충(miracidium)으로 탈출한다. 이 섬모유충이 제1 중간숙주인 다슬기에 침범하여 포자낭, 레디아유충, 꼬리유충까지 발육하는데 이 시기에 무성번식한다. 꼬리유충은 200~220×50~80μm 정도로 입에 탐침(oral stylet)을 가지고 있다. 이 유충이 제2 중간숙주인 게나 가재의 아가미를 통해 침범하여 피낭유충(metacercaria)이 된다. 피낭유충의 크기는 약 0.4mm 정도로 두꺼운 포낭벽으로 싸여 있다.

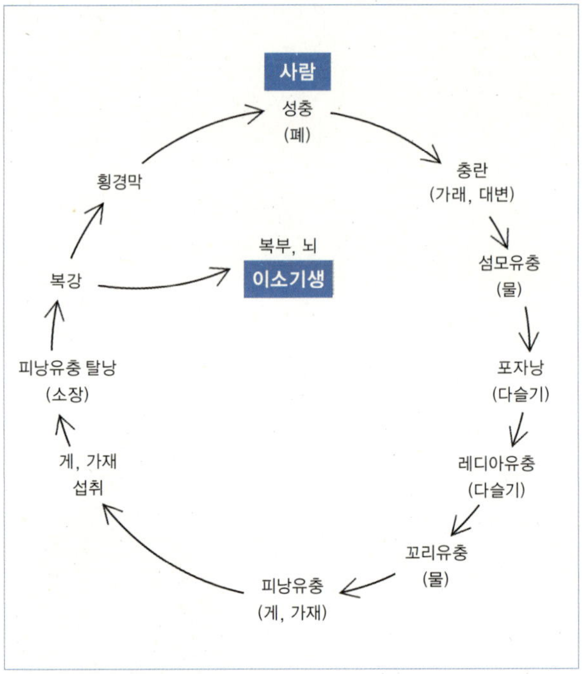

그림 3-22. 폐흡충의 생활사.

최종 숙주가 피낭유충을 섭취할 때 십이지장에서 탈낭하고 그 유충은 소장 벽을 뚫고 복강 내로 이동하여 가로막을 뚫고 가슴막을 지나 폐에 침입하여 포낭을 형성(encapsulation)하며 기생한다. 성충으로 성장 발육하기까지 약 60일 정도 소요되며 10년 이상 생존이 가능하다.

일부의 어린 기생충은 폐 이외의 여러 장기나 조직에 이행하여 소위 이소기생(ectopic parasitism)을 한다.

(4) 병리

대부분 폐에 기생하는데 이때 충체 주위에 염증 반응 및 육아종성 조직반응이 일어난다. 진행되면 주위에 포낭(cystic capsule)이 형성되며 각종 염증세포의 침윤, 특히 호산구 침윤이 특징적으로 관찰된다. 포낭은 섬유성 결체조직으로 둘러싸여 있고 그 안에는 흔히 한 쌍의 충체, 농즙, 각종 혈구, Charcot-Leyden 결정체, 충란이 관찰된다. 포낭의 크기는 2cm 내외이고, 진행에 따라 기관지 확장, 가성폐렴(pseudopneumonia), 결핵모양의 농양(tuberculoid abscess) 등이 생긴다. 간, 뇌, 눈, 장벽, 근육, 고환, 척수, 늑막, 피하조직 등에서 이소기생이 관찰된다.

(5) 증상

폐에 기생하는 경우 감염 2~3개월 후 가벼운 기침, 흉통과 객담으로 시작된다. 때로는 발작성 기침과 객혈(hemoptysis)을 볼 수 있으며 기관지동맥파열로 인한 대출혈도 종종 관찰된다. 객담에는 각종 혈구, 충란, Charcot-Leyden 결정체가 섞여 있다. 청진상 탁음, 건성 또는 습성 수포음(rales)을 들을 수 있고, X-선 검사상 폐결핵과 비슷한 결절성 음영이 관찰된다.

폐흡충의 피낭유충에서 탈낭한 어린 벌레는 여러 장기에 병변을 일으켜 발병한다. 복강에 있던 어린 벌레는 가로막(diaphragm)을 거쳐 간장에 기생하여 간농양, 간경변증을 유발한다. 췌장, 장벽, 장간막, 난소, 복막, 방광 등에도 기생한다. 뇌폐흡충증(cerebral paragonimiasis)의 경우, 이행경로는 확실치 않으나 대부분 혈류나 림프류를 따라가는 것으로 생각된다. 뇌에서의 기생 부위에 따라 증상이 다양하다. 대뇌 혹

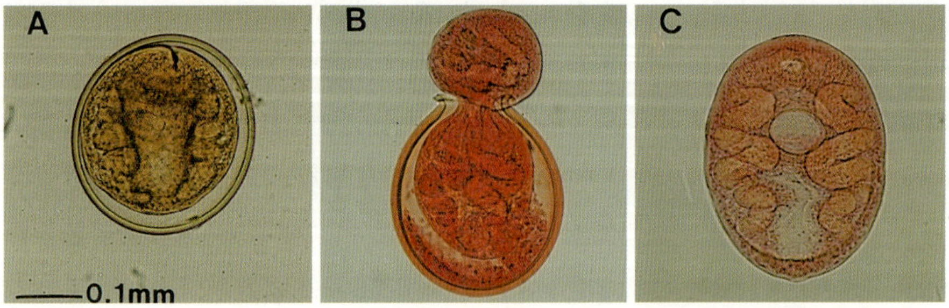

그림 3-23. 폐흡충(*Paragonimus westermani*), 피낭유충(A), 탈낭중인 유충(B), 탈낭유충(C).

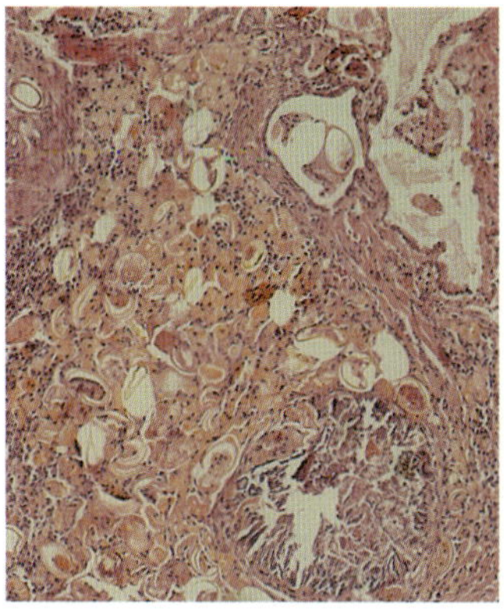

그림 3-24. 쥐의 폐조직에 있는 폐흡충 충란.

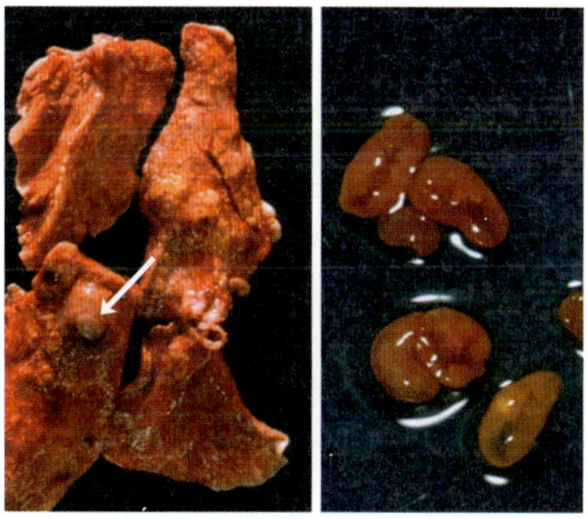

그림 3-25. 개의 폐조직 내 폐흡충이 들어 있는 포낭(화살표)과 포낭에서 나온 성충.

은 소뇌에 기생하여 병소 부위에 결체조직의 비후, 염증 반응 및 뇌압의 상승을 일으키고 간질, 두통, 경련, 언어장애, 연하곤란 등이 나타난다. 척수에 감염되었을 때에는 그 위치에 따라 상지 또는 하지 마비 등이 나타난다. 눈폐흡충증(orbital paragonimiasis)은 뉴확(눈구멍) 및 눈꺼풀에 포낭을 형성함으로써 이로 인한 안구돌출이나 안구운동의 장애가 나타나며, 시신경의 압박에 따라 시력약화 등 시신경 증상이 나타난다.

근육에 포낭을 형성하였을 때에는 운동력의 저하와 근육통이 온다. 그 외에 피하조직, 장벽, 장간막 등에 이소기생할 수 있으며, 난소에 침범하였을 때에는 자궁외 임신과 같은 증상을 보인다.

(6) 진단

객담, 기침 등 임상 증상과 혈액검사상 호산구증가증을 참고한다. 객담검사에서 충란을 검출하는 것이 가장 정확한 진단법이다. 객담은 아침부터 저녁까지 모아서 검사하는 것이 좋다. 어린아이의 경우 객담을 삼키므로 대변검사도 병행해야 한다.

방사선과학적 검사로 폐에서 국소적 침윤이나 결절 등 음영을 관찰할 수 있으며, 단층촬영, 초음파 검사 등도 적용되나 다른 질병과의 감별진단이 필요하다.

면역학적 검사로 이용되는 피내반응 검사는 과거에 감염된 사람이나 다른 연충에 감염된 사람에서 위양성 반응을 보여 이 검사에서 양성일 경우 객담검사 등 다른 진단법을 적용하여 확진하는 것이 좋다. 근래에는 ELISA 검사가 감수성이나 특이성이 비교적 높아 많이 이용되고 있다.

(7) 치료

Praziquantel은 소화기계의 부작용이 약간 있으나 구충 효과가 우수하다. 25mg/kg을 1일 3회, 2일간 복용한다.

(8) 예방

게나 가재 등 중간숙주의 생식을 금한다. 게장은 담근 지 10일 이후에 모든 피낭유충이 죽으므로 10일 후에 먹는 것이 좋다. 만연 지역에서는 물을 끓여 마신다. 환자의 객담 및 대변을 위생적으로 처리한다. 만연 지역에서의 집중적인 치료 및 관리사업을 시행한다. 전 국민적인 보건교육을 지속적으로 시행하고 보충숙주에 대한 관리책을 강구한다.

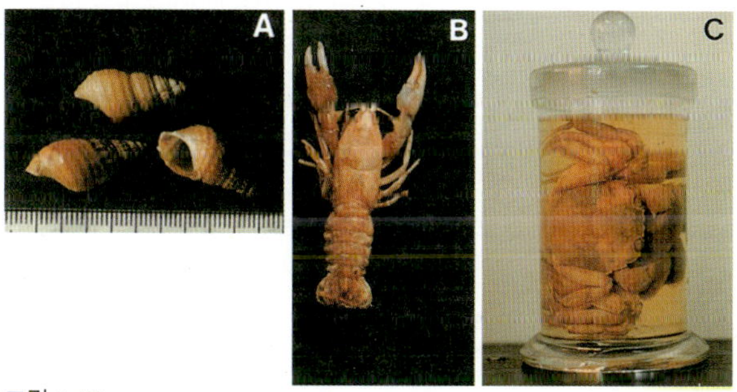

그림 3-26. 폐흡충의 중간숙주, 다슬기(제1 중간숙주)(A), 가재(제2 중간숙주)(B), 참게(제2 중간숙주)(C).

기타 인체기생 폐흡충류

인체 감염 폐흡충은 10여 종이 있다. 이 중 이형폐흡충(*P. heterotremus*)은 태국, 라오스, 캄보디아, 베트남, 중국 등에 분포하고 있으며 태국과 라오스에서는 중요한 폐감염 기생충으로 취급되고 있다. 스크랴빈폐흡충(*P. skrjabini*)은 중국과 태국 등지에서 드물게 보고되어 있다(표 3-3).

표 3-3. 세계 각지에 분포된 폐흡충의 종류(Miyazaki, 1974).

종(Species)	분포(Distribution)
Paragonimus compatus	India, Ceylon
P. westermani	India, Ceylon, Thailand, Malaysia, China, Japan, Indonesia, Philippines, Taiwan, Korea, USSR, etc.
P. ohirai	Japan, China
P. iloktsuenensis	China, Japan, Taiwan, Korea
P. skrjabini	China
P. yunnanensis	China
P. miyazakii	Japan
P. macrochis	China, Thailand, Ceylon
P. fukienensis	China
Euparagonimus cenocopiosus	China
P. cheni	China
P. heterotremus	China, Thailand, Laos
P. proliferus	China
P. seamensis	Thailand, Ceylon
P. bangkokensis	Thailand
P. harinasutai	Thailand
P. sadoensis	Japan
P. africanus	Cameroons
P. uterobilateralis	Cameroons, Liberia, Nigeria
P. rudis	Brazil
P. kellicotti	USA, Canada
P. caliensis	Colombia, Peru, Panama
P. mexicanus	Mexico, Guatemala, Costa Rica, Panama
P. peruvianus	Peru, Panama Ecuador
P. amzonicus	Peru

C. 소화관 기생흡충

Intestinal Flukes

우리나라에서 소화기관에 기생하는 장흡충류(intestinal flukes)는 대부분 이형흡충과(Heterophyidae)에 속하며, 극구흡충상과(Superfamily Echinostomatoidea)에 속하는 장흡충의 감염도 자주 볼 수 있다(표 3-4).

1. 비대흡충 *Fasciolopsis buski*(Lankester, 1857) Odhner, 1902

1843년 Busk가 런던에서 인도 선원의 십이지장에서 처음 발견하였다.

(1) 분포 및 역학

중국, 베트남, 태국, 말레이시아, 인도네시아, 미얀마, 인도 등 주로 아시아 지역에 넓게 분포한다. 제1 중간숙주는 담수 패류인 Planorbidae과이며 제2 중간숙주는 마름 등 수생식물이다. 사람은 피낭유충에 오염된 수생식물을 샐러드 등으로 생식할 때 감염된다. 종숙주는 사람과 돼지이다. 우리나라에서는 인체감염 예가 보고된 바 없다.

(2) 형태 및 생활사

성충은 2.0~7.5×0.8~2.0×0.05~0.3cm 정도로 인체흡충류 중에서 가장 크다. 충란은 130~140×80~85μm의 크기로 간질의 충란과 구분되지 않는다. 담황색 내지 황갈색의 타원형이며 충란뚜껑이 있다.

숙주의 대변과 함께 밖으로 나온 충란은 수중에서 성숙, 부화하여 섬모유충(miracidium)으로 탈출한다. 섬모유충은 제1 중간숙주인 패류(Planorbidae)에 침입하여 포자낭(sporocyst), 레디아유충, 딸레디아유충, 꼬리유충(cercaria)으로 발육하고, 꼬리유충은 물속으로 나와 제2 중간숙주인 수생식물(마름, 물밤, 수죽, 연뿌리, 수국 등)에 붙어 피낭유충(metacercaria)이 된다. 이들 수생식물과 함께 피낭유충을 사람이 섭취할 때 십이지장에서 탈낭하고 주로 십이지장 및 공장의 장벽에 흡착하여 성장, 발육한다. 성충이 되기까지는 약 3개월이 걸린다.

(3) 병리 및 증상

이 기생충은 크기가 워낙 커서 외상성 및 폐쇄성 장질환을 일으키며, 그 대사산물로 인한 중독현상도 나타난다. 장점막에 커다란 복흡반으로 흡착하여 기생하므로 출혈과 궤양으로 인하여 복통이 생기고, 출혈과 장운동 이상으로 피가 섞인 설사, 급성적인 장폐쇄도 일어난다. 독성대사물에 의한 알레르기 현상과 빈혈, 부종, 복수 등도 나타난다.

(4) 진단 및 치료

대변검사에서 충란을 검출하여 확진한다. 치료제로는 praziquantel(25mg/kg×3회/1일)이 안전하고 효과가 높다.

2. 호르텐스극구흡충 *Echinostoma hortense* Asada, 1926

우리나라 내륙 지방의 작은 하천을 중심으로 유행지가 형성되어 있다. 성충은 1cm 내외의 긴 잎사귀 모양이며 앞쪽으로는 구흡반과 그 주변에 가시로 둘러싸인 두관(head crown)이 있다. 성충에서 난소는 왼쪽으로 치우쳐 있고, 고환은 2개이다. 충란은 130×70μm 크기로 충란껍질은 얇고 투명하다. 자연계에서 종숙주

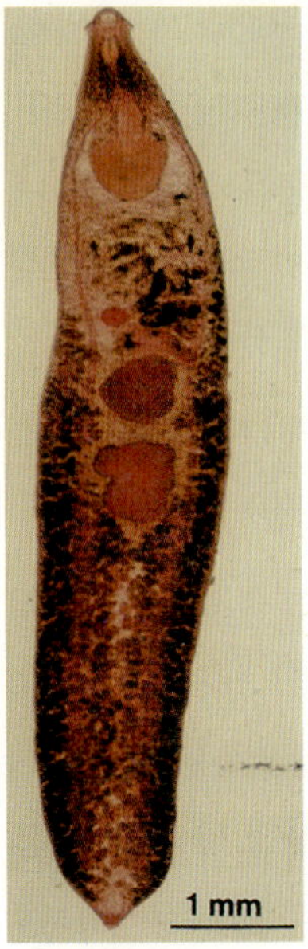

그림 3-27. **호르텐스극구흡충(*Echinostoma hortense*), 성충.**

는 집쥐 등 설치류이고, 사람은 제2 중간숙주를 생식할 때 감염된다. 제1 중간숙주는 물달팽이(*Lymnaea* sp.) 등 패류이고, 제2 중간숙주는 담수산 어류인 얼룩동사리, 버들치, 미꾸리 또는 올챙이 등이다.

구흡반과 두관의 가시가 융모를 자극하고 파괴하여 주변 조직에 염증 반응을 일으키고 이로 인한 소화불량, 복통, 설사 등이 생긴다. 대변 내 충란을 검출하여 진단한다. 치료제로 praziquantel(10mg/kg)을 1회 투여한다.

3. 이전고환극구흡충 *Echinostoma cinetorchis* Ando et Ozaki, 1923

우리나라에서도 인체감염 예가 보고되었다. 성충은 1cm 내외이며 충란의 크기는 100×55μm 정도이다. 제1 중간숙주는 담수패류이고, 제2 중간숙주는 제1 중간숙주인 담수패류 자체 및 올챙이, 개구리, 담수어류이고, 집쥐나 개가 종숙주이다. 대변 내 충란을 관찰하여 확진하며 praziquantel(10mg/kg)을 1회 투여하여 치료한다.

4. 일본극구흡충 *Echinochasmus japonicus* Tanabe, 1926

우리나라에서도 인체감염이 보고되었다. 제1 중간숙주는 쇠우렁이고, 제2 중간숙주는 담수어류(참붕어, 은어, 피라미)이며, 종숙주는 새, 닭, 오리, 개, 고양이, 쥐 등이다. 진단과 치료는 다른 장흡충류와 동일하다.

5. 요코가와흡충 *Metagonimus yokogawai* Katsurada, 1912

Family Heterophyidae에 속한다. 1911년 Yokogawa가 대만에서 은어로부터 피낭유충을 분리하여 실험적으로 감염시킨 개에서 성충을 처음 관찰하였다.

(1) 분포 및 역학

우리나라를 비롯하여 중국, 대만, 일본, 시베리아 등 주로 극동 지역에 분포하나 그리스, 발칸제국, 스페인 등지에서도 인체감염이 보고되었다. 우리나라에서는 은어가 주 감염원으로 생식할 때 감염되며, 때로는 오염된 물을 마실 때 감염된다. 여름철 만연 지역에서 은어 한 마리에 수만 개의 피낭유충이 지느러미, 꼬리, 비늘, 아가미, 근육 등에서 검출된다. 은어를 포획할 때 쉽게 손에 오염되며, 은어를 조리하는 기구들에도 쉽게 오염되어 불결한 손, 조리기구 등을 통해 인체 감염된다. 천렵과 생식을 즐기는 30~40대의 남자에서 가장 높은 감염률을 보인다. 은어는 동해안 및 남해안으로 유입되는 크고 작은 여러 하천 유역에 널리 분포하고 있다.

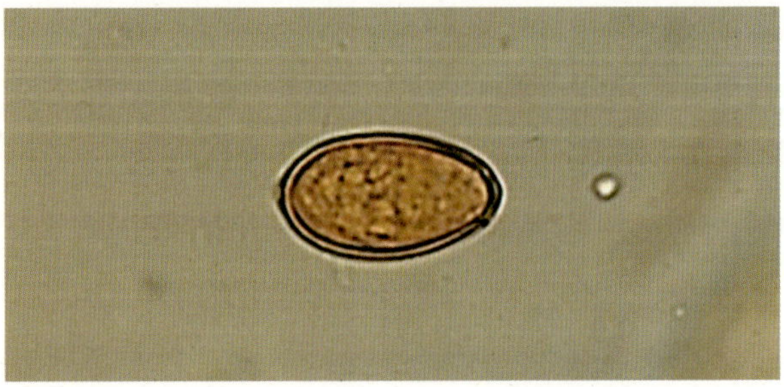

그림 3-28. **요코가와흡충(*Metagonimus yokogawai*), 충란.**

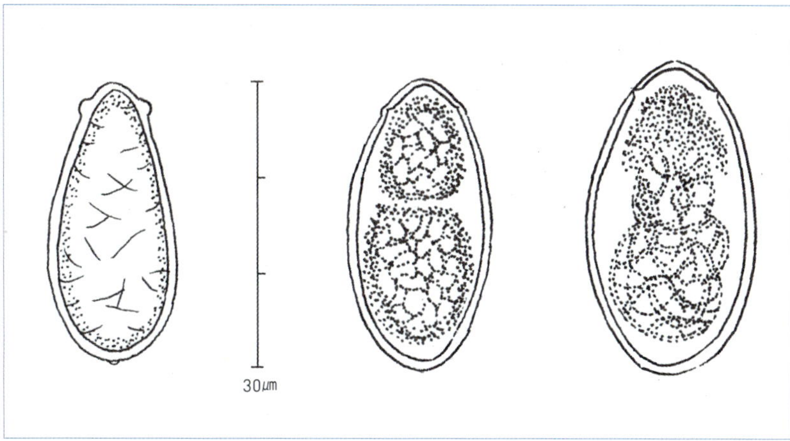

그림 3-29. 간흡충, 요코가와흡충, 타카하시흡충의 충란 비교(Miyazaki(1991)에서 모사).

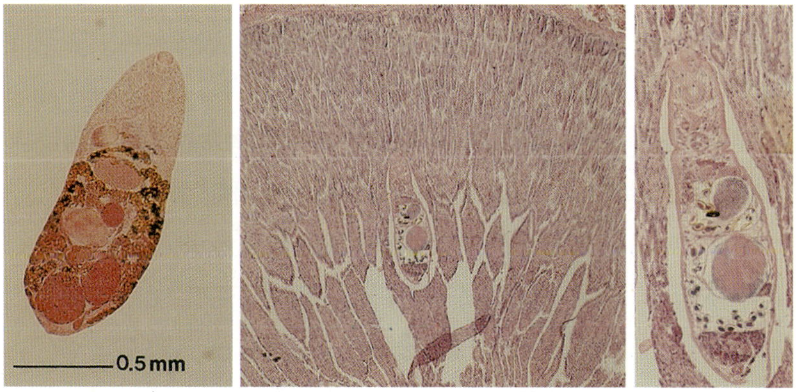

그림 3-30. 요코가와흡충(*Metagonimus yokogawai*), 성충과 인체 장 조직 내 성충.

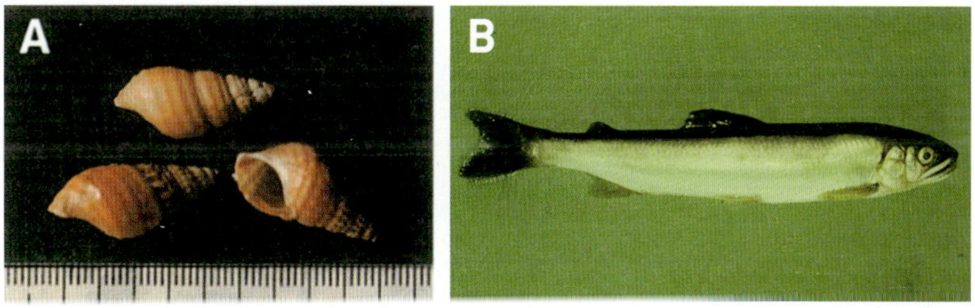

그림 3-31. 요코가와흡충의 중간숙주, 다슬기(제1 중간숙주)(A), 은어(제2 중간숙주(손운복 교수 제공))(B).

(2) 형태

성충은 1×0.5mm로 작다. 표피는 작은 가시(spine)로 덮혀 있으며 구흡반은 체전단에 있고, 복흡반은 구흡반보다 크며 체전방 1/3 부위에서 정중선의 오른쪽에 위치하며 생식공이 개구하여 생식반구조(acetabulogenital apparatus)를 이루고 있다. 충란은 28×17μm 정도의 크기로 담갈색이다. 충란은 간흡충 충란과의 세심한 감별이 필요하다. 성충 역시 다른 많은 미세 장흡충(minute intestinal fluke : MIF)들과의 세심한 감별이 필요하다.

(3) 생활사

충란은 성숙상태로 배출되어 제1 중간숙주인 다슬기(*Semisulcospira libertina*)에 들어가 부화하여 섬모유충 → 포자낭 → 레디아유충 → 딸레디아유충(daughter redia) → 꼬리유충으로 증식, 발육한다. 수중에 나온 꼬리유충은 은어 등 담수어류에 침입하여 피낭유충이 되고, 종숙주가 이 유충을 섭취하면 소장에서 탈낭하여 10일 이후에는 소장에서 성충이 되어 산란한다.

(4) 병리 및 증상

소장의 점막에 침입하여 국소적인 염증 반응, 세포침윤, 융모의 위축(villous atrophy)과 창자 움의 증식(crypt hyperplasia)을 일으킨다. 미란(erosion)과 괴사가 일어난다. 감염충체 수가 적을 때에는 무증상으로 지나가며, 1개월 이내에 자연 사멸한다. 주요 증상으로 복통, 설사, 소화장애, 식욕 감퇴 등을 호소하며, 두통 등 신경증상도 나타난다. 심한 경우 흡수장애증후군(malabsorption syndrome)을 일으킨다.

(5) 진단 및 치료

대변검사에서 충란을 검출하여 확진한다. 그러나 다른 미세 장흡충(minute intestinal fluke : MIF) 충란과의 세심한 감별이 필요하다. 치료약제로는 praziquantel(10mg/kg 단회 투여)이 가장 안전하고 치료율이 높다.

(6) 예방

제2 중간숙주인 은어 및 담수어의 생식을 금한다. 담수어를 조리하는 조리 기구를 철저히 소독하고, 담수어를 만졌을 때 손을 깨끗이 씻는다. 만연 지역에서는 물을 끓여 마신다.

6. 타카하시흡충 *Metagonimus takahashii* Suzuki, 1930

성충은 요코가와흡충과 유사하며, 충란이 약간 크다. 제2 중간숙주로는 주로 붕어 또는 잉어이다. 우리나라에서는 금강, 남한강, 낙동강 지역 등에 주로 분포한다. 증상은 요코가와흡충과 비슷하고 치료제로 praziquantel (10mg/kg)을 1회 투여한다.

7. 유해이형흡충 *Heterophyes nocens* Onji et Nishio, 1915

우리나라와 일본을 비롯한 극동 지방에 분포하며, 우리나라 서해안 및 남해안의 해안 마을에서 감염이 많다. 성충은 1~1.5mm 크기로, 복흡반은 구흡반보다 매우 크다. 복흡반의 후좌측에 생식흡반(genital sucker)이 있고 미세한 갈고리가 일렬로 배열되어 있는데 그 수는 50~60개이다. 충란은 27×15μm로 요코가와흡충 충란과 매우 유사하다. 제1 중간숙주는 비틀이고둥이고, 제2 중간숙주는 숭어, 가숭어, 농어, 문절망둑 등의 반염수어이다.

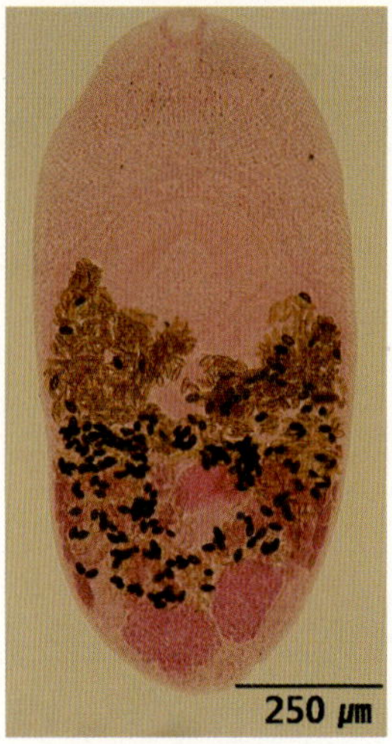

그림 3-32. 유해이형흡충(*Heterophyes nocens*), 성충.

인체감염 때 십이지장 하부 또는 공장의 융모와 융모 사이(intervillous space) 또는 리버퀸 움(crypt of Liberkühn)에 기생한다. 요코가와흡충의 병리와 비슷하다. 진단은 대변 내 충란을 관찰하여 확진한다. 그러나 요코가와충란과 유사하여 감별이 어려울 때는 투약 후 충체를 얻어 확진한다. Praziquantel(10mg/kg)을 1회 투여하여 치료한다.

8. 이형이형흡충 *Heterophyes heterophyes*(von Siebold, 1852) Stiles et Hassall, 1900

작은 흡충으로 1851년 Bilharz가 한 카이로 소년을 부검할 때 장 내에서 발견하였다.

(1) 분포 및 역학

나일강 삼각주에서 흔히 관찰되며 일본, 중국, 대만, 필리핀 등 극동 지방에도 분포한다. 그러나 우리나라에서는 외국에서 감염 유입된 2예가 있을 뿐 실제 국내 감염 발생은 보고된 바 없다. 보충숙주는 개, 고양이, 여우 등이며, 제1 중간숙주는 갯고둥과 비틀이고둥 등이다. 우리나라에서의 가능한 제2 중간숙주는 우리나라 사람이 흔히 생식하는 숭어(*Mugil cephalus*), 농어, 문절망둑 등이다.

(2) 형태 및 생활사

성충은 1~1.7×0.3~0.4mm 정도이고 아주 작은 서양배 모양이다. 요코가와흡충과 비슷하나 복흡반이 구흡반보다 훨씬 크며 생식흡반(gonotyl, genital sucker)이 복흡반과 분리되어 따로 있는 것이 다르다. 충란은 28~30×15~17μm의 크기로 성숙 상태로 배출되며, 이 충란이 제1 중간숙주인 비틀이고둥 등에 섭취되면 부화하여 섬모유충, 포자낭, 레디아유충, 꼬리유충으로 증식 발육하고, 꼬리유충은 제2 중간숙주에 들어가 피낭유충이 되며, 이 피낭유충이 종숙주에 섭취되어 소장에서 7~10일 후에 성충이 된다.

(3) 병리 및 증상

장 점막에 부착하거나 뚫고 들어가 기생함으로 장 점막의 염증성 병변과 국소적인 괴사가 일어난다. 이로 인해 선통(colicky pain)과 점액성 설사를 유발한다. 필리핀에서는 점막 내에서 산란된 충란이 림프절을 거쳐 심근(myocardium)에 이르러 치명적인 심근염(heterophyid myocarditis)을 일으킨 경우가 흔하다는 보고도 있다. 우리나라에 유입된 2예의 경우 심한 복통과 설사를 호소하였다.

(4) 진단 및 치료

장관 기생충이므로 대변 내의 충란을 검출하여 진단한다. 치료는 요코가와흡충증과 같다.

9. 긴이형흡충 *Heterophyopsis continua*

성충은 길이가 2.7~2.8mm이다. 제2 중간숙주는 숭어, 전어, 농어, 문절망둑 등의 반염수어류로 남해산 어류에서 피낭유충이 발견되었으며, 인체감염이 소수 보고되었다.

10. 표주박이형흡충 *Pygidiopsis summa* Onji et Nishio, 1916

우리나라에서는 전북 옥구군에서 유행지가 형성되어 있다. 제2 중간숙주는 숭어, 문절망둑 등 반염수어류이다.

11. 수세미이형흡충 *Stellantchasmus falcatus* Onji et Nishio, 1916

제2 중간숙주는 숭어 등 반염수어류이고, 남해산 어류에서 피낭유충이 발견되었으며, 소수의 인체감염이 보고되었다.

12. 서울주걱흡충 *Neodiplostomum seoulense* (Seo, Rim et Lee, 1964) Hong and Shoop, 1995

1964년 서울에서 잡은 집쥐의 소장에서 이 흡충이 처음 발견되었고, 우리나라에만 분포하며, 1982년 인체감염 예도 확인되었다.

성충은 1~2mm 정도로 충체의 전반부와 후반부가 잘룩하게 나뉘는 독특한 모양을 가지고 있다. 구흡반과 복흡반 그리고 세포융해구(tribocytic organ)가 충체 전반부의 중앙 부분을 차지하고 있으며 충체 후반부에는 난소, 난황소, 자궁, 고환이 있다. 생식공

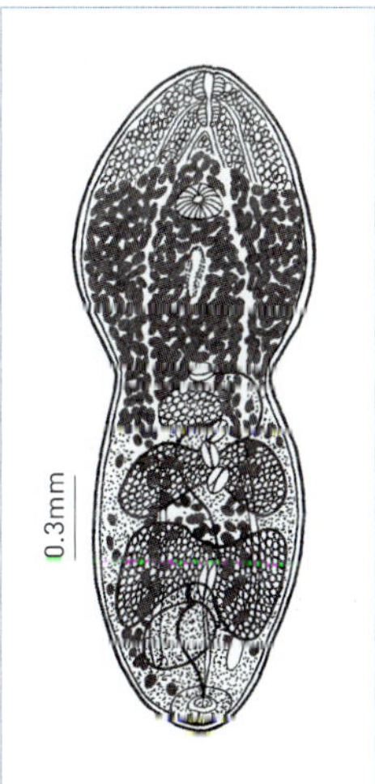

그림 3-33. 서울주걱흡충(Seo(1990)에서 모사).

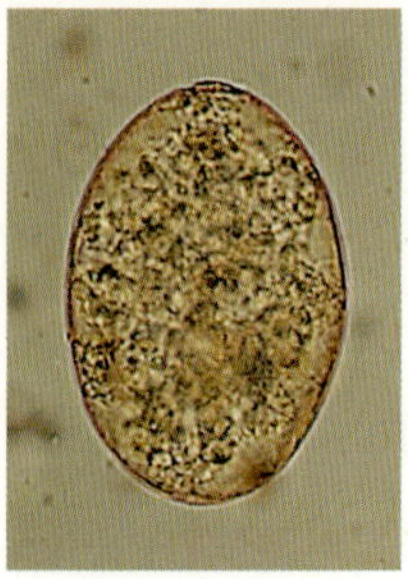

그림 3-34.
서울주걱흡충 (*Neodiplostomum seoulense*), 충란.

은 충체 후단에 위치한다.

종숙주는 집쥐나 사람이며, 제1 중간숙주는 또아리물달팽이(*Hippeutis* sp.)이고 제2 중간숙주는 올챙이, 개구리이다. 꼬리유충이 개구리나 올챙이에 침범하여 무낭유충(mesocercaria, neodiplostomulum)으로 있다가 종숙주인 쥐가 개구리나 올챙이를 먹었을 때에 감염되며, 십이지장에서 성충이 된다. 사람은 제2 중간숙주를 생식할 때 감염된다. 우리나라에서 보고된 감염 예는 주로 20~30대의 남자가 뱀을 먹고 감염된 경우이다. 인체감염의 경우 소장 상피세포의 파괴와 융모의 위축을 일으키며, 장출혈, 복통, 설사, 발열 등의 증상이 있다. 대변검사로 특징적인 충란을 관찰하여 진단하고, praziquantel(10mg/kg)을 1회 투여하여 구충한다.

13. 참굴큰입흡충 *Gymnophalloides seoi* Lee, Chai and Hong, 1993

우리나라에만 분포하며, 전남 신안군의 섬 일대에 유행지가 형성되어 있다. 성충은 0.5×0.2mm 정도로 구흡반은 매우 크고, 복흡반은 작으며 충체 후반부 정중선상에 위치한다. 복흡반 전방에 수정체 모양의 홈(ventral pit)이 파여 있는 것이 특징이다. 고환은 복흡반 전방 외측에 좌우로 1쌍이 있으며 생식공은 복흡반 바로 전방에 개구한다. 충란은 타원형이고 20×11μm 크기이다.

제1 중간숙주는 아직 밝혀지지 않았다. 제2 중간숙주는 자연산 참굴로 자연계 종숙주는 굴을 잡아먹는 검은머리물떼새로 알려져 있다. 참굴에서 검출되는 유충은 낭을 가지고 있지 않은 무낭유충(mesocercaria)으로 성충의 모양과 흡사하다.

소장점막에 기생하며 복부 불쾌감, 설사, 선통, 무기력증 등의 증상이 있다. 대변 내 충란 검출로 확진하며, praziquantel(10mg/kg)을 1회 투여하여 치료한다.

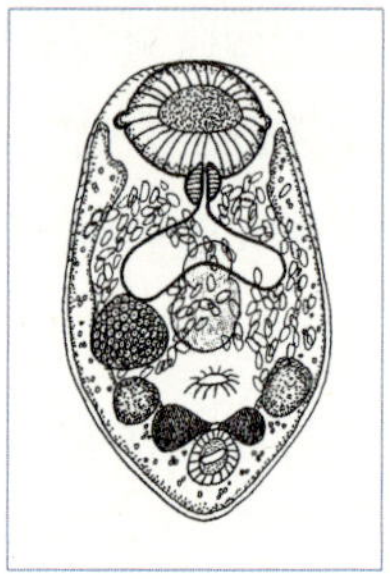

그림 3-35.
참굴큰입흡충(Lee et al.(1993)에서 모사).

D. 췌장 기생흡충
Pancreatic Flukes

1. 췌질 *Eurytrema pancreaticum* (Janson, 1899) Looss, 1907

(1) 분포 및 역학

돼지, 양, 염소, 소, 물소, 원숭이 등의 담관 및 췌장관에 기생하는 것으로, 중국 등 아시아 지역, 브라질 등에 분포한다. 우리나라에서는 소에서 비교적 높은 감염률을 볼 수 있으며, 인체기생 1예에서 대변검사상 충란을 검출한 경우가 있다. 그러나 감염원이나 감염경로는 밝히지 못하였으며 위감염(pseudoinfection) 여부도 밝혀져 있지 않다.

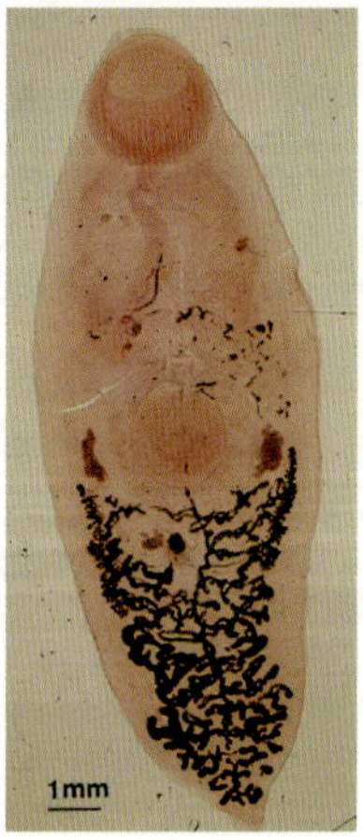

그림 3-36.
췌질(*Eurytrema pancreaticum*), 성충.

(2) 형태 및 생활사

성충의 크기는 10~23×5~9mm 정도이고 형태는 창형흡충과 비슷하나 더 두텁고 넓적하다. 충란의 크기는

50~80×35~45μm 정도이다. 우리나라에서는 제1 중간숙주가 명주달팽이(*Acusta dispecta*)이고 제2 중간숙주는 점박이색깨기, 긴꼬리색깨기 등 어치류이다.

(3) 증상, 진단 및 치료

췌관 상피세포의 만성적 증식과 섬유화로 췌장염을 일으키며 담낭염 비슷한 증상을 일으킨다. 대변 내 충란 검출로 확진하며, 치료제로 praziquantel을 투여한다.

표 3-4. **우리나라의 인체기생 장흡충**(채종일 교수 제공).

장흡충	제2 중간숙주
이형흡충과(異形吸虫科, Family Heterophyidae)	
요코가와흡충(*Metagonimus yokogawai*)	담수어(은어)
타카하시흡충(*Metagonimus takahashii*)	담수어(잉어)
유해이형흡충(*Heterophyes nocens*)	반염수어(숭어, 문절망둑)
이형이형흡충*(*Heterophyes heterophyes*)	반염수어(숭어)
작은이형흡충*(*Heterophyes dispar*)	반염수어(숭어)
긴이형흡충(*Heterophyopsis continua*)	반염수어(농어, 문절망둑)
표주박이형흡충(*Pygidiopsis summa*)	반염수어(숭어, 문절망둑)
수세미이형흡충(*Stellantchasmus falcatus*)	반염수어(숭어)
가시입이형흡충(*Centrocestus armatus*)	담수어(잉어)
자루이형흡충(*Stictodora fuscatum*)	반염수어(숭어)
신중구흡충과(新重口吸虫科, Family Neodiplostomidae)	
서울주걱흡충(*Neodiplostomum seoulense*)	개구리(올챙이), 뱀
극구흡충과(棘口吸虫科, Family Echinostomatidae)	
호르텐스극구흡충(*Echinostoma hortense*)	담수어(미꾸라지, 밀둑중사리)
이전고환극구흡충(*Echinostoma cinetorchis*)	담수어(미꾸라지, 패류)
일본극구흡충(*Echinochasmus japonicus*)	담수어(잉어)
사고흡충과(斜睾吸虫科, Family Plagiorchiidae)	
비스듬고환흡충속(*Plagiorchis* sp.)	담수어
나경흡충과(裸莖吸虫科, Family Gymnophallidae)	
참굴큰입흡충(*Gymnophalloides seoi*)	해산 패류(굴)

* 아프리카와 중동 지역에서 감염되어 수입된 경우임.

참고문헌

金載診, 閔得映, 蘇鎭琸(1984) *Metagonimus yokogawai* 세르카리아의 감각유두에 관한 연구. 기생충학잡지 22: 11-20.

閔弘基(1981) 人獸共通寄生蟲의 疫學的 調査 硏究. 기생충학잡지 19(1): 60-75.

송재만, 이무상, 민득영, 소진탁, 김호근, 최인준(1981) 요로주혈흡충증 1예. 대한의학협회지 24: 1095-1098.

申大植(1964) 慶尙北道民의 肝吸蟲의 疫學的 調査. 기생충학잡지 2: 1-13.

任建植, 安泳謙(1978) 두가지형의 한국산 폐흡충(*Paragonimus westermani*)에 관한 연구. 연세의대논문집 12(1): 38-47.

정평림(2003) 한국의 담수패류. 연학사.

趙昇烈, 徐丙卨, 金勇一, 元致奎, 趙聖慶(1976) 韓國에 있어서의 肝蛭(*Fasciola* sp.)의 人體寄生例. 기생충학잡지 14(2): 147-152.

崔基哲, 田祥麟, 金益秀, 孫永牧(1990) 原色韓國淡水魚圖鑑. 鄕文社.

Chai JY, Lee SH(2002) Food-borne intestinal trematode infections in the Republic of Korea. Parasitology International 51(2): 129-154.

Chai JY, Shin EH, Lee SH, Rim HJ(2009) Foodborne intestinal flukes in Southeast Asia. Korean Journal of Parasitology 47, Supplement: S69-S102.

Choi DW, Ahn DH, Choy CH, Kim SS(1976) *Clonorchis sinensis* in Kyungpook Province, Korea 3. Changing pattern of *Clonorchis sinensis* infection among inhabitants. Korean Journal of Parasitology 14(2): 117-122.

Choi DW(1990) Paragonimus and paragonimiasis in Korea. Korean Journal of Parasitology 28 Supplement: S79-S102.

Jeong YI, Shin HE, Lee SE, Cheun HI, Ju JW, Kim JY, Park MY, Cho SH(2016)Prevalence of *Clonorchis sinensis* Infection among Residents along 5 Major Rivers in the Republic of Korea. Korean Journal of Parasitol. 54(2): 215-219.

Lee YK, Choi TY, Jin SY, Lee DW(1995) Imported CNS schistosomiasis. A case report. Journal of Korean Medical Science 10: 57-61.

Lee SH, Chai JY, Hong ST(1993) *Gymnophalloides* seoi n. sp.(Digenea: Gymnophallidae), the first report of human infection by a gymnophallid. Journal of Parasitology 79(5): 677-680.

Lim SD, Suh YL, Chi JG, Hong ST, Lee SH(1995) Mansonian schistosomiasis in rectum-report of a case. Korean Journal of Parasitology 33(4): 383-386.

Min DY(1984) Remarks on the diagnosis of *Clonorchis sinensis* infection. Arzneim-Forsh/Drug Research 34(II), 9b,1153-1156

Min DY, Soh CT, Hwang KC, Kim BJ, Kang KS(1977) Parasitological examination of gallstones. Yonsei Reports on Tropical Medicine 8(1): 57-63.

Min DY, Soh CT, Lee MS, Choi HK, Park CI(1982) Urinary schistosomiasis among Korean returnees from the Middle East. Yonsei Reports on Tropical Medicine 13: 36-40.

Miyazaki I(1991) Helminthic Zoonoses. International Medical Foundation of Japan, Tokyo.

Neva FA, Brown HW(1994) Basic Clinical Parasitology. 6th ed. Connecticut, USA. Appleton & Lange.

Rim HJ(1990) Clonorchiasis in Korea. Korean Journal of Parasitology 28, Supplement: S63-S78.

Seo BS(1990) *Fibricola seoulensis* Seo, Rim et Lee, 1964(Trematoda) and fibricoliasis in man. Seoul Journal of Medicine 31: 61-96.

Soh CT, Lee KT, Ahn YK, Lee YH(1966) Shrimp as intermediate host of *Paragonimus westermani* in Korea. Journal of Parasitology 52: 1034-1035.

Chapter 4

조충류 Cestoda

조충류는 분류상 편형동물문의 조충강(Class Cestoda)에 속하며, 그중 인체에 기생하는 조충류는 의엽조충목(Order Pseudophyllidea)와 원엽조충목(Order Cyclophyllidea)뿐이다. 일반적으로 이 두 목에 속하는 기생충을 조충류라 한다. 성충은 끈처럼 길고 편평한 많은 편절(마디)을 가지고 있으며, 머리 부분인 두절(scolex), 목 부분인 경부(cervix), 그리고 마디인 편절(proglottid)로 구성되어 있고 각 편절은 연결되어 있다. 편절은 미성숙편절, 성숙편절, 수태편절로 이루어져 있고, 성숙한 각 편절은 독립된 생식기를 갖는 자웅동체이다.

제1절

일반 및 분류

(1) 형태 및 구조

두절(scolex)은 숙주의 장벽에 부착하는 장치를 가진 중요한 부위로 의엽류(Pseudophyllidea)에서는 흡구(bothrium, sucking groove)가 있고 원엽류(Cyclophyllidea)에서는 흡반(sucker)이 있다. 종에 따라 두절의 앞부분이 돌출한 부리(rostellum)와 부리 주위에 작은 갈고리(hooklet)나 가시(spine)를 가진 것도 있다.

두절과 연결된 경부(neck)는 가늘며 여기서 새로운 체절이 만들어진다. 경부와 연결되는 편절(proglottid)은 발육된 순서에 따라 미숙하거나 수생식기만 발생한 미성숙편절(immature proglottid), 암·수 생식기가 같이 있는 성숙편절(mature proglottid), 충란으로 가득 차고 수생식기는 퇴화한 수태편절(gravid proglottid)이 차례로 연결되어 편절사슬(strobila)을 이룬다.

체표는 합포체(syncytium)로 되어 있고, 표면의 잔털(미세모, microvilli ; microtriches)은 표면적을 넓혀 외계와 물질을 교환하는 기능을 강화하였다. 내부로 기초막과 근층이 있으며, 체벽과 내장 사이의 연부조직인 실질(parenchyme)에는 점상으로 산재한 석회소체(calcareous corpuscle)가 있어 체액산도를 조절하는 완충역할을 담당한다.

배설계는 불꽃세포(flame cell), 모세관, 집합관으로 연결되며 말단 체절의 배설구로 개구한다.

신경계는 두절에 있는 신경중추와 이곳으로부터 나가는 종주신경으로 이루어진다.

생식기계는 수생식기가 암생식기보다 먼저 발생하는 수컷선숙암수한몸(protandrous hermaphroditism)이다. 수생식기는 고환-수정관-음경낭-생식공에 이르고, 암생식기는 난소-수란관-수정낭-난형성강(ootype)-자궁-자궁공으로 연결된다. 의엽조충류는 자궁공이 열려 있어 충란이 체외로 배출되지만 원엽조충류에서는

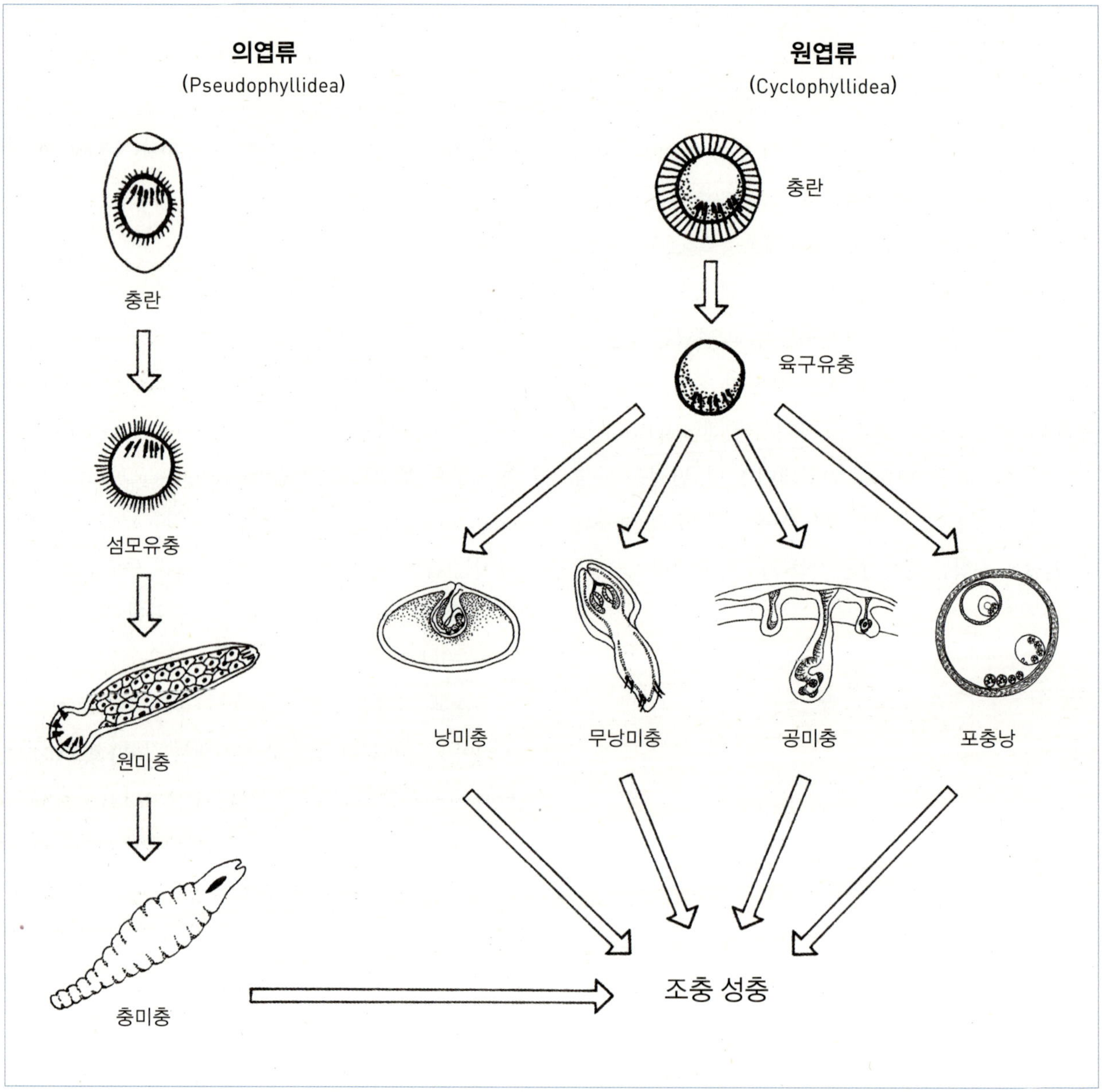

그림 4-1. **조충의 생활사.**

자궁공이 막혀 있어 수태편절의 자궁 안에 충란이 꽉 차 있다. 의엽류의 충란은 타원형으로 충란뚜껑이 있고, 조충섬모유충(coracidium)이 들어 있다. 원엽류의 충란은 구형으로 충란뚜껑이 없고, 배출될 때 육구유충(hexacanth embryo)이 들어 있다.

조충류는 생리학적으로 주로 혐기성호흡을 한다. 체표를 통해 숙주의 장내 내용물로부터 탄수화물을 흡수하는데 무산소대사(anaerobic metabolism)가 이루어진다. 숙주의 영양상태가 좋지 않을 때 충체의 성장은 느려지고 충란 생산도 감소된다.

(2) 생활사

완전히 발육된 충란 안에는 여섯 개의 작은 갈고리(hooklet)를 가진 육구유충(hexacanth embryo)이 들어 있는데 의엽류에서는 육구유충이 섬모에 의해 둘러싸여 있으며 이것을 조충섬모유충(coracidium)이라 한다. 원엽류에서는 육구유충을 둘러싼 피막이 있는데 이를 조충란막(embryophore)이라 하며, 이에 둘러싸인 전체도 육구유충(oncosphere)이라 한다. 육구유충은 중간숙주 내에서 유충형으로 변태하며 그 모양은 종에 따라 다르다.

① 원미충(procercoid)은 섬모유충이 제1 중간숙주인 물벼룩 내에서 변태된 것으로 인체감염형이 아니다.

② 충미충(plerocercoid)은 원미충이 제2 중간숙주로 들어가 발육하여 견고하고 긴 모양으로 두절이 없거나 경부로 함몰된 자충이다(예 긴촌충).

③ 무낭미충(cysticercoid)은 작은 체부가 앞쪽으로 나와 있고 두절이 함몰되어 있으며, 견고하고 긴 꼬리를 가진다(예 왜소조충, 개조충).

④ 낭미충(cysticercus)은 하나의 작은 낭 내에 하나의 두절이 낭의 전반부에 함몰된 자충이다(예 유구조충, 무구조충).

⑤ 공미충(coenurus)은 낭벽의 배세포층에서 다수의

표 4-1. 조충류의 분류.

- 편형동물문(Phylum Platyhelminthes)
  - 조충강(Class Cestoda)
    - 다절조충아강(Subclass Eucestoda)
      - 의엽조충목(Order Pseudophyllidea)
        - 열두조충과(Family Diphyllobothriidea)
          - 광절열두조충(*Diphyllobothrium latum*), 요나고열두조충(*Diphyllobothrium yonagoense*), 니혼가이열두조충(*Diphyllobothrium nihonkaiense*), 심장형열두조충(*Diphyllobothrium cordatum*), 태평양열두조충(*Diphyllobothrium pacificum*), 만손열두조충(*Spirometra erinacei*), 거대복식조충(*Diplogonoporus grandis*)
      - 원엽조충목(Order Cyclophyllidea)
        - 조충과(Family Taeniidae)
          - 유구조충(*Taenia solium*), 무구조충(*Taenia saginata*), 아시아조충(*Taenia asiatica*), 다두조충(*Taenia multiceps*), 단방조충(*Echinococcus granulosus*), 다방조충(*Echinococcus multilocularis*)
        - 막양조충과(Family Hymenolepididae)
          - 왜소조충(*Hymenolepis nana*), 쥐조충(*Hymenolepis diminuta*)
        - 나고조충과(Family Dilepididae)
          - 개조충(*Dipylidium caninum*)
        - 중의조충과(Family Mesocestoididae)
          - 유선조충(*Mesocestoides lineatus*)

두절이 생겨나는 자충 형태이다(예 다두조충).

⑥ 포충낭(hydatid cyst)은 낭벽의 배세포층에서 많은 두절을 생성하고, 번식포(daughter bladder, brood capsule)로 발육한다(예 단방조충).

중간숙주는 하나 또는 둘이며, 예외적으로 왜소조충은 중간숙주가 필요하지 않을 수 있다. 종숙주가 중간숙주에 있는 유충을 섭취하면 성충으로 발육하는데 사람이 종숙주일 때에는 소장에서 성충으로 기생하지만, 사람이 중간숙주가 되면 조직이나 기관에 유충으로 기생한다.

(3) 조충류의 분류

의엽류 Order Pseudophyllidea

두절에 흡구가 있고 자궁공이 열려 있으며 충란에 충란뚜껑이 있고 조충섬모유충(coracidium)이 들어 있다. 인체기생은 광절열두조충 등이 있다.

원엽류 Order Cyclophyllidea

두절에 4개의 흡반이 있고 종류에 따라 부리와 갈고리를 갖는다. 생식공은 측면에 개구하지만 자궁공은 막혀 있으며, 충란의 조충란막(embryophore)이 두텁다.

제2절

의엽조충 Pseudophyllidea

1. 광절열두조충 *Diphyllobothrium latum*(Linnaeus, 1758) Lühe, 1910

긴촌충, fish tapeworm이라고도 한다.

우리나라에서도 간혹 보고되는 조충이다. 근래에는 국내에서 보고된 충체가 일본에서 보고된 동해열두조충(*D. nihonkaiense*)과 동일하다는 연구 보고가 있어 종의 동정에 대한 좀 더 세밀한 검토와 논의가 필요하다.

(1) 분포 및 역학

북반구의 해안 연안국들인 핀란드, 스웨덴, 노르웨이, 독일, 북러시아, 그린란드, 캐나다, 북미, 일본 등에 분포하며 종숙주는 사람, 개, 고양이, 물개, 곰, 바다표범, 밍크 등이다. 제1 중간숙주는 물벼룩인 *Cyclops* spp. 및 *Diaptomus* spp.이고 제2 중간숙주는 주로 연어나 송어이지만, 우리나라에서는 농어나 민어도 매개할 것으로 생각된다.

(2) 형태

성충은 상아색으로 길이는 3~10m, 편절이 3,000개 또는 그 이상이다.

두절은 작고(1~2.5mm), 복 측과 배 측에 깊게 파인 흡구(bothria, sucking grooves)가 있다. 성숙편절은 폭이 넓고 편절 중앙부에 나선형으로 꼬인 장미 모양(rosette형)의 자궁이 있으며, 충란은 자궁공을 통해 주기적으로 배출되는데, 1마리의 충체가 매일 100만 개 정도의 충란을 배출한다.

충란은 황갈색의 타원형으로 44×66μm 정도이며

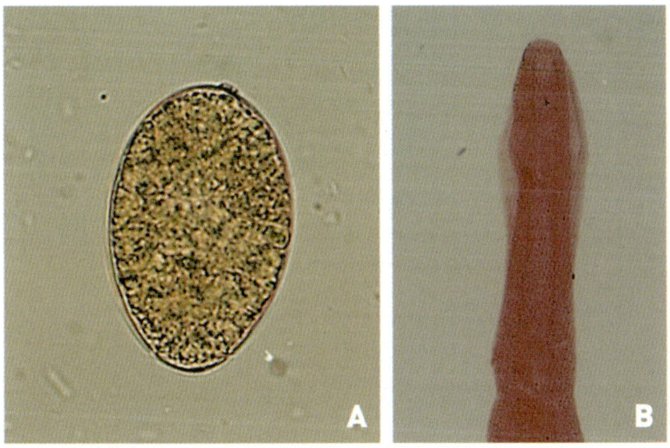

그림 4-2. 광절열두조충, 긴촌충(*Diphyllobothrium latum*), 충란(A)과 두절(B).

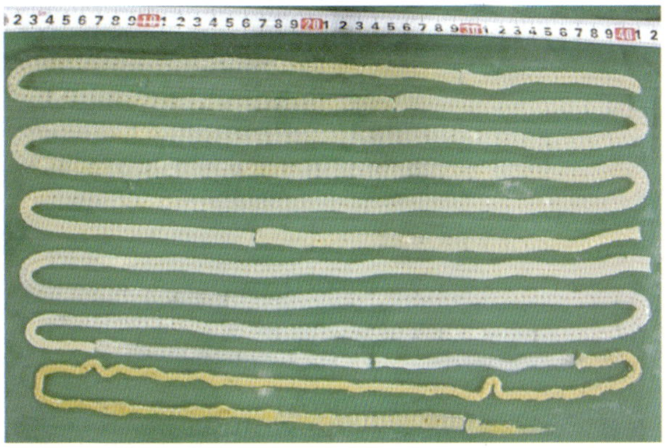

그림 4-3. 광절열두조충의 편절사슬(strobila).

충란뚜껑이 있고, 충란뚜껑 반대편이 약간 비후되었거나 작은 돌기가 있다.

(3) 생활사

대변과 함께 외계로 배출된 충란은 15~25℃ 수중에서 11~15일 걸려 발육, 부화한다. 수중으로 나온 조충 섬모유충(coracidium)이 물속에서 헤엄치다 제1 중간숙주인 물벼룩에 들어가 원미충(procercoid larva)이 되고, 이것이 제2 중간숙주에 섭취되면 근육으로 들어가 충미충(plerocercoid larva)이 된다. 인체감염은 충분히 조리되지 않은 생선 근육을 먹을 때 감염되어 소장에 기생하며, 감염 5~6주가 되면 충란배출을 시작한다.

(4) 병리 및 증상

보통 한 마리가 공장이나 회장에 기생한다. 소화기 장애, 설사, 복통, 빈혈, 장관 폐쇄를 일으킨다. 이외에 체중 감소, 허약, 영양실조, 공복통, 신경증세 등이 있다. 말초혈액에서 백혈구와 호산구의 증가를 볼 수 있다. 숙주가 비타민B_{12}를 빼앗겨 조혈장애로 빈혈을 일으켜 악성빈혈(pernicious anemia, bothriocephalus anemia)이 나타날 수 있다.

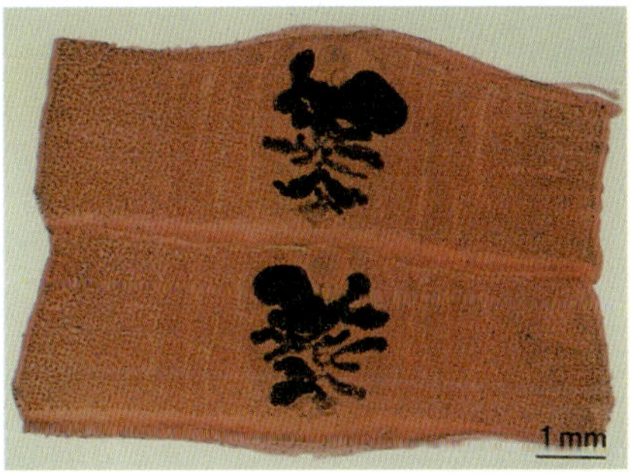

그림 4-4. 광절열두조충의 수태편절.

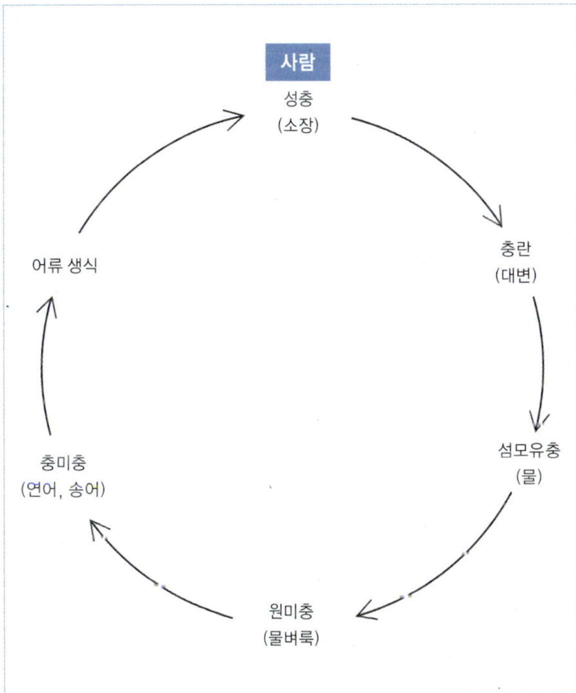

그림 4-5. 광절열두조충의 생활사.

(5) 진단

대변 내에서 충란이나 편절을 검출하여 진단한다.

(6) 치료

Praziquantel을 10mg/kg, 1회 투여한다.

(7) 예방

감염자의 대변이 하천으로 유입되지 않도록 처리해야 한다. 중간숙주를 냉동처리(-18℃에서 24~48시간)하면 충미충(plerocercoid larva)이 죽으므로 만연 지역에서는 얼린 후 판매해야 한다.

애완동물을 주기적으로 구충시킨다.

2. 요나고열두조충 *Diphyllobothrium yonagoense* Yamane et al., 1981

생활사는 알려져 있지 않으나 중간숙주는 바다 생선이며, 종숙주는 바다에 사는 포유동물이다. 국내에서도 감염 보고가 있다.

3. 만손열두조충 *Spirometra erinacei*

개나 고양이 등 육식동물의 장에 기생한다. 제1 중간숙주는 물벼룩이고 제2 중간숙주는 양서류, 파충류, 새, 포유류 등이다. 이 조충은 성충보다 유충의 감염이 더 중요하다. 국내에서 성충감염 예가 있다. 뱀과 담수어를 날로 먹어 감염된 것으로 추정하고 있다. 복통과 상복부 불편감을 호소하였다.

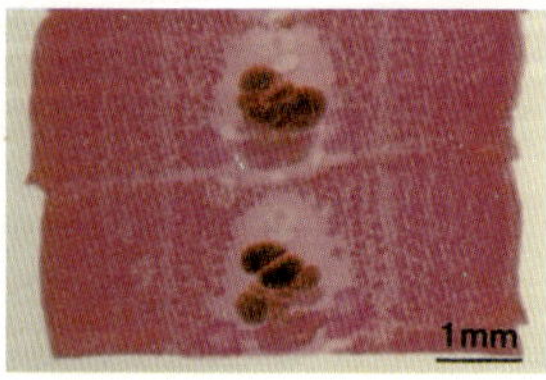

그림 4-6. *Spirometra* sp., 성숙편절.

4. 스파르가눔 Sparganum

스파르가눔증(Sparganosis)을 일으킨다.

(1) 분포 및 역학

한국, 중국, 일본, 베트남 등 동아시아에 널리 분포하여 있으며 아프리카, 유럽, 호주, 미국 등지에서도 발견되고 있다. 스파르가눔(sparganum)은 개, 고양이 등의 소장에 기생하는 Genus *Spirometra*에 속하는 조충(*S. erinacei*, *S. mansoni*, *S. mansonoides*)의 충미충(plerocercoid larva)이다.

*Spirometra*속의 제1 중간숙주는 물벼룩이고 제2 중간숙주는 개구리, 뱀, 새 등이다. 사람도 제2 중간숙주가 될 수 있다.

인체의 스파르가눔 감염은 원미충이 감염된 물벼룩이 들어 있는 물을 마시거나, 충미충이 감염된 제2 중간숙주(개구리, 뱀, 새)를 날로 먹거나, 중국이나 베트남 등지에서 민간요법으로 개구리나 뱀의 근육으로 피부, 결막, 질을 찜질할 때 감염된다. 충미충은 주로 피하조직이나 가슴의 근육, 다리, 음낭에 분포하며, 때로 안구, 비뇨기, 흉강, 심낭, 복부 내장, 뇌에서도 기생한다.

우리나라의 경우 남성에 많고 감염된 부위는 복부, 비뇨생식기, 사지, 중추신경계, 가슴, 안부, 후인두, 목 순이었다. 감염된 사람들은 대개 뱀, 개구리, 다른 종류의 고기를 날로 먹었거나 소독되지 않은 물을 마셔서 감염되었다. 개구리에서는 주로 다리에 충미충이 분포한다.

(2) 형태

유백색으로 편절 없이 주름이 잡혀 있다. 두절은 흡구의 흔적으로 함몰되어 있고 길이는 수 cm에서 수십

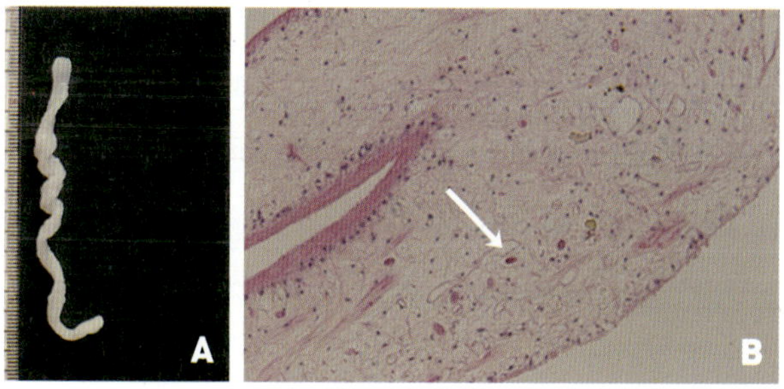

그림 4-7. 스파르가눔(Sparganum)(A)과 스파르가눔 절단면 내의 석회소체(B).

cm에 이른다. 충체의 절단 표본에서 배설관이 종축을 따라 분포하며, 실질(parenchyma)에는 근섬유, 석회소체가 있다. 살아 있는 유충은 상당한 운동성이 있다.

(3) 병리 및 증상

대개 피하조직에 소결절(직경 1~2cm)이 생겨 이동하기도 한다. 결절은 호산구성 육아종병변(eosinophilic granulomatous lesion)을 보인다. 스파르가눔의 위치에 따라 증상이 다양하다. 안부 침범 때에는 압통, 안검부종, 과다한 눈물 분비를 호소하며, 중추신경계 침범 때에는 두통, 발작, 반신불수, 기타 신경 증세를 가져온다.

(4) 진단 및 치료

피하조직에 있는 결절을 절제할 때 확인되기도 한다. ELISA가 진단에 사용된다. 중추신경계 침범 때에는 CT, MRI 등 방사선검사가 유용하다. 아직까지는 충체를 외과적으로 제거하는 것이 유일한 치료법이다.

(5) 예방

만연 지역에서는 물을 끓여 먹고, 개구리, 뱀 등을 생식하지 말고, 개구리나 뱀 근육을 이용한 찜질을 하지 말아야 한다.

제3절

원엽조충 Cyclophyllidea

1. 유구조충 *Taenia solium Linnaeus*, 1758

갈고리 촌충, pork tapeworm이라고 한다.

(1) 분포

세계 각지에 분포되어 있으나 돼지고기를 생식하는 곳에 많다. 동유럽(체코, 크로아티아, 세르비아), 중남미(멕시코), 아시아(북중국, 만주, 파키스탄, 인도) 등이며, 우리나라에서는 과거에 제주도를 비롯한 각 지방에서 감염이 보고되었다. 동남아시아나 중남미의 경우에는 돼지를 민가 주변에 방목하여 사람 분변을 자유로이 먹게 함으로써 낭미충에 감염된다. 인체감염은 낭미충을 섭취할 때 이루어지지만 사람이 충란을 섭취하여 중간숙주가 될 때 충란은 낭미충으로 발육하여 유구낭미충증(cysticercosis)을 유발한다.

(2) 형태

성충의 길이는 2~7m 정도이고 총편절이 1,000개 이하이다. 두절은 정방형으로 직경 1mm이고 4개의 깊

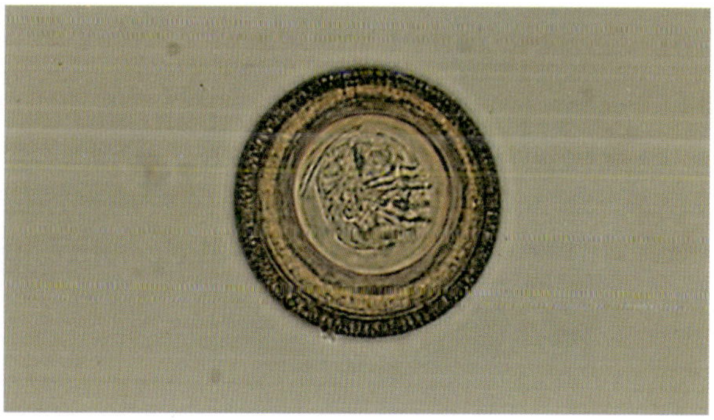

그림 4-8. 유·무구조충(*Taenia* sp.), 충란.

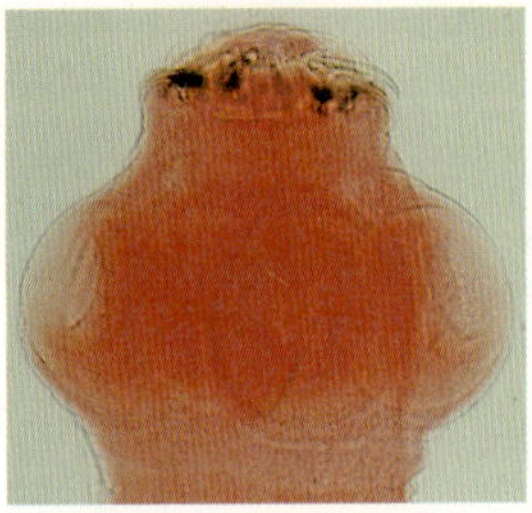

그림 4-9.
유구조충, 갈고리촌충 (*Taenia solium*), 두절.

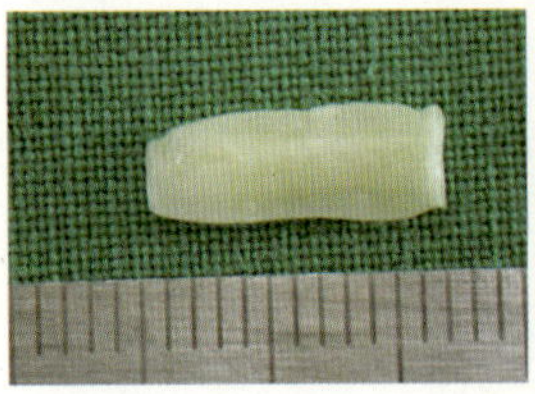

그림 4-10. ***Taenia* sp., 편절.**

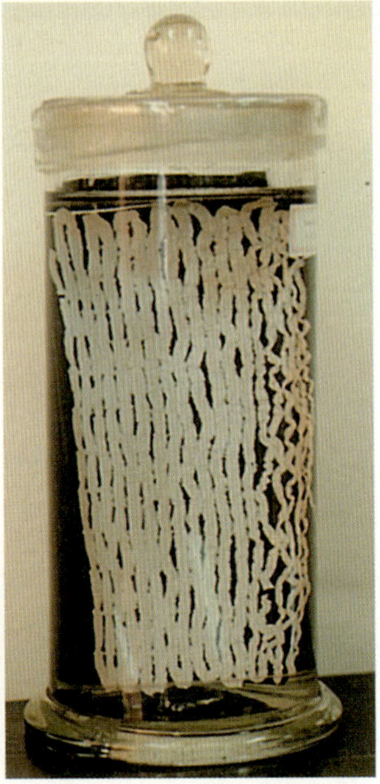

그림 4-11. **유구조충의 성충.**

게 파인 흡반(sucker)이 있다. 두절 중앙부에 부리(rostellum)가 있고 그 주위에는 22~32개의 작은 갈고리가 두 줄로 배열되어 있다. 경부(neck)는 짧고 두절 두께의 반(1/2)이다. 경부에서 시작되는 미성숙 편절은 폭이 길이보다 넓으나 성숙될수록 길이가 길어져서 수태편절은 폭보다 길이가 길다.

고환은 배 측으로 퍼져 있으며 수정관을 거쳐 생식공(genital pore)에 이르며, 생식공은 편절 측면 가장자리의 중앙에 위치하고 편절에 따라 좌우 교대로 개구한다. 난소는 수란관을 거쳐 난형성강(ootype)에 이르며, 자궁은 끝이 막힌 곤봉 모양으로 충란이 차면 양측으로 가지를 낸다. 수태편절에서 자궁측지는 양쪽으로 7~13(보통 9)개로 종 감별에 중요한 특징이 된다. 말단 수태편절은 외계로 배출되고 파괴되어 충란이 자궁으로부터 빠져 나온다.

충란은 둥근 모양으로 31~43μm 정도이고 무구조충과 감별이 불가능하다. 조충란막은 두껍고 방사상의 무늬가 있으며 그 안에 육구유충(hexacanth embryo)이 들어 있다.

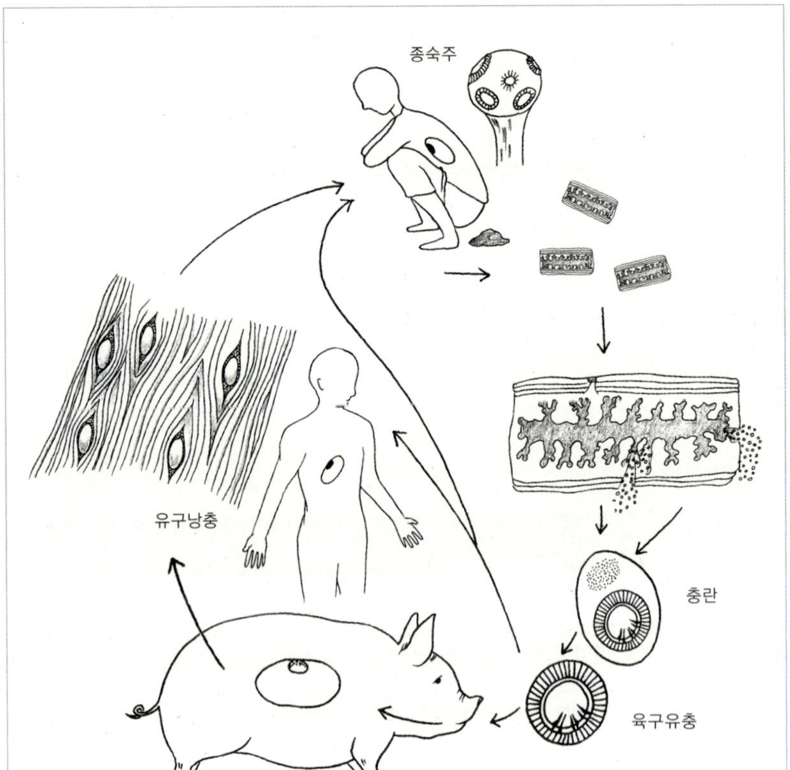

그림 4-12. **유구조충 및 유구낭충의 생활사**(Miyazaki(1991)에서 모사).

(3) 생활사

충란을 중간숙주인 돼지가 먹으면 소장에서 부화하여 육구유충이 혈류를 타고 간, 내장 및 근육 등에 침범하여 60~70일 후에는 성숙한 유구낭미충이 된다.

유구낭미충(*Cysticercus cellulosae*)은 작은 타원형으로 크기가 5×8~10mm 정도이며 두절이 함입되어 있다. 사람은 유구낭미충이 들어 있는 돼지고기나 가공식품을 섭취하면 감염된다. 인체에 들어온 유구낭미충은 소장에서 탈낭하고 두절이 소장 벽에 부착하며 5~12주 후에는 성충이 된다. 성충은 5년 또는 그 이상 산다.

(4) 병리 및 증세

성충 감염 때 소화기증상으로 불분명한 복부불편감, 공복통, 만성 소화장애, 지속적 설사 등이 나타난다. 때로 식욕 감퇴, 호산구증가증이 있다.

(5) 진단

유구조충은 충란을 배출하지 않아 대변 내 충란을 검출할 수 없어 편절을 확인하여 진단한다. 편절의 형태는 무구조충의 편절과 비슷하지만 수태편절에서 자궁측지 수가 적고(7~13개) 약제 투여 후 배출된 두절에 부리와 갈고리가 있어 감별된다.

(6) 치료

Praziquantel(10mg/kg)을 1회 투여하면 된다.

(7) 예방

돼지 사육장을 청결히 하여 인분을 통해 충란이 돼지에게 전파되는 것을 차단한다. 감염 환자를 색출하고 투약하여 감염원을 제거한다. 돼지고기를 충분히 익혀 먹는다

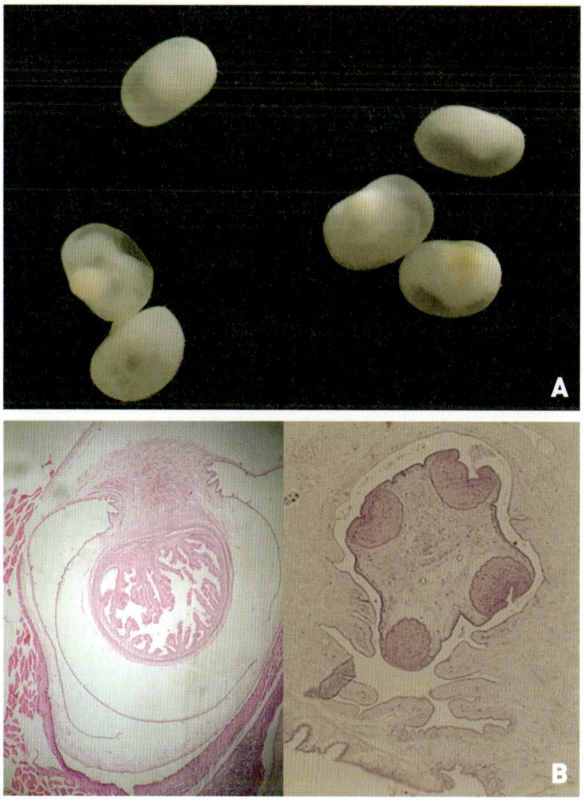

그림 4-13. 유구낭미충(Cysticercus cellulosae)(A)과 유구낭미충 절단면(B).

2. 유구낭미충증(Cysticercosis cellulosae)

(1) 감염 경로

돼지가 충란을 섭취하면 유구낭미충을 형성하는 것처럼 사람도 충란을 섭취하면 유구낭미충을 형성하여 유구낭미충증을 일으킨다.

충란을 섭취하는 경로는 충란에 오염된 음식물을 섭취하거나(heteroinfection), 유구조충 성충을 가진 사람이 스스로 충란을 섭취하는 경우(self-contamination), 또는 유구조충을 가진 사람에서 편절이 위 내로 역류되어 충란이 부화하는 경우(internal autoinfection)가 있다.

(2) 병리와 증세

유구낭미충이 잘 생기는 부위는 피하조직과 근육이고 그 다음으로는 뇌(뇌실, 뇌막, 뇌조직), 눈, 심장, 간, 폐, 복강, 척추 등이다. 눈, 뇌실, 지주막하를 제외한 부위의 낭미충은 섬유피막(fibrous capsule)에 의해 둘러싸여 있어 쉽게 제거할 수 있다. 처음엔 유구낭미충 주위에 중성구, 호산구, 림프구, 형질세포가 침윤되고 이어서 섬유화가 일어나며, 유충의 석회화와 더불어 피막의 괴사가 일어난다.

1) 뇌유구낭미충증 cerebral cysticercosis, neurocysticercosis

우리나라 뇌유구낭미충증 환자에서 낭충이 분포되는 곳은 뇌 실질, 뇌실, 뇌막 등의 순이며 호발연령은 30~50대이고 남성이 여성보다 많다.

증상은 발작, 두개강 내압 상승, 정신이상으로 크게 나뉘며 두통, 시력장애, 오심, 구토, 의식의 혼미, 환각, 지각이상 등이 있다.

2) 눈유구낭미충증 ocular cysticercosis

눈에서의 분포는 맥락막밑, 망막밑, 유리체밑, 초자체내, 전방(anterior chamber), 때로는 안검이나 결막밑에도 있다. 초자체나 전방에 있을 때는 피막(capsule)에 의해 둘러싸이지 않고 살아 있는 유구낭미충이 움직이며 이것이 제거되지 않으면 포도막염, 망막염, 홍채염, 맥락막 위축, 결막염이 되고, 충체가 죽으면 염증 반응이 더 심해진다.

3) 포도낭미충 *Cysticercus racemosus*, racemose cysticercus

유구낭미충의 증식형이다. 제4뇌실과 지주막에서 발생하며, 낭미충(cysticercus)이 뇌조직에서 발달하면서 두절은 퇴화하는 반면 낭벽(bladder wall)은 계속 자라 지주막밑으로 늘어나 포도모양(racemose pattern)을 형성하는 것으로 예후가 나쁘다.

(3) 진단

유구낭미충증의 진단은 낭미충을 외과적으로 떼어내 두절을 관찰하여 진단한다. 외과적 처치가 어려운 경우 여러 진단방법이 이용된다.

뇌를 침범하였을 때 혈청학적 검사(ELISA 등)나 영상 진단법(X-선, CT, MRI)이 진단에 도움이 된다.

뇌척수액 내 백혈구증가(pleocytosis), 단백질의 증가, 호산구증가증을 볼 수 있다.

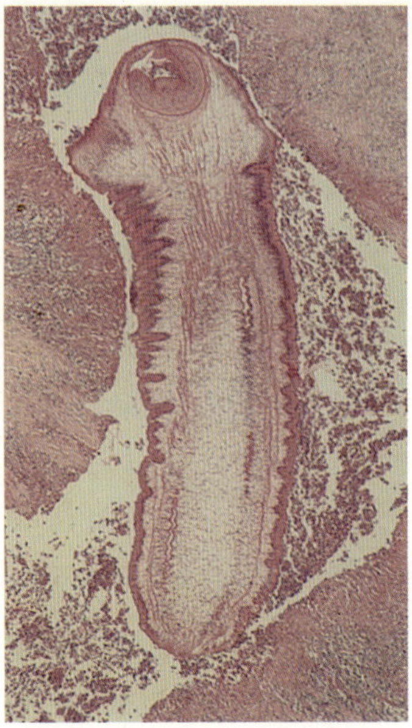

그림 4-14.
Cysticercus cellulosae, 뇌 조직 내 유구낭미충.

(4) 치료

피하나 수술이 가능한 부위의 감염은 적출하는 것이 가장 좋다. 뇌실질 등 수술이 불가능한 경우 praziquantel 25mg/kg 1일 3회씩 일주일간 투여하거나, 25mg/kg를 15일간 투여한다. 염증 반응을 억제하기 위하여 스테로이드를 겸용한다.

3. 무구조충 *Taenia saginata* Goeze, 1782

민촌충, beef tapeworm이라고 한다.

(1) 분포

전 세계적으로 분포되어 있으며 쇠고기 요리를 많이 먹는 나라에 감염이 많다. 우리나라에서는 쇠고기 육회를 먹는 식습관이 있어 감염이 일어난다.

(2) 형태

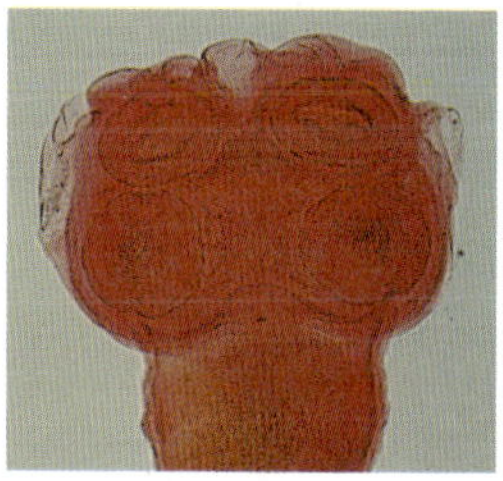

그림 4-15.
무구조충, 민촌충(*Taenia saginata*), 두절.

유구조충보다 약간 더 길어서 4~10m 정도이고 편절은 약 1,000~2,000개이다. 두절의 직경은 1.5~2mm로 4개의 흡반이 있고, 부리가 없으며, 약간 파여 있고, 색소 침착이 있다.

수태편절은 5~7mm 넓이에 20mm 길이로 길고, 자궁측지가 15~20개로 유구조충(7~13개)보다 많아 진단에 도움을 준다. 충란은 직경이 31~43μm로 유구조충과 감별되지 않는다.

(3) 생활사

소가 충란으로 오염된 풀을 섭취할 때 충란은 소장에서 부화하며, 장벽을 뚫고 근육 안에 들어가 무구낭미충(*Cysticercus bovis*)이 된다. 무구낭미충은 난형으로 7.5~10×4~6mm 정도이고 주로 소의 저작근, 허리살과 심근 등 근육에 분포한다.

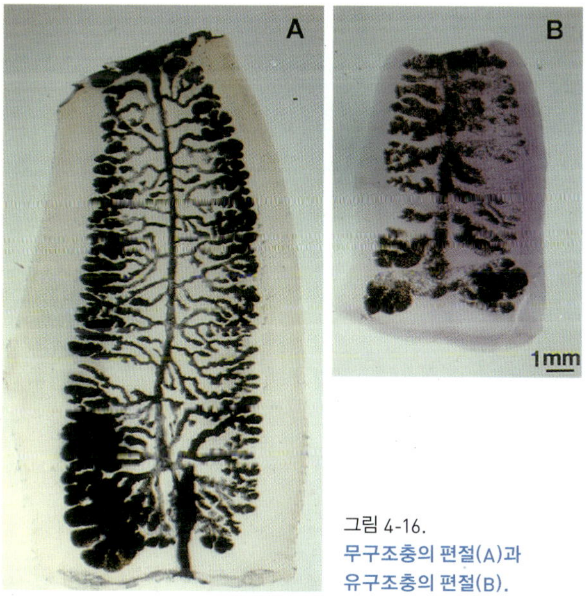

그림 4-16.
무구조충의 편절(A)과
유구조충의 편절(B).

이 무구낭미충이 들어 있는 쇠고기를 사람이 먹으면 소장에서 탈낭하고 2~3개월 이내에 성충이 된다. 대개 1마리가 감염되나 때로 2~3마리가 감염될 수 있다.

(4) 역학

인체 감염은 무구낭미충이 들어 있는 날 쇠고기 요리를 먹고 걸린다. 사람이 유일한 종숙주이며 중간숙주로는 소 이외에 물소, 순록, 기린, 라마가 될 수 있다. 소는 사람의 대변이 오염된 풀을 먹고 감염된다. 충란은 적당한 조건에서 몇 주 동안 살아 있다.

우리나라에서는 쇠고기 육회가 주요 감염원이다.

(5) 병리 및 증상

대부분의 경우 별 증세가 없으나 설사와 공복 통, 체중 감소를 가져온다. 때로 급성 장폐쇄를 일으키거나 또는 충수돌기에 머물러 급성 충수돌기염을 일으킨다. 장내의 성숙된 편절이 떨어져 항문으로 빠져나오는 경우는 불쾌감을 준다.

(6) 진단

배출되는 편절을 보고 유구조충과 감별해야 한다. 충란이 대변으로 나오지 않으므로 대변검사로는 검출이 불가능하다.

(7) 치료

Praziquantel(10mg/kg)을 1회 투여로 구충한다

(8) 예방

완전히 익힌 쇠고기 요리를 먹는다. 쇠고기를 날로 먹거나 덜 익혀 먹는 것, 쇠고기 즙을 먹는 것을 피한다. 전파의 차단을 위해 위생적인 분변처리를 한다.

4. 아시아조충 *Taenia asiatica*, *T. taiwanensis*

(1) 분포

한국, 대만, 중국, 태국, 필리핀 등 동아시아 지역의 돼지의 간을 날로 먹는 습성이 있는 나라에 분포한다. 우리나라에서는 제주도에서 처음 발견되었으며, 대만에서 보고된 것과 동일 종으로 판명되어 *T. taiwanensis*로 명명되었으나, 후에 *T. asiatica*로 쓰이고 있다.

(2) 형태

인체감염 1예에서 크기는 341cm×9.5mm, 편절 수는 700여 개이며, 두절은 사각형이었고 갈고리는 없었으며 네 개의 흡반이 있었다. 두절에 부리(rostellum)가 존재하여 무구조충과 다르다. 수태편절의 자궁 측지 수는 16~21(평균 18)개로 무구조충과 유사하나 자궁세지(uterine twigs)가 무구조충보다 많다. 편절의 형태는 무구조충과 유사하나 두절은 유구조충과 비슷하다. 주사현미경으로 관찰할 때 낭미충의 낭벽에 돌기가 많은 것이 특징이며, 무구조충은 낭벽이 매끈하다.

(3) 생활사

충란을 돼지가 섭취하면 돼지 소장에서 부화하고, 이때 탈낭한 육구유충이 장 점막을 뚫고 들어간 후 혈류를 따라 주로 간이나 내장에서 감염형인 낭미충으로 성숙한다. 이 낭미충을 사람이 날로 먹을 때 감염되어 소장에서 성충으로 성숙한다. 사람에서는 낭미충 상태로 기생하지 않는다. 중간숙주는 돼지를 비롯하여 소, 염소, 원숭이, 멧돼지 등이다.

(4) 병리 및 증상

무구조충과 동일하다.

(5) 진단 및 치료

Praziquentel(10mg/kg)을 1회 투여로 치료한다.

5. 왜소조충 *Hymenolepis nana*(von Siebold, 1852) Blanchard, 1891

(1) 분포

전 세계적으로 분포하고, 어린이에서 감염률이 높다.

(2) 형태 및 생활사

사람에 기생하는 조충 중 가장 작은 것으로 성충의 크기는 약 10~45×1mm 정도이다. 200여 개의 편절로 구성되어 있다. 두절(scolex)은 지름이 약 0.32mm로 긴 마름모형이며, 4개의 흡반과 20~30개의 작은 갈고리를 가진 짧은 부리(rostellum)를 가지고 있다.

성숙편절은 고환이 3개이고 생식공을 갖고 있으며, 수태편절은 자궁에 80~180개의 충란을 가지고 있다. 충란은 타원형으로 37~47μm 크기이다. 충란껍질은 이중이며 육구유충을 내포하고 있고, 육구유충막 사이의 약간 돌출된 양극에서 4~8개의 미세섬유인 극사(polar filament)가 나온다.

중간숙주는 쌀벌레, 벼룩, 바퀴벌레, 풍뎅이 등 곤충이며, 종숙주는 쥐와 사람이다. 성숙 충란이 숙주에 들어오면 위와 소장 상부에서 부화하고, 육구유충은 융모 내에서 발육하여 무낭미충(cysticercoid)이 된다. 무낭미충이 다시 융모 밖으로 나와 2주 후면 장 내에서 성충이 된다. 흔히 성충에서 배출된 충란이 장내에서 부화하여 다시 감염되

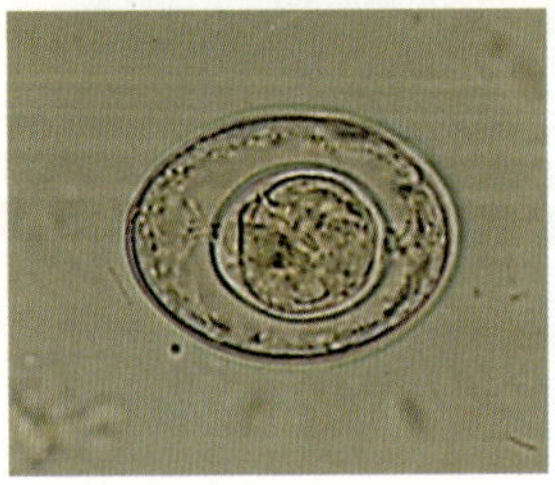

그림 4-17.
왜소조충(*Hymenolepis nana*), 충란.

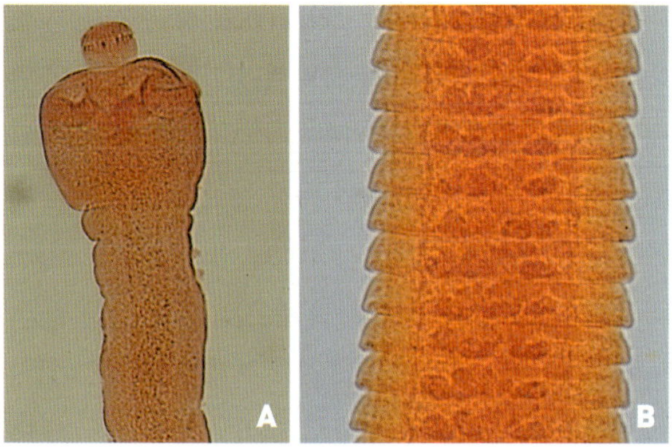

그림 4-18. 왜소조충(*Hymenolepis nana*), 두절(A)과 편절(B).

는 자가감염(internal autoinfection)이 일어나 중간숙주가 생략된다.

(3) 역학

어린이, 면역력이 떨어진 환자나 노인에서 감염률이 높으며, 온도가 높고 습도가 낮은 곳, 위생 상태가 불량한 곳에서 감염률이 높다. 중간숙주가 없어도 자가감염으로 지속적인 중감염을 일으킨다.

(4) 병리 및 증상

감염성충의 수가 적을 때는 증상을 느낄 수 없으나, 자가감염이 진행되면 소장 내 염증이나 출혈의 원인이 된다. 식욕부진, 오심, 구토, 복통, 설사, 두통, 불안정, 호산구 증가 등의 증상을 보인다. 면역이 억제된 환자에서 자가감염, 중감염 등으로 증상이 더 심해진다.

(5) 진단 · 치료 · 예방

대변에서 충란을 관찰하면 진단할 수 있다.

치료는 praziquantel(15mg/kg)을 1회 투여하여 장강 내 성충을 구충할 수 있지만, 융모 내 유충을 고려하여 1수일 후 재투여한다.

어린이는 놀이 후 청결과 개인위생을 철저히 하는 것이 좋은 예방법이다.

6. 쥐조충 *Hymenolepis diminuta*(Rudolphi, 1819) Blanchard, 1891

Rat tapeworm이라고 하며, 쥐에 기생하는 조충으로 전 세계적으로 분포한다. 사람은 보충숙주로 인체감염은 대부분 어린이에서 보고되고 있다. 우리나라에서는 충란이 확인된 2예가 보고되어 있다.

성충은 10~70cm×3.5mm의 크기로 800~1000여 개의 편절로 구성되어 있다. 머리는 작고 둥근 편이며 4개의 흡반과 갈고리가 없는 부리로 되어 있다. 수태편절은 주머니 모양의 자궁이 있으며 충란으로 채워져 있다. 충란은 60~79×72~86μm의 크기이며 약간 둥근 형태로 노란색을 띈다. 내막 안으로 3쌍의 작은 갈고리(hooklet)를 가진 육구유충이 있고, 양극으로 작은 돌출이 있으나 극사(polar filament)는 없다. 중간숙주는 벼룩, 바퀴벌레, 딱정벌레 등의 곤충이다. 대변으로 나온 충란은 곤충 내에서 무낭미충이 되고 종숙주의 소장에서 성충이 되어 20일 후 충란을 배출하게 된다.

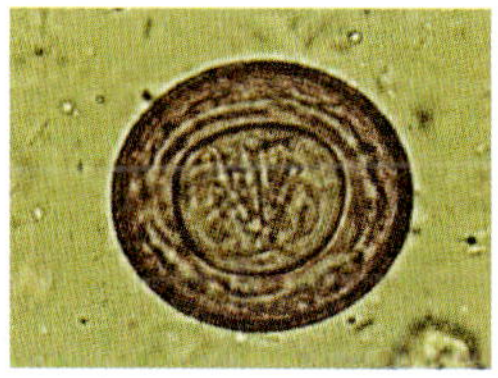

그림 4-19. 쥐조충(*Hymenolepis diminuta*), 충란.

사람에서는 증상이 거의 없지만 중감염일 경우 식욕부진, 복통, 설사, 기타 비특이적인 증상을 볼 수 있다. 대변 내 충란이나 성충을 관찰하여 진단할 수 있다. 치료제로 praziquantel을 사용한다.

7. 단방조충 *Echinococcus granulosus*(Batsch, 1786) Rudolphi, 1805

성충을 dog tapeworm이라고도 하며 개가 종숙주이다. 단방조충의 유충을 포충낭(hydatid cyst)이라 하고,

그 감염병을 포충병(hydatid disease)이라 한다. 같은 속(genus)의 다방조충(*E. multilocularis*), 포겔다방조충(*E. vogeli*) 및 고양이다방조충(*E. oligarthrus*)도 포충병을 일으킨다. 이들에 의한 포충병을 임상적인 병리학적 양상에 따라 단방조충에 의한 단방형(unilocular type), 다방조충, 포겔다방조충과 고양이다방조충에 의한 꽈리형(alveolar type), 그리고 뼈를 침범한 뼈형(osseous type)으로 구분한다.

(1) 분포

목축을 하는 지역인 중앙아시아, 동유럽, 호주, 뉴질랜드, 남미 등에 많다.

(2) 형태 및 생활사

종숙주인 개나 고양이의 소장 점막에 부착하여 성충이 된다. 중간숙주는 양, 염소, 낙타 등 가축과 사람이다. 대변으로 나온 충란이 물이나 식물에 오염되어 중간숙주인 초식동물에 감염된 후 간이나 폐에서 포충낭을 형성한다. 주로 감염된 동물의 내장을 종숙주가 먹었을 때 감염되며 종숙주의 소장에서 40~50일 후 성충이 된다.

성충은 3~6mm의 작은 충체로, 작은 머리에는 4개의 흡반과 28~50개의 갈고리가 있고, 짧은 경부, 미성숙, 성숙, 수태편절이 각각 하나씩 있다. 생식공은 측면에 위치하고 수태편절은 200~400개의 충란을 가지고 있다. 수태편절이 배변 전에 터져 충란이 나온다. 충란은 *Taenia* spp.와 감별하기 어렵고 육구유충은 35μm 정도로 3쌍의 작은 갈고리를 가지고 있다. 사람을 포함한 중간숙주 내에서 유충기를 지낸다. 충란이 십이지장에서 부화하고 육구유충이 소장벽을 뚫고 여러 기관으로 가서 포충낭(hydatid cyst)을 형성하여 포충병(hydatid disease)을 일으킨다. 사람은 간과 폐가 호발 부위이다. 포충낭 주위에는 거대세포, 호산구 침윤 등을

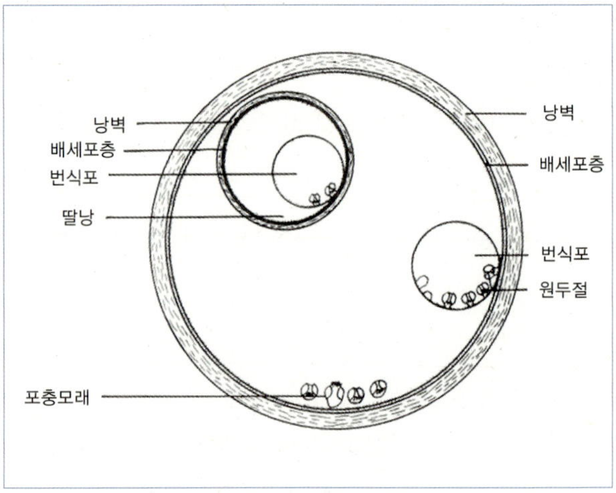

그림 4-21. **포충낭의 형태**(Neva and Brown(1994)에서 모사).

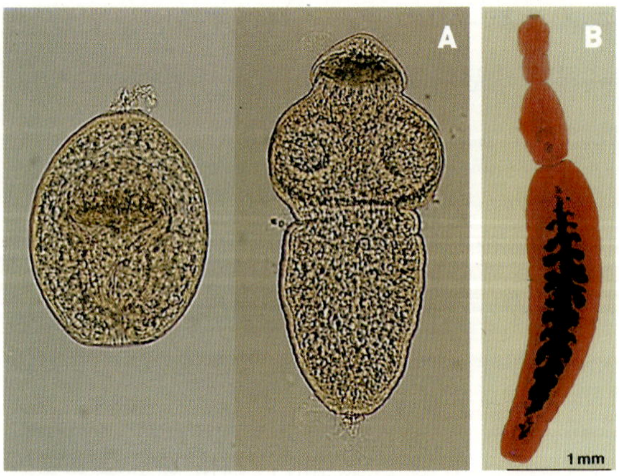

그림 4-20. **단방조충(*Echinococcus granulosus*), 원두절(protoscolex)(A)과 성충(B).**

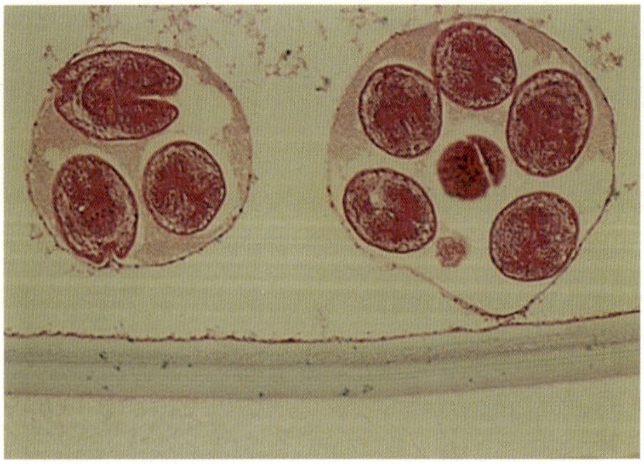

그림 4-22. **단방조충(*Echinococcus granulosus*), 포충낭(hydatid cyst).**

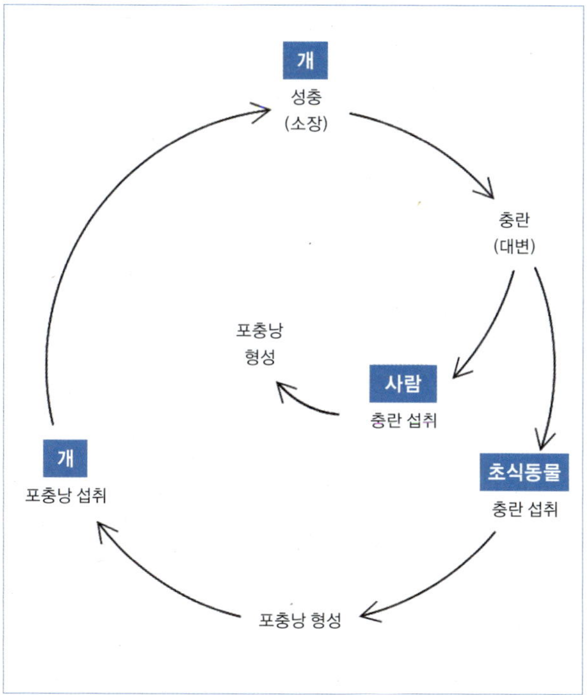

그림 4-23. 단방조충의 생활사.

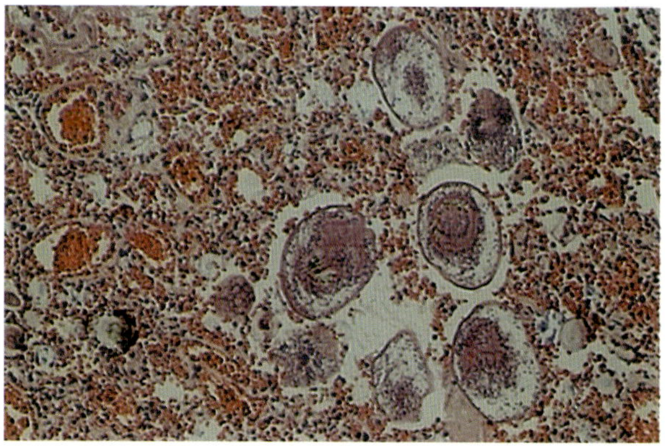

그림 4-24. 인체 폐 조직 내 원두절(protoscolex).

관찰할 수 있다. 감염 5개월 후면 포충낭(hydatid cyst)의 지름이 1cm 정도 된다. 포충낭의 크기는 감염 기간에 따라 다양하여 지름이 10cm 이상까지도 성장한다. 내부는 포충낭액(cystic fluid)으로 채워져 있다. 포충낭막은 핵이 없고 불투명한 외부층과 원두절(protoscolex)을 생성하는 내측 배세포층(germinal layer)으로 구성되어 있다. 바깥층 섬유성 낭벽(laminated non-cellular layer)은 숙주반응으로 생성된 것이다. 번식포(brood capsule), 딸낭, 원두절 등이 낭액 내에 떠다니는데 이것을 포충모래(hydatid sand)라 부른다. 원두절이 없는 무두낭(acephalocyst)이 가축에서 관찰된다.

(3) 역학

송숙수는 개, 여우, 자칼, 고양이 등이고 개가 중요한 감염원이다. 사람에서는 성충이 되지 못하고 포충낭을 형성한다. 가축은 충란으로 오염된 목초를 섭취하여 감염되지만 인체 감염경로는 확실하지 않다. 오염된 식수나 음식물을 섭취할 때나, 만연 지역에서 오염된 먼지의 흡입으로 감염될 가능성도 있다. 우리나라에서는 제주도의 소에서 포충낭이 검출되어 토착 감염병임이 확인되었다. 우리나라에서의 인체감염 예는 대부분 해외로부터 수입된 것이지만, 국내 발생 예도 있다.

(4) 병리·증상

증상은 포충낭의 위치와 크기에 따라 다르며 주로 기계적 압박감이다. 포충낭 주위에 염증세포의 침윤이 관찰되며 시간이 경과하면서 포충낭 주변의 섬유화로 숙주조직과의 유착이 발생한다. 폐 침범 때는 호흡곤란과 잦은 기침을 보이며, 뼈를 침범하면 다발성 골절을 일으킬 수 있다. 포낭이 터지면 낭액에 의한 알레르기 반응으로 아나필락시스쇼크(anaphylactic shock)를 일으켜 사망할 수도 있다.

(5) 진단

방사선과적 검사(흉부 X-선, CT)나 초음파 검사, 면역학적 검사(Casoni's test, ELISA, IHA) 등으로 진단할 수 있다.

(6) 치료, 예후, 예방

단방포낭일 경우 외과적으로 떼어낸다. 수술이 불가

능한 위치에 포낭이 있을 경우 mebendazole, flubendazole 또는 praziquantel을 오랜 기간 투여한다. 경피흡인주사재흡인(Percutanuous Aspiration Injection & Reaspiration, PAIR)은 포충낭 내에 고농도의 식염수나 두절 사멸액을 주입 후 흡인하고 약제를 병행하는 방법으로 조충제거에 효과적이다. 단방형은 수술 후 예후가 좋은 편이다. 만연 지역에서는 개와 접촉하는 것을 피하고, 개인위생을 철저히 하며, 주변의 개에 투약하여 구충함으로써 감염원을 차단하는 것이 좋은 예방법이다.

8. 다방조충 *Echinococcus multilocularis*(Leuckart, 1863) Vogel, 1955

Fox tapeworm으로 다방포충병(alveolar hydatid disease)을 유발한다.

북반구의 남부, 이탈리아, 스위스, 러시아, 캐나다, 알래스카, 중국 등에 분포되어 있다.

중간숙주는 쥐, 들쥐 등 설치류이며, 종숙주는 여우, 개, 늑대이고 성충은 단방조충과 모양은 유사하나 크기는 1.2~3.7mm로 조금 작다. 충란은 *Taenia* spp.와 비슷하여 감별이 어렵다. 포충낭은 외측 발아방식

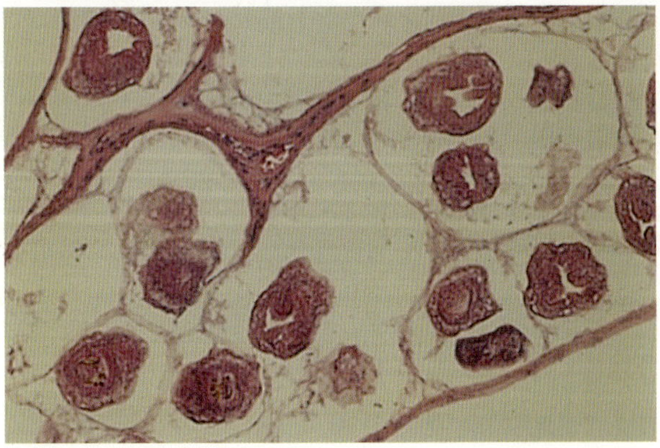

그림 4-25. 다방조충(*Echinococcus multilocularis*), 포충낭.

(budding)으로 증식한다. 포충낭 내부는 원두절, 결합조직과 작은 물집으로 채워져 있고, 배세포층이 사방으로 뻗은 꽈리(alveolar) 모양으로 증식한 형상을 볼 수 있으며 다른 기관으로 전이할 수도 있다.

인체감염은 주로 간에 발생하며, 질병의 진행은 서서히 자라는 악성종양과 유사하다. 간 실질을 침범하여 압통, 간비대, 담관 및 문맥폐쇄, 문맥고혈압, 간경변과 복수 등의 증상을 보이며 치사율이 높다. 주변의 횡격막, 흉부 또는 폐나 뇌까지도 전이될 수 있다.

진단은 생검해서 특징적인 배세포층막을 확인하거나, 면역학적 또는 혈청학적 검사, 방사선검사법을 이용한다.

치료는 수술하거나 mebendazole 등의 구충제를 장기간 투여한다. 예후는 나쁜 편이어서 사후에 진단되는 경우가 많다. 유행 가능 지역에서 개에게 구충제를 투여하고, 개나 고양이와의 접촉을 피하는 것이 좋다.

9. 포겔다방조충 *Echinococcus vogeli* Rausch and Bernstein, 1972

중남미 지역에 많고 종숙주는 개, 여우이고 중간숙주는 설치류이다. 유충은 내벽의 배세포층에서 내부와 외부로 증식하여 꽈리(alveolar) 또는 다방낭(polycystic hydatid)을 만든다. 포충낭 내에는 황색 액체와 젤라틴 물질들이 들어 있다. 간, 폐, 흉막(pleura), 횡격막, 복강, 피하조직을 침범한다.

10. 고양이다방조충 *Echinococcus oligarthus*(Diesing, 1863) Luke 1910

중남미 지역에 분포한다. 종숙주는 고양이과이고, 중간숙주는 설치류이다. 생활사는 단방조충과 비슷하다.

11. 개조충 *Dipylidium caninum*(Linnaeus, 1758) Railliet, 1892

Dog tapeworm이다. 유럽, 아메리카, 중동, 일본, 필리핀 등 전 세계적으로 분포한다.

종숙주는 개, 고양이, 야생 육식동물 및 사람 등이고 우리나라의 개에서도 흔히 관찰된다. 사람에서는 주로 어린이에게 감염된다. 중간숙주는 벼룩, 개이(dog louse) 등 곤충이다. 충란이 벼룩 등에 들어가 장에서 부화하고 2주 후 무낭미충이 된다. 감염된 곤충이 종숙주에 들어가 소장에서 15~20일 후 성충이 된다.

성충은 길이가 10~70cm 정도이며 머리는 작고 마름모 형태로 4개의 흡반과 갈고리를 가진 부리가 있다. 경부는 가늘고 짧고 미성숙편절은 넓어지다가 차차 길어진다. 성숙편절과 수태편절은 꽃병 모양 또는 호박씨 모양이다. 수태편절은 8~15개의 충란을 포함한 난구(egg ball)로 채워져 있다. 충란은 지름이 25~40μm이고 구형이며 충란껍질은 얇고 투명하다.

경감염의 경우 가벼운 소화장애, 식욕 감퇴 등을 일으킨다. 난구나 수태편절을 관찰하여 진단하고, praziquantel을 투여하여 치료한다.

개나 고양이에 구충제를 투여하고, 어린이의 주변 환경을 청결하게 하여 감염을 예방한다.

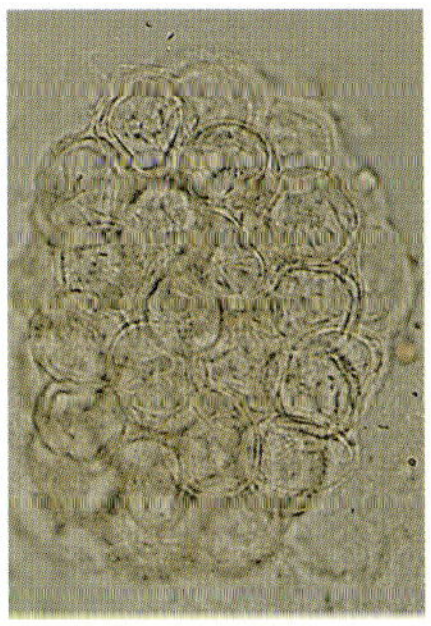

그림 4-26. 개조충(*Dipylidium caninum*), 난구(egg ball).

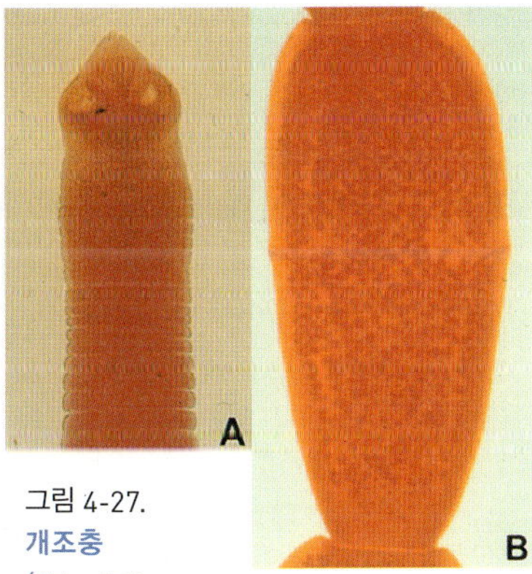

그림 4-27. 개조충(*Dipylidium caninum*), 두절(A)과 편절(B).

12. 다두조충 *Taenia multiceps*(Leske, 1780) Hall, 1910

Gid worm이라고 하며, 뇌 및 눈 공미충증(cerebral & ocular coenurosis)을 일으킨다. 종숙주는 개, 여우, 늑대이며, 작은창자에 기생한다. 중간숙주는 양, 염소, 말 등 가축과 원숭이 등이다. 충란이 중간숙주 소장 내에서 부화하고, 육구유충이 소장 벽을 뚫고 뇌, 척수 등 여러 조직으로 가면서 공미충(coenurus)으로 발육한다. 이를 종숙주가 잡아먹을 때 종숙주 소장에서 성충이 된다. 사람이 충란을 섭취하면 공미충이 된다.

성충은 40~60cm 길이로 배 모양의 머리(0.8mm)는 4개의 흡반을 갖고 있으며 가시가 2열로 배열된 부리를 갖고 있다. 수태편절은 8~10×3~4mm, 자궁은 18~26개로 옆으로 잘게 가지를 친 모양을 가지고 있다. 충란은 31~36μm의 크기이다.

공미충증 Coenurosis

주로 다두조충(*T. multiceps*)과 연절조충(*T. serialis*)의 유충인 공미충(coenurus)의 감염을 공미충증이라 한다. 다두조충의 인체감염(coenurosis)은 주로 열대 아프리카에서 발생하며 피하조직, 근육, 눈, 뇌 및 척수 등을 침범한다.

포도송이 모양 포충낭으로 원두절이 없으며 다방조충의 포충낭과 감별이 어렵다. 뇌를 침범한 경우 두통, 구토, 국소마비, 발작 등이 일어난다. 방사선검사나 초음파검사로 진단하여 외과적으로 제거하거나 약물로 치료하지만 예후가 나쁘다.

13. 유선조충 *Mesocestoides lineatus*(Goeze, 1782) Vaillant, 1863

우리나라에서 보고된 중의조충과(Mesocestoididae)에 속하는 인체감염 예는 종명이 밝혀지지 않은 *Mesocestoides*속 감염 1예와 유선조충(*Mesocestoides lineatus*) 감염 1예뿐이다.

종숙주는 육식성인 개, 조류나 사람 등이다. 제1 중간숙주인 진드기나 응애에서 발육하고, 제2 중간숙주인 양서류, 파충류, 조류 및 포유류에서 사흡반유충(tetrathyridium)이 되고, 종숙주에서 40cm 정도의 성충이 된다. 주로 소장에 기생하지만 복강에서도 발견된다. 사람에서 복통, 설사 등 소화기 증상을 보인다.

참고문헌

윤도흠, 정상섭, 이규창, 민득영(1984) 뇌낭미충증에 대한 임상고찰. 대한신경외과학회지 13: 689-695.

정경영, 이두연, 홍필호, 정현주, 최인준, 민득영(1983) 肺胞蟲囊腫의 手術治驗 2例. 大韓胸部外科學會誌 16: 518-525.

Beaver PC, Jung RC, Cupp EW(1984) Clinical Parasitology. 9th ed. Lea & Febiger, Philadelphia, USA.

Cho SY, Bae JH, Seo BS(1975) Some aspects of human sparganosis in Korea. Korean Journal of Parasitology 13(1): 60-77.

Cho SC, Lee HL, Lee OY, Yoon BC, Choi HS, Hahm JS, Ryu JS, Ahn MH(2009) *Hymenolepis nana* infection of the colon in an adult male. Gastrointestinal Endoscopy 70(4): 784-785.

Choi WY, Kim BC, Choi HS(1967) The first case of human infection with tapeworms of the genus *Mesocestoides* in Korea. Korean Journal of Parasitology 5(1) : 60-64.

Eom KS, Rim HJ(1993) Morphologic descriptions of *Taenia asiatica* sp. n. Korean Journal of Parasitology 31(1): 1-6.

Eom KS, Kim SH, Rim HJ(1992) Second case of human infection with *Mesocestoides lineatus* in Korea. Korean Journal of Parasitology 30(2): 147-150.

Fan PC, Lin CY, Chen CC, Chung WC(1995) Morphological description of *Taenia saginata asiatica*(Cyclophyllidea : Taeniidae) from man in Asia. Journal of Helminthology 69(4): 299-303.

Jeon HK, Kim KH, Huh S, Chai JY, Min DY, Rim HJ, Eom KS(2009) Morphologic and Genetic Identification of *Diphyllobothrium nihonkaiense* in Korea. Korean Journal of Parasitology 47(4): 369-375.

Min DY(1990) Cestode infections in Korea. Korean Journal of Parasitology 28(Suppl): 123-144.

Miyazaki I(1991) Helminthic Zoonoses. International Medical Foundation of Japan, Tokyo.

Neva FA, Brown HW(1994) Basic Clinical Parasitology. 6th ed. Connecticut, USA. Appleton & Lange.

Shin HK, Roh JH, Oh JW, Ryu JS, Goo YK, Chung DI, Kim YJ(2014) Extracorporeal worm extraction of *Diphyllobothrium nihonkaiense* with amidotrizoic acid in a child. Korean Journal of Parasitology 52(6): 677-680.

Soh CT, Lee KT, Kim SH, Fan PC(1988) Studies on the epidemiology and chemotherapy of taeniasis on Cheju Island, Korea. Yonsei Reports on Tropical Medicine 19: 25-31.

Chapter 5

기타 기생충

제1절

구두충 Phylum Acanthocephala

구두충은 선충류처럼 긴 원주형으로 자웅이체이다, 머리에 가시가 배열된 주둥이(proboscis)를 가지고 있어서 thorny-headed worm이라고 한다. 소화기관이 없어 체표를 통해 영양분을 흡수한다. 대표적인 것으로 *Macracanthorhynchus hirudinaceus*와 *Moniliformis moniliformis*가 있다.

*M. hirudinaceus*는 주로 돼지, 멧돼지, 곰의 장관에 기생한다. 중간숙주는 바퀴나 딱정벌레이다. 사람은 연장숙주이지만 유충이 감염된 곤충이나 돼지 내장을 섭취하였을 때 소화기관에서 성충으로 발육하여 증상을 일으킨다. 주로 어린아이들이 감염되며 복통, 오심, 구토, 설사, 압통, 장폐쇄, 궤양 형성, 장천공 등을 일으킨다.

*M. hirudinaceus*의 인체감염 예는 주로 중국에서 보고되었으며, 태국과 러시아에서도 발생하였다.

M. moniliformis 감염은 아프리카, 중동아시아, 유럽, 미국 등지에서 보고되었다. 사람은 연장숙주이지만 성충 감염 예도 보고되었다. 쥐 등 설치류가 종숙주이고 바퀴 등 곤충이 중간숙주이다. 어린이의 감염이 많고 소화기증상을 일으킨다. 양치식물의 뿌리나 줄기의 추출액으로 치유된 예가 있다.

제2절

환형동물 Phylum Annelida

의학적으로 중요한 환형동물은 거머리강(Class Hirudinea)에 속하는 흡혈성 거머리(leech)로 우리나라의 강이나 하천, 저수지 등에 흔하다. 주로 물고기, 자라, 개구리 등에 부착하여 흡혈하지만 사람이 수중에서 작업할 때나 밀림 등지를 지날 때 부착하여 흡혈한다. 과거에 유럽에서는 의학적 목적으로 사혈(exsanguination)에 이용되는 것(*Hirudo medicinalis*)도 있었지만 근래에는 흡혈할 때 분비되는 히루딘(hirudin)의 항응고 작용에 대한 이용 가능성이 연구되고 있다.

여러 종의 거머리들은 거머리증(hirudiniasis)을 일으키는데 외부에 부착하여 흡혈하는 외부거머리증(external hirudiniasis)과, 드물지만 식용 수생식물을 통해 인두, 후두, 기관지, 식도 등에 흡착하여 흡혈하는 내부거머리증(internal hirudiniasis)이 있다.

Chapter 6

의용절지동물 Medical Arthropoda

제1절

총론

절지동물(arthropoda)이란 어원은 희랍어로 arthro(마디)와 poda(다리)가 합친 것으로 "몸통에 마디가 있으며 다리를 가진 동물"이란 뜻이다. 의용절지동물학(Medical Arthropodology)은 직접 또는 간접으로 인간의 건강(육체적 및 정신적)을 해치는 절지동물에 관한 지식을 추구하는 학문으로 기생충학의 3대 분야 즉, 원충학(Protozoology), 연충학(Helminthology), 절지동물학 중 하나이다. 지금도 관행으로 의용곤충학 또는 위생곤충학(medical entomology)이라 부르고 있는데, 곤충 외에도 많은 종류의 절지동물(진드기류, 지네류 등)이 건강을 해치기 때문에 의용절지동물학이라 부르는 것이 정확한 표현이다. 의용절지동물학의 목적은 절지동물과 질병 간의 역학적 양상을 규명하고 매개종(vector species)의 생태와 습성을 이해하여 질병을 효과적으로 예방하거나 방제하여 인류 보건 향상에 이바지하는 데 있다.

1. 분류

절지동물문(Phylum Arthropoda)의 형태적 특징은 ① 몸체가 각질화(chitinized)한 껍질(외골격)로 덮여 있다. ② 몸은 마디(segment)로 구성되어 있고, 전체 또는 일부 마디(체절)에 부속지(appendage)가 있다. ③ 몸이 하나의 혈강(hemocoel)으로 구성되어 있고 여기에 체액인 혈림프액(hemolymph)으로 채워져 있다. 절지동물문에는 13개 강(class)이 있는데 그중 질병을 일으키는 것은 다음의 6강이다(표 6-1).

(1) 갑각강 Crustacea

기본적으로 몸체는 두부 · 흉부 · 복부로 구성된다. 촉각이 2쌍이고 다리는 5쌍이다. 종류에 따라 형태적 변화가 심하다. 대표적으로 게, 가재, 물벼룩 등이 있다.

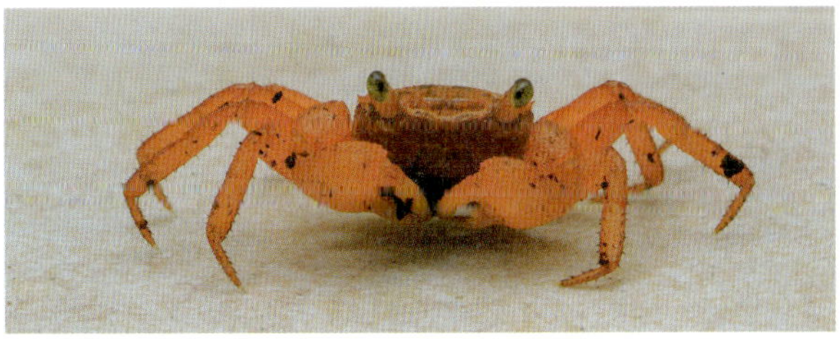

그림 6-1. 게.

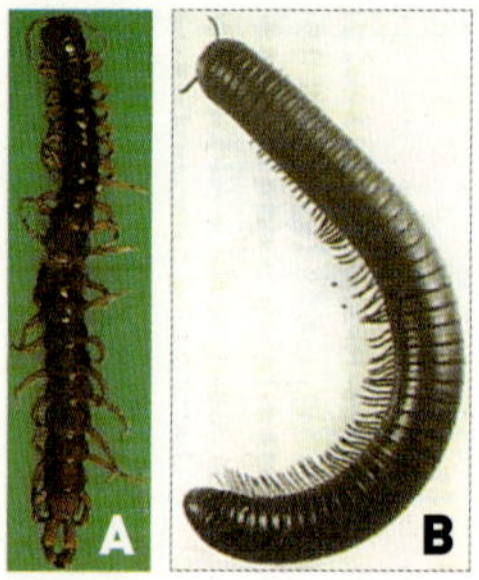

그림 6-2.
지네(A)와 노래기(B).

(2) 지네강 Chilopoda

몸은 두부(head)와 많은 수의 체절(segment)로 구성되어 있는데, 위 아래로 납작하게 눌린 형태를 한다. 머리에 1쌍의 촉각이 있다. 체절의 각 마디마다 1쌍의 다리가 있다. 체절 첫 마디(머리 바로 뒤)에 있는 1쌍의 부속지는 독조(poison claw)로 변하여 끝에 독샘이 열려 있다. 사람이 독조에 찔리면 독액이 체내에 주입된다.

(3) 노래기강 Diplopoda

지네와 유사한 모양을 하고 있어 두부와 많은 수의 체절로 구성된다. 촉각은 1쌍이다. 지네와 다른 점은 몸체가 원통형이고 체절 각 마디에 다리가 2쌍씩 있다. 노래기는 각 체절 옆구리에 독샘 구멍이 열려 있어 독액을 분비하는데 사람의 피부에 접촉되면 피부염을 일으킨다.

(4) 곤충강 Insecta

몸은 두부(head), 흉부(thorax), 복부(abdomen)의 3부분으로 구분되고 다리를 3쌍 가진다. 촉각은 1쌍이다. 날개는 있는 것도 있고 없는 것도 있다. 곤충강은 약 40개 목(order)으로 분류되는데, 그중 바퀴목, 노린재목(빈대와 흡혈노린재), 이목, 벌목, 벼룩목, 나비목(일부 나방류) 및 파리목(모기, 먹파리, 등에, 집파리, 검정파리, 체체파리 등)이 위생 해충에 해당된다.

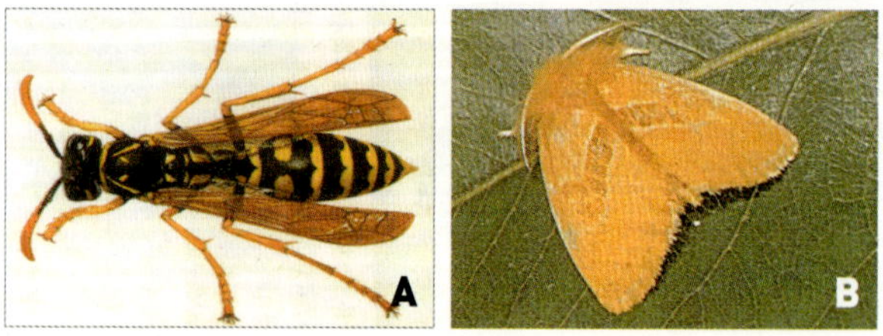

그림 6-3. 말벌(A)과 독나방(B).

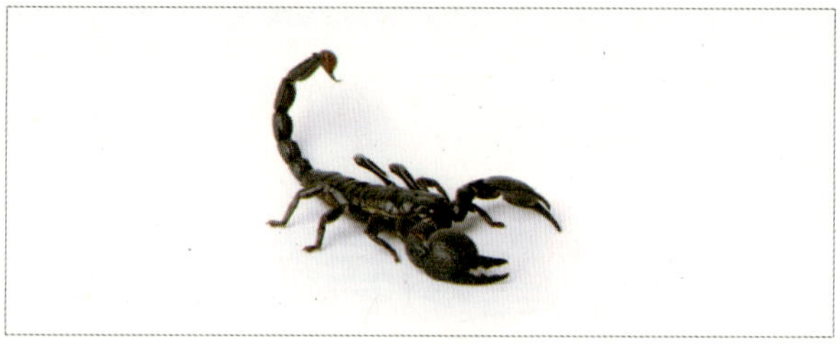

그림 6-4. 전갈.

(5) 거미강 Arachnida

몸은 두흉부(cephalothorax)와 복부의 2부분으로 구분되고, 다리가 4쌍 있다. 촉각은 없다. 전갈목(Scorpiones), 거미목(Araneae)과 진드기목(Acarina)이 있다.

(6) 오구충강 Pentastomida

두부, 흉부, 복부의 구분이 불명확하고 다리가 없다. 입 주위에 발톱 같은 2쌍의 갈고리가 달려 있다. 암수의 구별이 있고 생식기는 발달되어 있다. 성충은 파충류, 조류 및 포유류의 체강이나 상기도에 기생한다.

2. 절지동물의 가해 방법

의용절지동물은 여러 방법으로 사람에게 건강상의 피해를 끼치는데 크게 직접적인 가해와 간접적인 가해 방법으로 나눌 수 있다.

(1) 직접 가해

① 흡혈 시 구기(mouth part)에 의한 피부의 외상과 이차감염 : 모기, 벼룩, 등에, 진드기 등 절지동물이 흡혈할 때 피부에 상처를 내고 세균의 이차 감염으로 염증을 일으킨다.

② 국부 알레르기 반응 : 곤충이 흡혈할 때 미량의

타액이 피부조직 내에 주입되는데 인체 내에서는 외부에서 침입한 단백질(타액)을 제거하려는 면역학적 반응이 일어나기 때문에 흡혈 부위에 가려움, 통증, 발적 등 국부증상이 나타난다. 흡혈 곤충의 타액에 특이하게 과민 반응하는 체질인 사람은 보다 심한 염증을 일으킨다.

③ 절지동물 가운데는 인체에 기생하는 것들이 있어서 다음과 같은 여러 가지 질병을 일으킨다.

- 구더기증(승저증, myiasis) : 파리유충(구더기)이 인체 외부 또는 내부에 기생하여 생기는 질병이다.
- 옴(scabies) : 옴진드기(*Sarcoptes scabiei*)가 피부 각질층(corneum) 속으로 터널을 뚫고 들어가 기생하여 심한 가려움증을 일으키는 피부 질환이다.
- 모낭진드기(*Demodex folliculorum*) : 얼굴의 모낭이나 피지선에 기생한다. 기생 개체수가 많은 경우 홍반성구진, 침윤성 홍반 또는 농포(erythematous papule) 등 피부염을 일으킨다.
- 모래벼룩(*Tunga penetrans*) : 사람의 피부를 뚫

표 6-1. 의용절지동물의 분류.

- 갑각강(Class Crustacea)
  - 십각목(Order Decapoda) : 게, 가재
  - 양각목(Order Copepoda) : 물벼룩
- 지네강(Class Chilopoda)
  - 왕지네목, 땅지네목, 돌지네목, 그리마목
- 노래기강(Class Diplopoda)
  - 띠노래기목, 질삼노래기목, 각시노래기목, 땅노래기목
- 곤충강(Class Insecta)
  - 바퀴목(Order Blattaria) : 독일바퀴, 이질바퀴, 집바퀴, 검정바퀴
  - 노린재목(Order Hemiptera) : 빈대과(Family Cimicidae), 침노린재과(Family Reduviidae)
  - 이목(Order Anoplura) : 몸이, 머릿니, 사면발이
  - 벌목(Order Hymenoptera) : 말벌, 호박벌, 침개미 등
  - 벼룩목(Order Siphonaptera) : 개벼룩, 열대쥐벼룩 등
  - 나비목(Order Lepidoptera) : 독나방, 쐐기나방, 솔나방 등
  - 딱정벌레목(Order Coleoptera) : 반날개, 하늘소붙이, 가뢰 등
  - 파리목(Order Diptera)
    - 장각아목(Suborder Nematocera) : 모기과(Family Culicidae), 나방파리과(Family Psychodidae), 먹파리과(Family Simulidae), 등에모기과(Family Ceratopogonidae), 깔따구과(Chironomidae)
    - 단각아목(Suborder Brachycera) : 등에과(Family Tabanidae)
    - 환봉아목(Suborder Cyclorrhapha) : 집파리과(Family Muscidae), 검정파리과(Family Calliphoridae), 쉬파리과(Family Sarcophagidae), 체체파리과(Family Glossinidae)
- 거미강(Class Arachnida)
  - 거미목(Order Araneae) : 독거미
  - 전갈목(Order Scorpiones) : 전갈
  - 진드기목(Order Acarina)
    - 후기문아목(Suborder Metastigmata) : 참진드기과(Family Ixodidae), 물렁진드기과(Family Argasidae)
    - 중기문아목(Suborder Mesostigmata) : 새진드기과(Family Dermanyssidae), 가시진드기과(Family Laelaptidae), 가위집게진드기과(Family Marconyssidae)
    - 전기문아목(Suborder Prostigmata) : 털진드기과(Family Trombiculidae), 모낭진드기과(Family Demodicidae)
    - 무기문아목(Suborder Astigmata) : 옴진드기과(Family Sarcoptidae), 집먼지진드기과(Family Pyroglyphidae)
- 오구충강(Class Pentastomida)

고 들어가 피부염을 일으키는 벼룩으로 열대 지방에 널리 분포한다.

④ 독성물질의 주입 : 독성물질을 가지고 있는 절지동물에 쏘이거나 물릴 때 또는 피부에 접촉했을 때 피부질환을 일으킨다. 전갈, 독거미, 벌, 딱정벌레, 독나방 등이 있다. 절지동물에 따라 독성물질이 다르고 따라서 증상도 다르게 나타난다. 히스타민(histamine), 멜리틴(melittin), iridomyrmecin, pederin, cantharidin 등이 대표적인 독성물질이다. 우리나라에 전갈과 독거미는 없으나, 벌 특히 말벌류에 의한 피해가 가장 심하고 아나필락시스쇼크(anaphylactic shock)로 사망하는 경우도 있다.

⑤ 알레르기질환 : 일부 절지 동물은 기관지천식, 비염, 아토피성피부염, 결막알레르기 등 알레르기 질환의 원인 물질인 알레르기항원(allergen)으로 작용한다. 알레르기항원으로 가장 대표적인 것은 집먼지진드기(house dust mite)이고, 저수지나 호숫가의 주민의 경우는 깔따구(non-biting midge)가 주 알레르기항원 구실을 한다. 바퀴의 배설물도 알레르기항원이 된다.

(2) 간접 가해

절지동물이 여러 가지 방법으로 질병의 원인이 되는 병원체(pathogen)를 인체 내에 주입시키는 경우로 기계적 전파와 생물학적 전파로 세분할 수 있다.

1) 기계적 전파 mechanical transmission

사람이나 가축의 배설물, 환자의 혈액이나 조직액 등에 섞여 있는 병원체가 곤충의 다리 끝(발톱과 흡반)이나 주둥이에 묻어 사람이 먹을 음식물이나 식기 등에 옮겨지는데, 이렇게 오염된 음식물을 섭취하는 경우 감염이 일어난다. 출혈성대장균, 살모넬라(*Salmonella typhi*, *S. paratyphi*), 이질균, 결핵균, 회충란, 편충란, 곰팡이, 바이러스 등 기타 많은 종류의 병원체가 기계적으로 전파될 수 있다. 집파리(*Musca domestica*)와 가주성 바퀴가 기계적 전파의 주범이다.

2) 생물학적 전파 biological transmission

병원체가 절지동물 체내에 들어가 발육, 증식 등 생물학적 변화를 통해 인체감염이 일어나는 경우이다. 환자를 흡혈한 절지동물의 위에 병원체가 들어가면 대부분 종(species)에서는 병원체가 죽어 버린다. 그러나 특별한 한두 종의 체내에서는 병원체의 수가 많은 개체로 증가하거나 발육하여 다음 흡혈 시 인체에 감염시킬 수 있다. 이와 같이 생리적 특성을 가지고 있어 특정 질병을 전파시키는 종을 매개종(vector species)이라 한다. 일본뇌염의 매개종은 작은빨간집모기(*Culex tritaeniorhynchus*)이고 말라리아의 매개종은 중국얼룩날개모기(*Anopheles sinensis*)이다. 흑사병은 열대쥐벼룩(*Xenopsylla cheopis*)이 매개한다. 절지동물 매개 질병의 경우, 한 지역의 유행도는 그 지역에 서식하는 매개종의 개체군 밀도, 수명, 인체 흡혈 빈도 및 병원체에 대한 감수성에 의해 결정된다.

생물학적 전파에는 다음 네 가지 형이 있다. ① 증식형(propagative transmission) : 매개종 체내에서 병원체의 개체수가 증가하는 경우로, 모기에 의해 전파되는 일본뇌염과 뎅기열; ② 발육형(cyclodevelopmental transmission) : 병원체의 개체수는 변하지 않고 발육만 하는 것으로 모기에 의해 전파되는 사상충증; ③ 발육증식형(cyclopropagative transmission) : 병원체가 발육도 하고 개체수도 증가하는 경우로, 모기에 의해 전파되는 말라리아, 체체파리에 의해 전파되는 수면병; ④ 경란형(transovarian transmission) : 매개종 체내에서 증식한 병원체가 난소에 들어가 다음 세대로 감염이 이어지는 경우로, 털진드기에 의해 전파되는 쯔쯔가무시병.

3) 기생충의 중간숙주 역할

기생충의 중간숙주 역할을 하는 절지동물에는 다음과 같은 것들이 있다.

- 벼룩 : 개조충(*Dipylidium caninum*), 쥐조충(*Hymenolepis diminuta*)
- 물벼룩 : 메디나충(*Dracunculus medinensis*), 광절열두조충(*Diphyllobothrium latum*)
- 게, 가재 : 폐흡충(*Paragonimus westermani*)

(3) 불쾌 곤충 nuisance

불쾌감, 혐오감, 불결감, 공포감 등 가벼운 정신적 피해를 주는 경우가 보통이지만 심한 신경증을 일으키는 경우도 있다. 깔따구, 진딧물, 머릿니, 노린재, 나비 유충, 좀진드기(응애) 등이 주 대상이다. 깔따구나 진딧물의 경우 대량 발생 지역에서는 세탁물이나 음식 오염, 주거 침입 등으로 일상생활을 방해한다.

3. 질병매개 절지동물의 방제

절지동물이 매개하는 전염병의 방제에는 병원체를 제거하는 방법과 매개종을 방제하는 방법이 있다. 이 중 어느 것 하나를, 또는 두 방법 모두 적용할 것인가 하는 문제는 그 질병의 역학적 특성과 매개종의 습성 및 인력과 비용 등의 경제성을 종합 검토하여 결정해야 한다. 질병매개 절지동물 방제사업을 수행하려면, 먼저 어느 종(species)이 질병을 전파하는지 매개종(vector species)을 규명해야 하고, 이 매개종의 생활사와 습성을 정확하게 이해해야 한다. 매개종의 방제 방법에는 크게 물리적, 화학적, 생물학적 및 통합적 방법이 있다.

(1) 물리적 방법

매개종의 서식처를 제거하는 것(물웅덩이 같은 저지대의 매몰, 배수, 잡초 제거, 쓰레기 처리, 옥내 환경의 청결 등)과 사람과 매개종 간의 접촉을 차단하기 위한 환경 개선(창문에 스크린, 모기장 사용, 변소 개량 등)이 있다. 또한 유문등(light trap), 쥐틀(rat trap) 등 덫 설치, 방사선 이용, 접착성 물질의 사용 등의 해충 방제도 있다.

(2) 화학적 방법

살충제(유기염소계, 유기인계, 카바메이트계 및 피레스로이드계), 발육억제제(insect growth regulator), 불임제, 유인제 등의 사용을 들 수 있다. 현재 해충방제는 대부분 이와 같은 화학물질에 의존하고 있다. 유기살충제의 사용에는 가열연무(thermal fogging), 극미량연무(ULV fogging), 미스트(mist), 잔류분무(residual spray) 등 여러 가지 살포 방법이 있다.

(3) 생물학적 방법

매개종에 치명적인 기생 생물(세균, 바이러스, 곰팡이, 기생충, 기생곤충 등)이나 매개종의 천적을 방제에 이용하는 방법이다. 천적으로는 어류, 조류, 거미류, 잠자리나 딱정벌레의 유충, 플라나리아 등이 있다. 많은 연구가 다년간 계속되고 있지만 실제 방제에 적용할 수 있는 것은 극히 일부에 불과하다. 모기유충의 천적인 어류(미꾸리, 왜몰개 등)가 제한된 지역에서 모기방제에 적용되고 있고, 파리 알에 기생하는 기생벌도 일부지역에서 시도되고 있다. 매개종의 유전자를 조작하는 분자생물학적 연구도 현재 활발하게 진행되고 있다.

(4) 통합적 방법

매개종을 방제함에 있어 위에 열거한 방법 중 어느 하나를 적용하여 목적을 달성할 수 있는 경우가 매우 적기 때문에 두 가지 이상의 방제 방법을 동시에 적용하는 통합적 방법이 현재 및 미래의 추세라 할 수 있다.

제2절
각론

1. 바퀴 Cockroach

(1) 형태 및 분류

바퀴는 3억 5천만 년 전 지구상에 출현한 후 지금까지 형태나 습성이 크게 변하지 않고 환경 변화를 잘 극복한 곤충이다. 곤충강(Insecta), 바퀴목(Blattaria)에 속한다. 지금까지 4천여 종이 알려져 있는데 대부분 숲 속에서 생활하기 때문에 사람에게는 무해한 존재이다. 1% 미만인 30여 종의 바퀴가 사람이 사는 집 안에 서식하면서 위생상 문제를 야기한다. 이와 같은 옥내 서식종을 가주성 바퀴(domestic cockroach)라 부른다. 대부분의 가주성 바퀴는 중형(1~1.5cm) 내지 대형(3~4cm)이고 강인하면서도 탄력성 있는 껍질을 가지고 있다. 날개는 있는 종도 있고 없는 종도 있다. 몸이 상하로 납작하고 튼튼한 다리를 가지고 있어 좁은 틈 사이로 기어 다니는 데 능하다. 비교적 작은 머리는 수직으로 위치하고 있어 얼굴이 전면을 향하며, 100개 이상의 마디를 가진 긴 1쌍의 촉각과 저작형의 구기를 가지고 있다. 날개를 가진 종의 경우 약충은 날개가 없고 성충이 되면서 날개가 생긴다. 흉부는 전흉배판만 노출되어 있고 날개가 중흉, 후흉 및 복부를 덮고 있다.

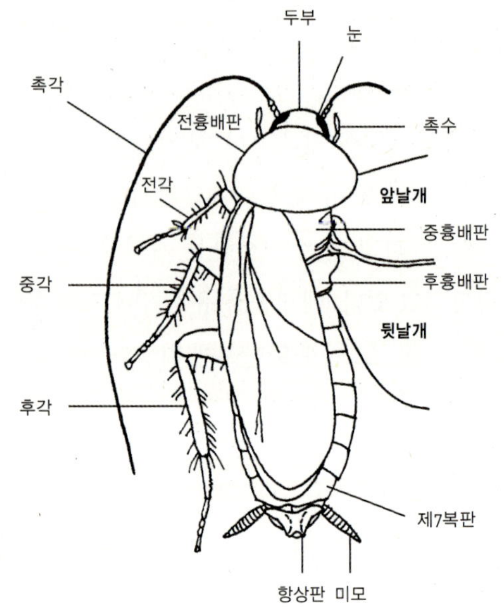

그림 6-5. 바퀴 성충의 형태.

(2) 생활사 및 습성

바퀴는 불완전변태를 하는 곤충으로 알→약충→성충으로 발육한다. 알은 알집(ootheca) 속에 수십 개씩 들어 있다. 독일바퀴는 알집을 복부 끝에 달고 다니고, 다른 3종의 바퀴는 알집이 생성되는 즉시 은신처 여기저기에 숨겨 놓는다. 약충의 발육 기간은 종에 따라 큰 차이가 있어서 독일바퀴는 1~2개월인데, 이질바퀴 같은 대형바퀴는 7~13개월(평균 10개월)이다. 수명은 소형바퀴는 3~4개월, 대형바퀴는 1년 내외이다. 식성은 잡식성으로 동물성, 식물성, 부패한 유기물까지 무엇이든지 가리지 않는다. 많은 양의 물도 필요로 한다. 은신처는 주방(부엌)을 중심으로 한 으슥한 곳(벽 틈, 천장 뒤, 서랍 밑, 난방장치 뒷면, 싱크대 밑 등)인데 낮에는 숨어 있다가 밤에 주로 활동한다. 바퀴는 군서성으로 무리를 지어 서식한다. 은신처에서 쉬고 있을 때는 서로 촉각을 접촉하고 있으면서 이웃 바퀴의 존재를 확인한다. 한 마리씩 따로 격리시키면 발육이 늦어진다.

(3) 국내 서식종

우리나라에는 4종의 가주성 바퀴가 있다.

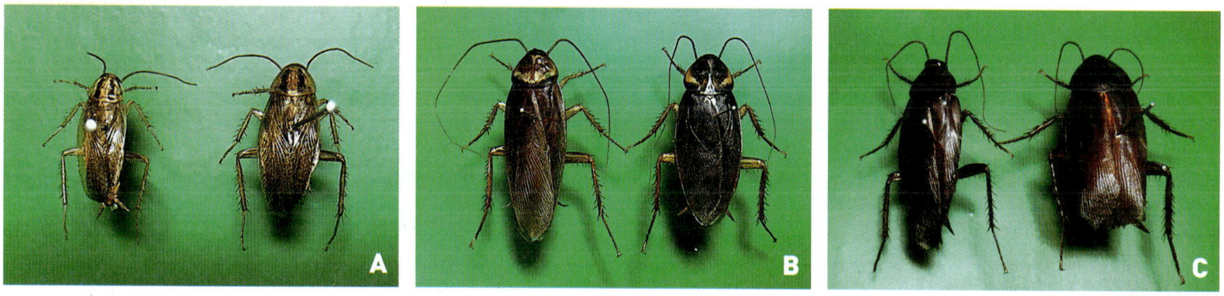

그림 6-6. 독일바퀴, 좌:♂, 우:♀(A), 이질바퀴, 좌:♂, 우:♀(B), 먹바퀴, 좌:♂, 우:♀(C).

독일바퀴 *Blattella germanica*

전국적으로 분포하는 우점종이다. 비교적 소형으로 1~1.5cm인 황갈색 바퀴이다. 전흉배판에 두 줄의 검은 종대가 있다. 알집 속에 평균 40개의 알이 들어 있고, 일생 동안 4~8개의 알집을 산출한다. 독일바퀴 암컷은 알이 부화할 때까지(2~4주간) 복부 끝에 알집을 달고 다닌다. 성충의 수명은 3~4개월이다.

이질바퀴 *Periplaneta americana*

American cockroach라 부른다. 국내에서는 가장 큰 바퀴로 3.5~4cm이다. 체색은 광택이 나는 적갈색이고 전흉배판(pronotum) 둘레가 황색이다. 원래 남부 지방에 서식하던 종인데 최근 서울을 포함한 중부 지방에서도 발견된다.

먹바퀴 *Periplaneta fuliginosa*

대형(3~3.8cm)인데 이질바퀴보다는 약간 작다. 몸 전체가 광택이 나는 암갈색이다. 열대지방에서 온대 지방까지 세계적으로 널리 분포되어 있고, 국내에도 수는 적지만 남부에서 중부에 걸쳐 발견된다.

집바퀴 *Periplaneta japonica*

중형(2~2.5cm) 바퀴로 독일바퀴와 이질바퀴의 중간 크기이다. 몸 전체가 흑갈색으로 거의 검은색에 가깝다. 수컷은 날개가 길어서 몸 전체를 덮고 있고, 암컷은 날개가 짧아서 복부의 반만 덮고 있다. 이 종은 일본 토착종인데 중국과 우리나라에서도 발견된다. 중부 지방에 주로 분포하고 있다.

(4) 바퀴와 질병

① 직접적 피해 : 알레르기 질환의 원인 물질인 알레르기항원(allergen)이 바퀴의 배설물 속에 다량 함유되어 있어서 바퀴 개체수가 많아지면 알레르기 환자의 증상을 악화시킨다.

② 질병의 기계적 전파 : 박테리아(살모넬라, 비브리오, 이질균, 대장균 등), 바이러스, 기생충란, 원충 포낭(이질아메바 등), 곰팡이 등 많은 종류의 병원체를 기계적으로 전파시킨다. 특히 병원의 경우 바퀴 밀도가 높아지면 특정 전염병의 유행이 일어날 수 있다.

2. 흡혈노린재 Kissing bug

(1) 형태 및 분류

곤충강(Insecta), 노린재목(Hemiptera), 침노린재과(Reduviidae)에 29개 아과(subfamily)가 있는데, 그중 흡혈노린재아과(Triatominae)만 동물과 사람의 피를 먹고 사는 노린재이다. 흡혈노린재는 현재 120여 종이 알려져 있는데 미국 남부에서 아르헨티나에 걸친 중남미 지역에

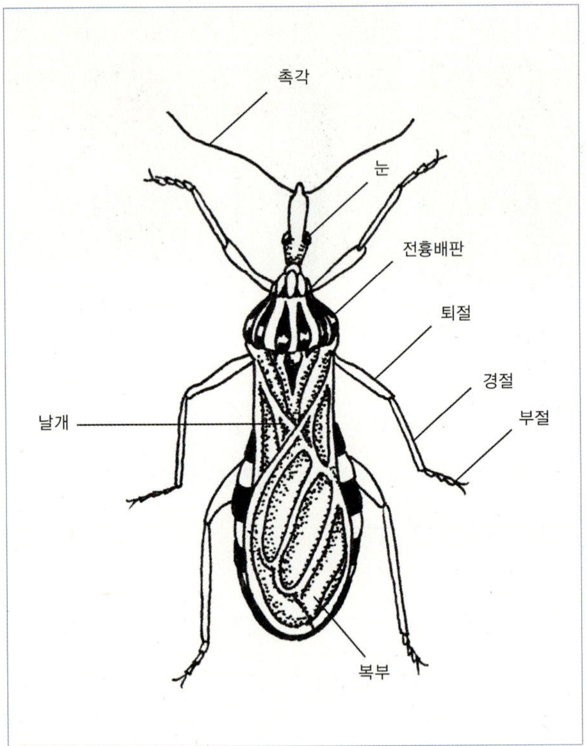

그림 6-7. **흡혈노린재 성충의 형태.**

만 분포하고 있다. 형태는 보통 야외에서 흔히 볼 수 있는 노린재와 매우 유사하다. 체장은 1~3cm이다. 두부는 비교적 가늘고 길게 전방으로 뻗어 있고 눈이 현저하게 튀어나와 있다. 가늘고 긴 1쌍의 촉각이 양 옆으로 돌출되어 있다. 가늘고 긴 주둥이는 흡혈하지 않을 때는 흉부 복면에 붙여둔다. 두 쌍의 날개는 가위 모양으로 접혀져서 복부를 덮고 있다.

(2) 생활사 및 습성

불완전변태를 하는 곤충으로 알→약충→성충으로 발육한다. 약충(또는 자충, nymph)과 성충(암수) 모두 흡혈한다. 약충은 5령기를 거치는데 각 시기 마다 1회 흡혈하고 탈피한다. 흡혈 대상은 야생동물과 가축 등 종에 따라 다양한데, 질병 매개종은 높은 인체 흡혈기호성을 보인다. 서식 장소는 약충과 성충이 동일하여 주택 내 벽이나 가구 틈이다. 낮에는 숨어 있다가 밤에 활동한다. 알에서 성충이 되기까지 1년 이상 걸린다.

(3) 매개 질병

샤가스병(Chagas' disease), 일명 아메리카파동편모충증(American trypanosomiasis)을 매개한다. 감염원(숙주)은 사람, 가축(돼지, 개, 고양이 등)과 야생동물(기니피그, 박쥐, 들쥐, 여우, 주머니쥐(opossum), 아르마딜로(armadillo) 등)이다. *Triatoma*속, *Rhodnius*속 및 *Panstrongylus*속의 여러 종이 매개종 역할을 한다.

3. 이 Louse

(1) 형태 및 분류

곤충강(Insecta), 이목(Anoplura)에 속하는 곤충으로 sucking louse라고 한다. 포유동물에만 기생하는 흡혈

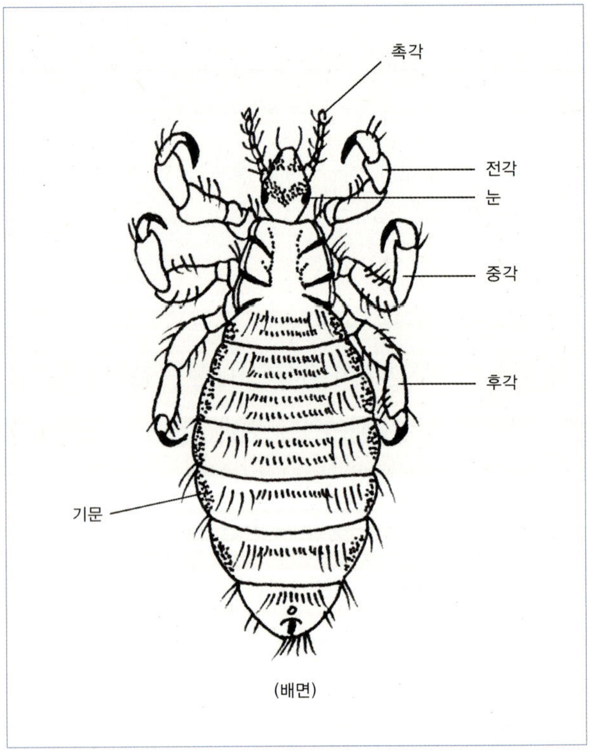

그림 6-8. **머릿니의 형태.**

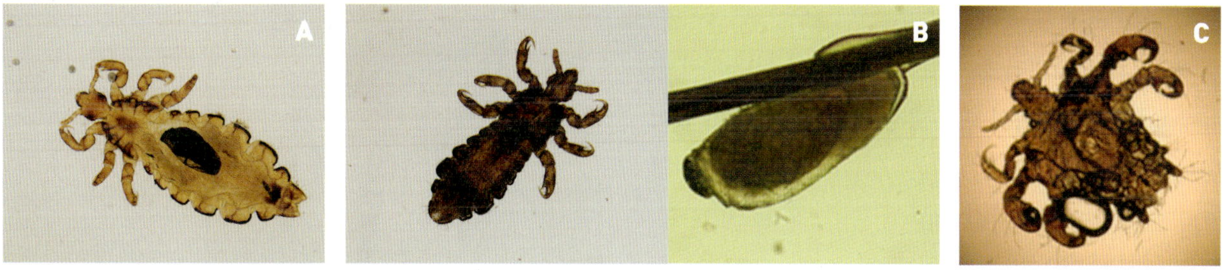

그림 6-9. 몸이(A), 머릿니와 머릿니 서캐(B), 사면발이(C).

성 외부 기생곤충이다. 이는 배면(등)과 복면(배), 즉 상하로 납작한 형태를 하고 날개는 없다. 머리는 비교적 작고 눈은 빈약하다. 구기는 흡혈형인데 매우 짧아 관찰하기 어렵다. 다리는 짧고 끝에 잘 발달된 1개의 발톱이 있다. 껍질은 얇지만 탄력성 있는 핵질로 되었다. 우리나라에는 11종의 이가 기록되어 있는데 모두 동물에 기생하고 있고, 사람에 기생하는 종은 몸이(*Pediculus corporis*), 머릿니(*Pediculus capitis*)와 사면발이(*Phthirus pubis*) 3종이다. 이 중 몸이와 머릿니는 형태가 비슷하여 구별하기 힘들다. 사면발이는 흉부와 복부가 융합하여 구별이 잘 안 되고 전체 모양이 게처럼 생겼다. 가운뎃다리와 뒷다리에 비해 앞다리의 발달이 빈약하다.

이는 크게 두 가지 종류가 있어서 흡혈성 이(sucking lice) 이외에 새털이목(Mallophaga)에 속하는 새털이(chewing lice)가 있다. 주로 조류나 가축에 기생하며 표피나 깃털 조각, 피부의 분비물 등을 씹어 먹는다. 새털이는 누부가 흉부보다 크고, 강한 턱을 가진 저작형 구기를 가지고 있어 흡혈성인 이와 쉽게 구별된다.

(2) 생활사 및 습성

불완전변태로 알→약충→성충으로 발육한다. 알의 부화 기간은 7~8일이고 약충의 발육기간도 7~8일이다. 따라서 알에서 성충이 되기까지는 14~16일이 소요된다. 암컷은 교미 후 매일 7~10개씩 산란을 계속하여 일생 동안 200~300개를 산란한다. 성충의 수명은 약 30일이다. 사면발이는 산란수가 적어서 30개 이하이다. 약충과 암수 성충이 모두 흡혈한다. 몸이는 속옷에 붙어 있으면서 알을 옷의 섬유에 붙여 놓고, 머릿니는 머리카락 사이를 기어 다니면서 알을 머리카락에 부착시킨다. 사면발이는 음부 주위의 피부에 주둥이를 찔러 넣고 고착생활을 하며 알은 음모에 붙여 낳는다. 이렇게 3종이 각각 서식 장소와 활동 장소가 뚜렷이 구별되어 있다. 사면발이는 고착생활을 하기 때문에 80~90%가 성교 행위 시 옮겨진다.

(3) 매개 질병

발진티푸스 epidemic typhus

세계적으로 널리 분포되어 있는데, 사람만이 감염원이고 병원체는 *Rickettsia prowazeki*이다. 사망률이 높다. 흡혈 시 감염되는 것이 아니고 이의 배설물(feces)에 섞여 나온 리켓치아가 피부의 상처 부위에 접촉되었을 때 인체에 침입한다. 몸이는 수시로 분변을 배설하고, 배설물에 섞여 나온 리켓치아는 외부에서 장기간 생존할 수 있어 인체감염 기회가 높아진다. 비위생적인 생활을 하는 집단에 몸이가 대량 발생하게 되고 발진티푸스 유행이 일어난다. 따라서 전쟁이나 재난(지진, 홍수 등) 지역에서 주로 발생한다. 몸이가 매개종이고 머릿니와 사면발이는 전파 능력이 없다.

참호열 trench fever

제1, 2차 세계대전 등 주로 전시에 군인 집단에서 큰 유행을 보였다. 몸이의 대량 발생에 뒤이어 유행이 일어난다. 병원체는 *Rickettsia quintana*이다. 사망률은 낮으나 고열이 장기간 지속된다.

재귀열 louse-borne relapsing fever

아프리카와 기타 열대지방에서 산발적으로 발생하고 있고, 아시아에서의 발생 여부는 불분명하다. 병원체는 *Borrelia recurrentsia*이다. 사람만 감염된다. 몸이가 매개종이다. 치사율은 영양부족이 심한 가난한 나라에서는 50% 내외로 높은 반면 부유한 국가에서는 2~5%로 낮다.

4. 벼룩 Flea

(1) 형태 및 분류

곤충강(Insecta), 벼룩목(Siphonaptera)에 속한다. 현재 15과 2,500여 종이 알려져 있는데 우리나라에는 37종

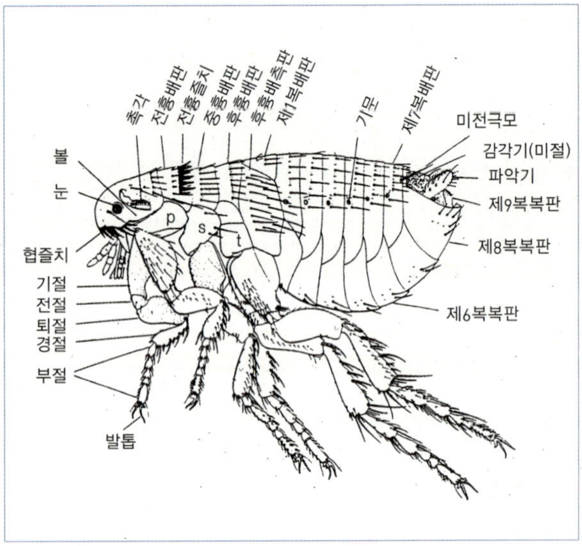

그림 6-10. **벼룩 성충(수컷)의 형태.**

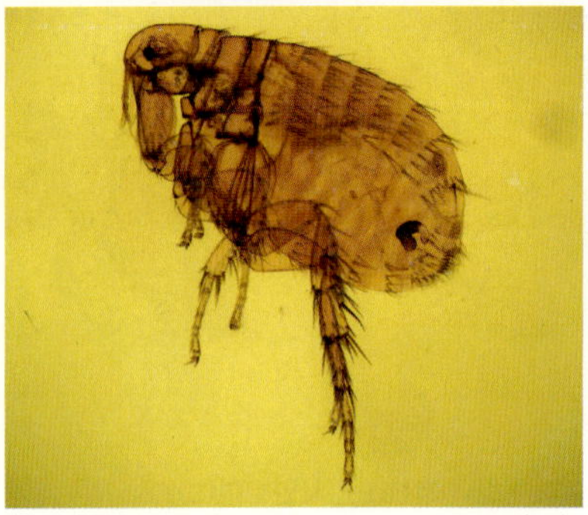

그림 6-11. **쥐벼룩.**

이 보고되어 있다. 몸이 옆(양 측면)으로 납작하다. 털은 없으며 몸 뒤로 향해 많은 수의 강모(seta)가 붙어 있다. 체장은 2~4mm로 소형이고 날개는 없다. 체색은 적갈색 또는 암갈색이다. 3절로 된 뭉툭하고 짧은 촉각이 움푹 패인 촉각구 속에 들어 있다. 눈은 종에 따라 있는 것도 있고 없는 것도 있다. 세 쌍의 다리는 튼튼하고 잘 발달되었는데 특히 기절이 크고 움직일 수 있어 도약에 능하다. 복부는 7복절과 생식기로 구성되어 있다. 암컷의 내부 생식기인 수정낭(spermatheca)은 종 감별에 중요한 특징이 된다.

(2) 생활사 및 습성

완전변태로 알→유충→번데기→성충의 순으로 발육한다. 유충은 다리가 없어 구더기 모양인데, 기생하지 않고 자유생활을 한다. 즉 어둡고 습기가 있는 서식처에서 미세한 유기물질을 섭취한다. 주 서식처는 성충의 숙주동물이 사는 곳(개 집, 고양이 집, 쥐 둥지 등)이다. 성충은 대체로 숙주의 몸에 붙어서 생활하나 필요에 따라 수시로 떨어져 활동하기도 한다. 암수 모두 하루에 2~3회 흡혈한다. 숙주선택성이 비교적 강해서 정해진 숙주동물에 따라 사람벼룩, 개벼룩, 고양이벼룩, 쥐벼룩 등 이름이 붙여졌다. 그러나 주변에 숙주동물이 없고 굶주리면 사람도 가리지 않고 공격한다. 벼룩은 15~30cm를 점프할 수 있어 숙주 몸에 튀어 오른다.

숙주동물의 털 사이를 기어 다닐 수 있게 적응되어 있어서 평지에서는 제대로 걷지 못한다. 알에서 성충까지 2~3주 소요되고 성충의 수명은 수개월이다.

(3) 매개 질병과 피해

흑사병(페스트)

야생설치류의 질병으로 병원체는 박테리아인 *Yersinia pestis*이다. 야생설치류와 가주성 쥐에 기생하는 벼룩에 의해 전파된다. 숲 속에 서식하는 들쥐로부터 가주성 쥐(시궁쥐와 곰쥐)가 감염되면 흑사병 병원체가 도시로 옮겨져 유행이 일어난다. 가주성 쥐는 감염되면 곧 죽게 되고, 죽은 쥐에서 떨어져 나온 벼룩이 사람을 공격함으로 전파가 빠른 속도로 확산된다. 흑사병의 대유행은 지구상에서 여러 차례 일어났는데 그때마다 수백만~수천만 명이 죽었다. 주 매개종은 열대쥐벼룩(*Xenopsylla cheopis*)으로 세계적으로 분포하며 우리나라에서도 우점종의 하나이다. 사람이 숙주인 사람벼룩(*Pulex irritans*)은 최근 주거 환경 개선으로 크게 감소한 반면 개벼룩(*Ctenocephalides canis*)과 고양이벼룩(*Ctenocephalides felis*)은 증가 현상을 보이고 있는데, 이 종들은 흑사병을 매개하지 않는다.

발진열 murine typhus

벼룩매개 티푸스(flea-borne typhus) 또는 토착성 티푸스(endemic typhus)라고도 한다. *Rickettsia typhi*가 병원체이다. 세계적으로 널리 분포되어 있고, 우리나라에서도 매년 환자가 발생하고 있다. 치사하는 경우는 거의 없고 자연 치유된다. 매개종은 열대쥐벼룩(*X. cheopis*), 유럽쥐벼룩(*Nosopsyllus fasciatus*) 등 쥐에 기생하는 종들이다. 감염원은 시궁쥐, 곰쥐, 생쥐, 다람쥐 등이다.

조충의 중간숙주

벼룩은 개조충(*Dipylidium caninum*)과 쥐조충(*Hymenolepis diminuta*)의 중간숙주 역할을 한다. 조충의 알을 섭취한 유충에서 우화한 벼룩의 몸속에 조충의 감염기 유충이 살아 있기 때문에 사람이 잘못 벼룩을 삼키게 되면 감염된다. 주로 개와 함께 생활하는 사람, 특히 어린이에서 감염 기회가 높다.

외부 기생

모래벼룩(*Tunga penetrans*)이 사람 피부에 기생한다. 미흡혈 성충은 1mm 이하의 미세한 벼룩으로 몸에는 강모가 거의 없다. 암컷은 복부 끝 부분만 남기고 온몸이 피부 속에 파묻혀 일생을 보낸다. 알이 다 자라면 몸 크기가 6mm 이상으로 커진다. 150~200개의 알을 산란, 지상으로 떨어뜨린 후 암컷은 피부 속에 묻힌 채 사망한다. 보통 기생 부위에 잡균에 의한 이차 감염을 일으킨다.

5. 모기 Mosquito

(1) 형태

두부(head)에는 1쌍의 긴 촉각, 1쌍의 큰 복안, 1쌍의 촉수(palp)와 특수하게 발달된 긴 주둥이(proboscis)가 있다. 흉부(thorax)에는 1쌍의 날개, 1쌍의 작은 평균곤(halter)과 3쌍의 긴 다리가 있고, 복부(abdomen)는 8절의 마디로 되어 있다. 날개를 포함한 몸 전체에 비늘(scale)이 있어, 다른 유사한 곤충과 구별된다. 암컷은 촉각의 털이 짧고 촉수가 짧은데(학질모기아과 예외), 수컷은 촉각의 털이 길고 무성하며 촉수가 길다. 유충(larva)은 물에서 서식하는데 장구벌레라 부른다. 두부에는 1쌍의 촉각과 잘 발달된 저작형 구기(mouth part)가 있다. 머리보다 큰 흉부와 9절로 된 복부가 있다. 복부 끝에 호흡관(siphon)이 있고(학질모기아과는 없음) 그 끝에 1쌍의 기공(spiracle)이 열려 있어 대기 중의 산소를 흡입

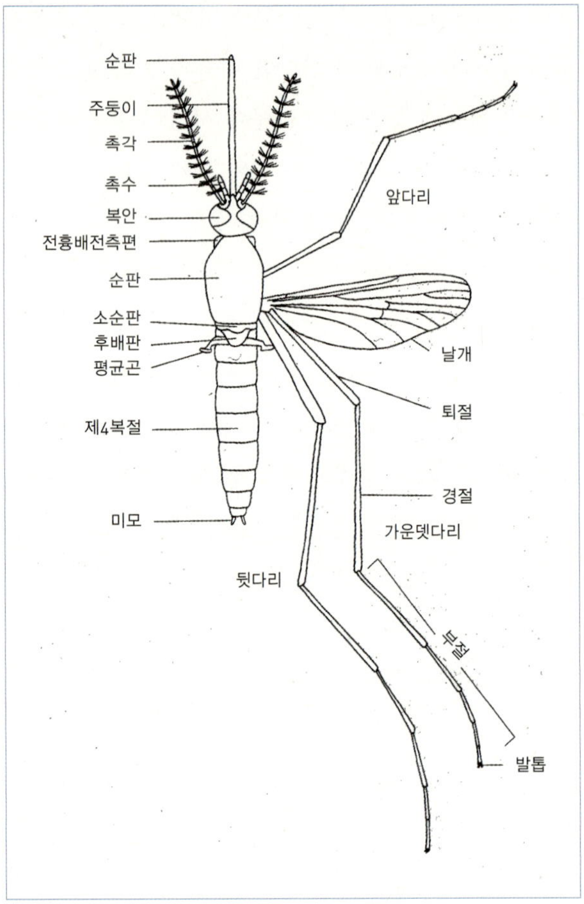

그림 6-12. 모기(암컷)의 형태(배면).

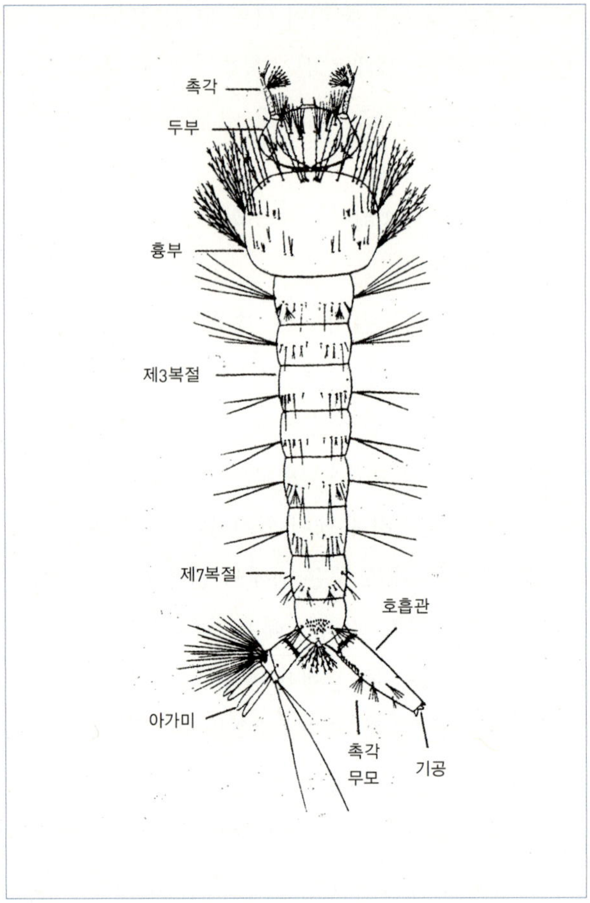

그림 6-13. 모기유충의 형태(집모기속).

한다. 다리는 없고 두부, 흉부, 복부의 양 옆구리에 비교적 긴 털이 다수 나 있다. 번데기(pupa)도 역시 물에서 생활하는데 둥근 두흉부(cephalothorax)와 구부러진 복부로 되어 있다. 두흉부에 1쌍의 호흡각(trumpet)이 있고 끝에 기공이 열려 있다. 복부 끝에는 1쌍의 유영편(paddle)이 있어 이동하는 데 사용한다.

(2) 분류

모기는 곤충강(Insecta), 파리목(쌍시목, Diptera), 모기과(Culicidae)에 속한다. 현재 지구상에는 3,000여 종이 있고 우리나라에는 51종이 알려져 있다. 질병을 매개하는 중요한 모기로 학질모기아과(Anophelinae)의 얼룩날개모기속(*Anopheles*), 보통모기아과(Culicinae)의 집모기속(*Culex*), 숲모기속(*Aedes*) 및 늪모기속(*Mansonia*)이 있는데 이들의 형태적 차이를 그림 6-14에서 비교하였다.

(3) 생활사 및 습성

모기는 완전변태하는 곤충으로 알(egg)→유충(larva) →번데기(pupa)→성충(adult)의 네 시기를 거치면서 발육하는며, 알, 유충 및 번데기는 물에서 살고 성충만 육서 생활을 한다. 알의 부화 기간은 1~2일이고, 유충은 3회 탈피하면서 1령기(lst instar)에서 4령기(4th instar)로 발육한다. 유충기간은 7~10일이다. 유충은 대기 중의 산소를 호흡하기 때문에 수면에 떠 있으면서 호흡관 끝의 기공을 통하여 산소를 흡입한다. 번데기도 역

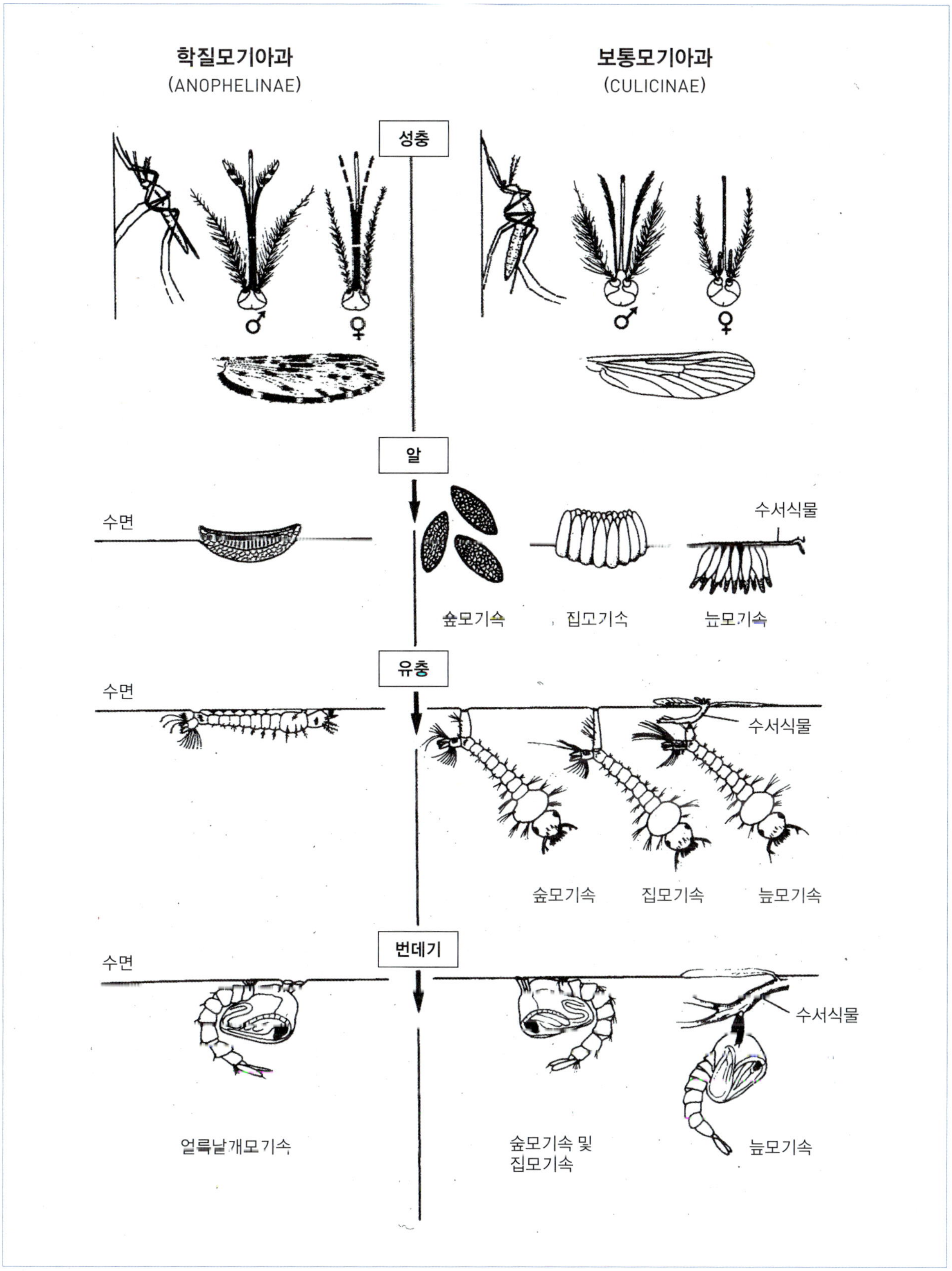

그림 6-14. 학질모기아과와 보통모기아과 간의 형태적 비교.

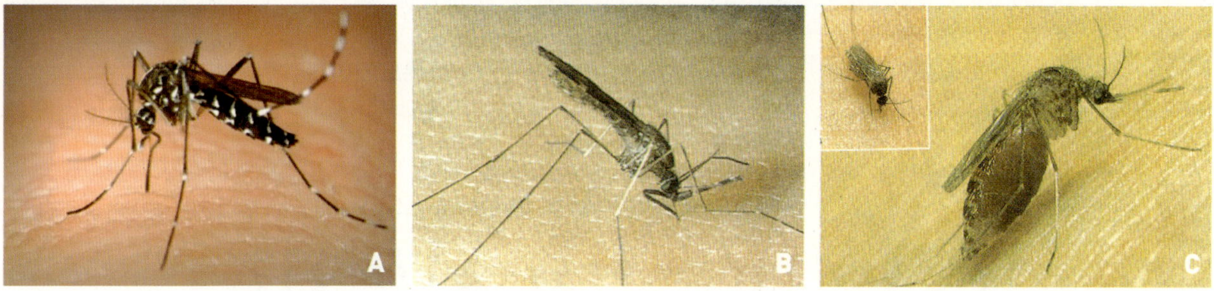

그림 6-15. **토고숲모기(A), 얼룩날개모기(B), 작은빨간집모기(C).**

시 수면에 떠 있으면서 두흉부에 있는 1쌍의 호흡각을 통하여 산소를 호흡한다. 모기 번데기는 다른 곤충과 달리 활발히 운동하지만 먹이는 섭취하지 않는다. 번데기는 1~2일 후에 우화(emergence)하여 성충이 된다. 성충이 되면 곧바로 교미를 하고, 암컷은 숙주동물을 찾아 흡혈한 후, 습도가 높은 그늘진 장소에서 휴식기를 가진다. 휴식기는 평균 3일인데 이때는 모든 활동을 중지하고 난소(ovary) 내 알의 발육을 기다린다. 흡혈하지 않으면 알 발육이 일어나지 않는다. 알 발육이 끝나면 산란 장소를 찾아가 산란한다. 한 번에 낳는 알 수는 100~150개이다. 산란을 마친 모기는 다시 숙주동물을 찾아가 흡혈한다. 모기 종(species)에 따라 좋아하는 숙주동물(흡혈 대상)과 산란 장소(수질)가 정해져 있다. 암컷은 교미로 얻은 수많은 정자를 수정낭(spermatheca) 속에 저장하고 있어 매 산란 시마다 정자가 나와 수정이 이루어진다. 따라서 모기 암컷은 일생 동안 한 번밖에 교미하지 않는다. 교미를 마친 암컷은 흡혈-휴식-산란(약 3일 소요)을 죽을 때까지 반복한다. 성충(암컷)의 수명은 자연계에서는 평균 1~2주이기 때문에 모기는 죽을 때까지 평균 2~5회 흡혈한다. 온대 지방에서 얼룩날개모기와 집모기는 성충(암컷)이 월동하고 숲모기는 알이 월동하여 이듬해 봄에 부화한다. 수컷은 흡혈하지 않고 식물성 탄수화물을 섭취하며, 월동은 하지 못한다.

(4) 모기 매개 질병

말라리아 malaria

말라리아는 얼룩날개모기속(*Anopheles*)의 모기만이 매개할 수 있다. 우리나라에서의 매개종은 중국얼룩날개모기(*Anopheles sinensis*)이다. 전국적으로 널리 분포하고 있고 개체군 밀도가 가장 높은 국내 우점종이다. 이 모기의 발생은 월동한 암컷이 4월 하순~5월 초에 출현하고, 6월 말~7월 하순에 절정을 보이며, 9월 말~10월 중순에 월동 장소로 자취를 감춘다. 흡혈 대상은 주로 소와 돼지이고 사람을 흡혈하는 것은 1% 내외이다. 흡혈 활동은 어두워지면서 다음날 새벽까지 계속되는데 0~4시가 절정이다. 유충은 자연적으로 생긴 맑은 물에 서식하는데, 주로 논, 개울, 저수지, 관개수로, 빗물이 고인 물웅덩이 등이다.

뇌염 encephalitis

모기가 전파하는 뇌염바이러스는 여러 종류가 있다. 미국에서 발생하는 뇌염에는 Eastern equine encephalitis, Western equine encephalitis, St. Louis encephalitis, California encephalitis, West Nile virus에 의한 뇌염 등이 있고, 호주와 뉴기니아에는 Murray Valley encephalitis가 있다. 우리나라를 포함하는 극동 및 동남아시아에는 일본뇌염(Japanese encephalitis)이 있다. 우리나라에서는 1950~70년대에 매년 수백~수천 명의 일본뇌염환자가 발생했으나 그 후 급격히 감소하여 1984년 이후 현재까지 매년 10명 미만의 환자 발생이 보고되고 있다. 일본뇌염은 증폭숙주(amplifying host)인 돼지를 거쳐 사람의 감염이 이루어진다. 사람은 감염되면 대부분은 불현성으로 증상 없이 지나가지만 일부는 발증하고, 사망하거나 또는 정신장애가 온다. 인체 내에서는 바이러스가 완전히 사멸하기 때문에 감염원의 역할을 하지 못한다. 일본뇌염을 매개하는 모기는 작은빨간집모기(*Culex tritaeniorhynchus*)로 국내 두 번째 우점종이다. 비교적 늦게 출현하여 8월 말~9월 초에 절정을 보인다. 이 종도 소와 돼지가 주 흡혈 대상이고 사람을 흡혈하는 모기는 1% 내외이다. 흡혈 활동은 밤새 계속되지만 절정 시간은 저녁 8시 30분부터 10시 사이이다. 유충의 서식 장소는 흐르지 않는 비교적 맑은 물로, 논이 주 발생 장소이다.

사상충증 filariasis

모기가 매개하는 사상충으로는 반크롭트사상충(*Wuchereria bancrofti*), 말레이사상충(*Brugia malayi*), 티몰사상충(*Brugia timori*) 및 개심장사상충(*Dirofilaria immitis*)이 있다. 반크롭트사상충증은 주로 열대지방의 도시에서 발생하는데 도시형 모기인 열대집모기(*Culex quinquefasciatus*)가 주 매개종이다. 반면에 말레이사상충증은 여러 종의 농촌형 모기에 의해 매개되는 전형적인 농촌의 질병이다.

뎅기열/뎅기출혈열 dengue fever/dengue hemorrhagic fever

열대·아열대에 걸쳐 세계적으로 널리 분포되어 있는 바이러스성 열성 전염병으로 매년 1억이 넘는 환자가 발생한다. 뎅기바이러스는 4가지 혈청형이 있다. 환자에 따라 감기처럼 자연 치유되는 뎅기열과 치사율이 높은 뎅기출혈열로 발전하는 경우가 있다. 감염원은 사람이다. 이 질병은 전형적 도시형 모기인 이집트숲모기(*Aedes aegypti*)가 주 매개종이므로 도시에서 집중적으로 발생한다. 이집트숲모기 유충은 도시 내에 흩어져 있는 인공 용기(artificial container)에서 발생한다. 주 흡혈 대상은 사람이고 낮에 흡혈한다. 최근에는 해외여행에서 돌아온 우리나라 사람이 발병하는 예가 매년 보고되고 있다.

지카바이러스

이집트숲모기(*Aedes aegypti*)가 주된 매개체이나 국내 흰줄숲모기(*A. albopictus*)도 전파시킬 수 있다. 증상은 발진을 동반한 갑작스러운 발열이고, 관절통, 결막염, 근육통, 두통이 동반될 수 있는데 증상은 3~7일 정도로 가볍게 진행되며 약 80%는 불현성감염이다. 합병증으로는 임산부가 감염 시 소두증 신생아를 출산하게 되고, 길랑-바레 증후군의 증가가 보고되고 있다.

황열 yellow fever

바이러스성 질환으로 중남미와 아프리카에서 발생한다. 인수공통전염병(zoonosis)으로 원숭이가 주 숙주이다. 이 질병은 3가지 전파환이 있다. 첫째는 밀림형(sylvan type)으로 숲 속에서 원숭이 사이에서 전파가 이루어진다. 둘째는 농촌형(rural type)으로 농경지 주변에서 원숭이로부터 사람으로 전파가 일어나는 것이다. 셋째는 도시형(urban type)으로 사람에서 사람으로 전파되는데 이 경우는 대유행으로 나타난다. 세 전파환에 모두 각기 다른 매개종이 관여한다. 도시에서는 이집트숲모기가 주 매개종이다. 황열은 백신이 개발되어 있으며 한 번 접종하면 10년 이상 유효하다.

6. 등에모기 Biting midge

(1) 형태 및 분류

체장이 2mm 이하의 매우 미세한 흡혈성 곤충으로 파리목(Diptera), 등에모기과(Ceratopogonidae)에 속한다. 작지만 튼튼한 몸과 짧은 다리를 가지고 있다. 구기(mouth part)는 피부를 뚫고 흡혈할 수 있게 적응되어 있다.

(2) 생활사 및 습성

완전변태를 하며 알→유충→번데기→성충으로 발육한다. 암컷만 흡혈한다. 비교적 깨끗한 물에 산란하고 유충의 발육 기간은 수개월이다. 외국에는 사람을 공격하는 종이 많지만 국내에 서식하는 종은 대부분 야간에 동물을 흡혈한다.

(3) 매개 질병

등에모기는 사상충을 매개한다. *Mansonella perstans*와 *Mansonella ozzardi*인데 주로 아프리카에 분포한다.

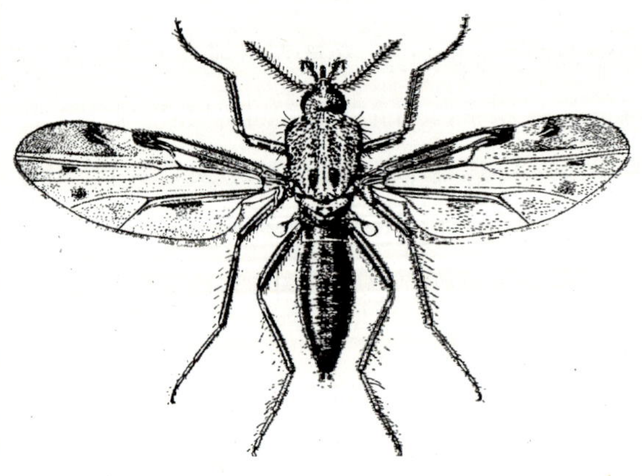

그림 6-16. 등에모기 성충(암컷)의 형태.

7. 모래파리 Sand fly

(1) 형태 및 분류

파리목(Diptera), 나방파리과(Psychodidae), 모래파리아과(Phlebotominae), 모래파리속(*Phlebotomus*)에 속한다. 모래파리는 열대, 아열대 및 온대 지방에 걸쳐 널리 분포되어 있는데, 우리나라에는 서식하지 않는다. 체색은 황색 또는 회색이다. 체장이 2~3mm로 매우 작고 약한 곤충으로 온몸과 날개에 많은 털이 나 있다. 길게 발달한 촉수가 주둥이(구기)를 감싸듯 구부러져 있다.

(2) 생활사 및 습성

완전변태로 알→유충→번데기→성충으로 발육한다. 암컷만 흡혈하는데 주로 밤에 활동한다. 대부분 종은 동물을 흡혈하지만 질병 매개종은 주로 사람을 공격한다. 유충은 습지, 돌더미, 흙구멍, 석조물 틈, 낙엽 밑 등 으슥하고 습기가 많은 흙 속에서 서식하며 부식한 유기물을 섭취한다. 모래파리는 비상력이 약하여 활동 범위가 발생 장소를 중심으로 100~150m를 벗어나지 못한다.

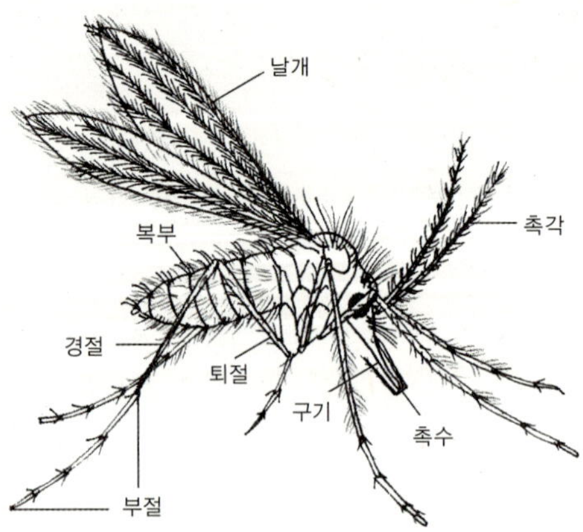

그림 6-17. 모래파리 성충(암컷)의 형태.

(3) 매개 질병

모래파리는 내장리슈만편모충증과 피부점막리슈만편모충증을 매개한다. 또한 바이러스성 질병으로 지중해 연안에서 발생하는 모래파리열(Pappataci fever)과 세균성 질병으로 남미에서 발생하는 오로야열(Oroya fever)도 전파한다.

8. 먹파리 Black fly

(1) 형태 및 분류

파리목(Diptera), 먹파리과(Simulidae)에 속하는 흡혈성 곤충으로 현재 700여 종이 알려져 있다. 주둥이는 흡혈하기 위해 적응되었지만 매우 짧아 모기처럼 피부를 뚫지 않고 피부 표면을 손상시켜 스며 나오는 피를 흡입한다. 체장은 1~5mm로 작지만 튼튼한 몸체를 가지고 있으며 다리는 짧다. 흉부의 등이 둥글게 굽어 꼽추 모양을 하고 있다. 촉각은 짧고 뿔 모양을 하고 있으며 체색은 대부분 검은색이다.

(2) 생활사 및 습성

완전변태로 알→유충→번데기→성충의 순으로 발육한다. 암컷만 산란하기 위해 낮에 흡혈한다. 흡혈 대상은 주로 포유동물과 조류인데 극히 일부인 매개종만 사람을 공격한다. 비상 능력이 뛰어나 활동 거리가 10~20km에 이른다. 유충은 많은 양의 산소를 함유한 맑고 흐르는 물, 즉 산간 계류나 강에서 서식한다.

(3) 매개 질병

중남미와 아프리카에 있는 회선사상충증(onchocerciasis)을 매개한다. 우리나라에도 15종의 먹파리가 기록되어 있는데 사람을 흡혈하는 종은 없다.

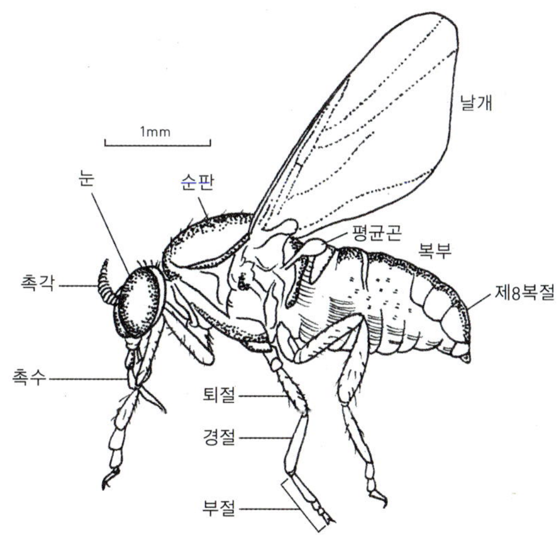

그림 6-18. 먹파리의 형태.

9. 깔따구 Non-biting midge

(1) 형태 및 분류

파리목(Diptera), 깔따구과(Chironomidae)에 속하는 날벌레로 세계적으로 널리 분포되어 있다. 계통학상 모기와 가장 가까운 곤충으로 형태가 모기와 매우 유사하지만, 구기(mouth part)를 관찰하면 쉽게 식별할 수 있다. 모기는 주둥이가 길게 전방으로 돌출되어 있는 데 반해 깔따구는 입이 퇴화되어 찾아보기 힘들다. 또한 모기는 날개를 포함한 온몸이 비늘로 덮여 있지만 깔따구는 비늘이 없다. 세계적으로 수천 종이 알려져 있는데 저개발 국가 대부분에서는 아직 조사가 이루어져 있지 않은 실정이다. 우리나라에는 현재 250여 종이 기록되어 있는데, 실제로는 최소한 500~1,000여 종이 서식하고 있을 것으로 추정된다. 깔따구는 체색, 무늬, 크기 등이 속과 종에 따라 현저하게 달라서 잡다한 집단처럼 보인다.

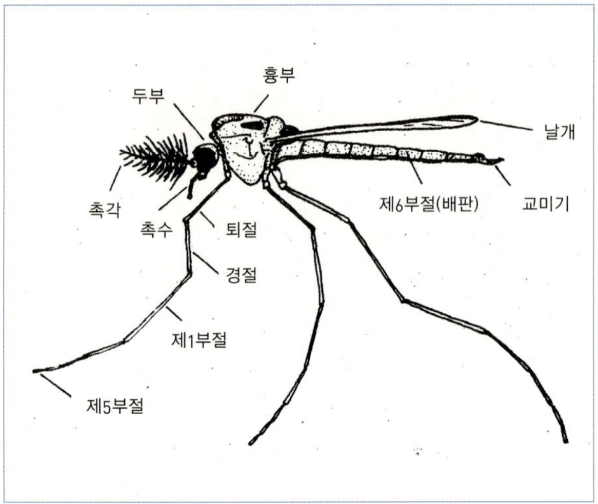

그림 6-19. 깔따구 성충(수컷)의 형태.

(2) 생활사 및 습성

완전변태하는 곤충으로 알→유충→번데기→성충의 발육 시기를 거치는데 알, 유충, 번데기는 물속에서 산다. 적응 능력이 뛰어나서 다양한 수질, 즉 맑은 물이 흐르는 산간 계류에서부터 유기물로 심하게 오염된 하수구에 이르기까지 모든 종류의 물에서 발생한다. 유충은 물 밑에서 원통 모양의 집을 짓고 그 속에서 생활한다. 유충의 발육 기간은 약 20~30일이다. 성충(암컷)은 우화 즉시 교미하고, 산란하고 나면 곧 죽는다. 먹이는 섭취하지 않는다. 수명은 2~7일이다. 많은 종이 강한 추광성을 보여 불빛에 모여 든다.

(3) 깔따구의 피해

깔따구는 대표적인 불쾌곤충(nuisance)으로 일상생활에 적지 않은 불편을 준다. 개체군 밀도가 대단히 높아 집단으로 불빛에 모여들고 곧 죽기 때문에 주거지 주변에 시체가 쌓여 주위가 불결해지고 썩는 냄새가 난다. 한여름에 저수지나 호숫가의 주민은 야간에 야외 생활을 즐길 수 없다. 깔따구는 최근 급증하고 있는 알레르기성 질환(기관지천식, 비염, 아토피성 피부염 등)을 일으키는 주요한 알레르기항원(allergen)이다. 특히 깔따구가 대량 발생하는 호숫가나 저수지 근처에 살고 있는 주민에게는 집먼지진드기보다도 중요한 구실을 한다. 성충의 몸체가 연약하여 죽은 개체가 쉽게 말라 부서져서 미세한 분말이 된 후 바람에 날려 알레르기 환자의 피부에 묻거나 호흡 시 비공과 기관지로 들어와 알레르기성 질환을 야기한다.

10. 등에 Horse fly

(1) 형태 및 분류

파리목(Diptera), 등에과(Tabanidae)에 속하는 튼튼한 파리로 세계적으로 3,000여 종이 알려져 있다. 국내에는 현재 47종이 기록되어 있다. 중형 내지 대형 파리로 체색은 흑색, 갈색, 적갈색, 황색 등 다양하고 반점이나 띠가 있다. 살아 있을 때의 등에의 눈은 녹색, 자색, 황색 등 아름다운 색을 가진다. 구기(mouth part)가 비교적 짧고, 칼끝처럼 날카로워 피부를 찌르기에 적합하다.

(2) 생활사 및 습성

완전변태를 한다. 유충은 물속 또는 진흙 속에서 산다. 유충의 발육 기간은 상당히 길어서 1~2년이 소요된다. 번데기를 거쳐 성충이 되며 암컷만 흡혈한다. 야생 포유류나 가축을 주로 공격하지만 숙주 선택성이 엄격하지 않아서 기회만 있으면 사람도 흡혈한다. 거의 모든 종이 옥외 활동성으로 축사나 인가 내에 침입하는 경우는 거의 없다. 구기(mouth part)는 굵고 강인하여 흡혈 당하는 숙주가 몹시 고통스럽기 때문에 흡혈을 못 하게 방해하므로 한 번에 충분한 양을 흡혈하지 못하고 여러 번 흡혈을 시도하게 된다. 따라서 흡혈 대상 동물이 바뀌는 기회가 많아 병원체를 주둥이에 묻혀 기계적으로 전파하는 능력이 크다.

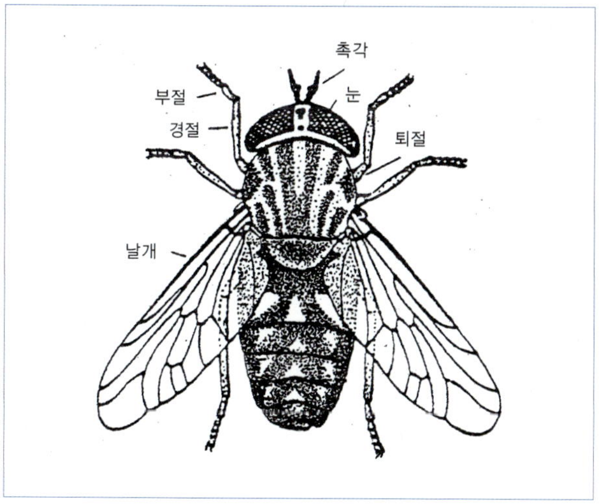

그림 6-20. 등에 성충의 형태.

(3) 매개 질병

서부 아프리카에 있는 로아사상충증(loiasis)을 매개한다. 미국에서 야생토끼병(tularemia)과 남아프리카에서 가축의 수면병을 일으키는 *Trypanosoma evansi*를 기계적으로 전파하기도 한다.

11. 파리 Fly

(1) 형태 및 분류

파리란 이름은 막연한 일반 용어로서 매우 다양한 분류군(taxon)이 포함된다. 분류학적으로는 촉각이 3절로 구성되고 셋째 마디에 촉각극모(arista)를 가지고 있는 곤충이 파리이다. 위생상 중요한 파리는 집파리과(Muscidae), 검정파리과(Calliphoridae), 쉬파리과(Sarcophagidae), 체체파리과(Glossinidae), 양파리과(Oestridae) 등이다.

유충

전형적인 구더기(maggot)로 다리는 없고, 전방으로 갈수록 가늘어져 원추형이다. 모두 12체절로 구성된다. 제1체절 끝에 입 역할을 하는 구구(mouth hook)가 있다. 마지막 체절 상단에는 한 쌍의 후기문(posterior spiracle)이 있다. 각 후기문에는 3개의 기공(spiracular opening)과 1개의 중주(button)가 있고 기문륜(peritreme)으로 둘러싸여 있다. 후기문의 형태는 종 감별에 중요한 특징이 된다.

성충

두부, 흉부 및 복부가 뚜렷하게 구별되는데 서로 밀착해 있다. 3쌍의 다리는 짧고 1쌍의 날개는 비교적 넓고 강인하다. 두부의 대부분을 1쌍의 복안(compound eye)이 차지하고 흉부의 대부분을 중흉배판이 차지한다. 복부는 4개의 복절로 짧고 뭉툭하다.

(2) 생활사 및 습성

파리는 완전변태(알→유충→번데기→성충)를 한다. 알의 부화 기간은 짧아 6~12시간이고 유충 발육도 다른 곤충에 비해 빠른 편이어서 평균 6~7일이다. 대부분 종의 유충은 부식한 동식물의 유기물질을 먹고 살기 때문에 변소, 가축이나 가금류의 배설물, 퇴비장, 동물

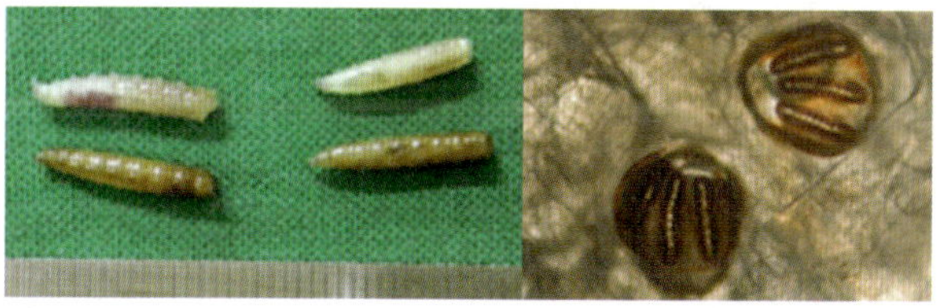

그림 6-21. 구더기 및 후기문.

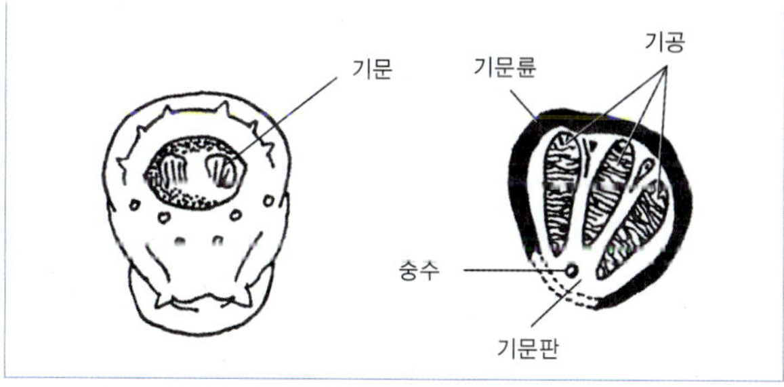

그림 6-22. 파리 유충의 후단면(후면)과 후기문(한쪽).

의 사체 등에서 발생한다. 성충은 주로 낮에 활동하고, 먹이 습성은 종에 따라 다르다.

(3) 위생상 주요 종

우리나라에 서식하는 파리 중 위생상 중요한 종은 다음과 같다.

집파리과(Muscidae) : 집파리(*Musca domestica*), 딸집파리(*Fannia canicularis*), 침파리(*Stomoxys calcitrans*)
검정파리과(Calliphoridae) : 금파리(*Lucilia caesar*), 구리금파리(*Lucilia sericata*), 큰검정파리(*Calliphora lata*)
쉬파리과(Sarcophagoidae) : 쉬파리속(*Sarcophaga* spp.)

집파리 *Musca domestica*

보통 크기(6~9mm)의 흑회색 파리로 중흉배판에 4개의 흑색 종선이 있고 복절 제1~2절 배판의 양측 면이 주황색이다. 집 안에 들어오는 전체 파리의 80~90%를 차지한다. 유충은 사람과 동물의 분변, 쓰레기처리장, 퇴비장 등 동식물을 가리지 않고 부식한 유기물질이면 어디든지 서식한다. 성충은 잡식성으로 사람과 동물의 배설물, 변, 고름(pus)이나 음식물 등 가리지 않고 섭취한다. 따라서 각종 병원체가 주둥이나 발톱 사이의 욕반에 부착하여 식기나 음식물을 오염시켜 각종 질병을 기계적으로 전파하는 주범 구실을 한다.

침파리 *Stomoxys calcitrans*

집파리와 매우 유사한데, 흡혈성 파리로 길게 전방으로 돌출한 주둥이를 가진다. 암수 모두 흡혈한다. 세계적으로 분포하고 있다. 주로 가축을 흡혈하나 기회가 있으면 사람도 공격한다. 유충은 주로 외양간 또는 마구간의 분변이나 퇴비장에서 발생한다.

금파리 *Lucilia caesar*

몸은 황녹색으로 체장 8mm 내외의 중형 파리이다. 유충은 부식한 동물 조직을 먹고 자라기 때문에 피부구더기증(myiasis)을 일으키는 가장 중요한 파리이다. 주로 상처나 궤양 부위에 여러 마리가 일시에 모여들어 수천 개의 알을 낳는다.

쉬파리 *Sarcophaga* spp.

쉬파리는 비교적 대형(8~15mm)의 파리로 체색은 회색 내지 진회색이다. 전흉배판에 3개의 검은 종대가 있고 복배판에는 검은색과 연회색의 무늬가 바둑 모양으로 나 있다. 다른 종류의 파리와 달리 쉬파리는 유생생식(larviparity)으로 1령기 유충을 낳는다. 유충의 서식 장소는 동물의 분변이나 동물의 시체 또는 상처 부위로 피부구더기증을 일으킨다.

체체파리 tsetse fly

파리목(Diptera), 체체파리과(Glossinidae), 체체파리속(*Glossina*)에 속하는 파리로 열대 아프리카 지방에만 분

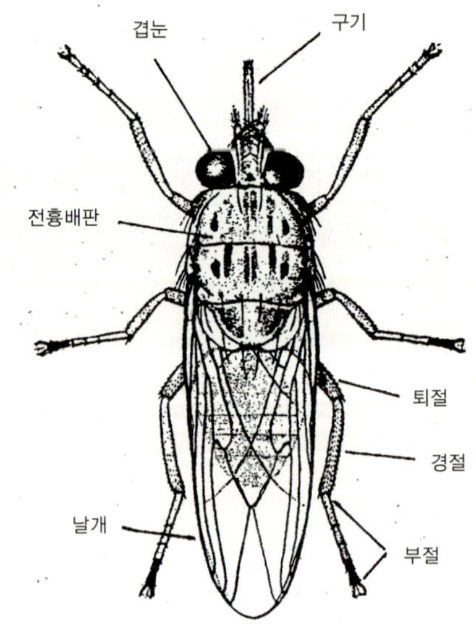

그림 6-23. **체체파리의 형태.**

포한다. 중형(6~15mm)으로 흡혈에 적합한 긴 주둥이가 전방으로 돌출해 있다. 체체파리는 1개의 알이 자궁 속에서 부화하여 그 속에서 유충이 자란다. 다 자란 유충을 땅속에 배출하면 곧 번데기가 된다. 자궁 속 유충 기간은 약 2주이고 번데기 기간은 약 4주이다. 따라서 한 마리 암컷에서 1.5개월 후 한 마리의 제2세대가 태어난다. 체체파리는 아프리카형 수면병(African sleeping sickness)을 사람과 가축에 전파시키는 중요한 위생 해충으로 매개종은 *Glossina palpalis*, *G. morsitans* 등이다.

(4) 파리와 질병

1) 구더기증 (승저증, myiasis)

파리유충(구더기)이 인체의 특정 부위에 기생하여 일으키는 질병을 구더기증(승저증)이라 한다. 유기물질이 부식하기 시작하면 곧 많은 수의 파리가 모여들어 알을 낳고 부화한 구더기가 다수 발생한다. 인체의 어떤 부위에 외상을 입거나, 종기가 생기면 여기에 구더기가 기생한다. 귓속, 콧속, 항문 등에도 구더기증이 발생한다. 이와 같이 인체 외부에 기생하는 경우를 외부구더기증(external myiasis)이라 한다. 검정파리과와 쉬파리과에 속하는 종들이 외부구더기증을 일으키는데 우리나라에서는 금파리(*Lucilia caesar*), 구리금파리(*Lucilia sericata*), 쉬파리 등이 주범이다. 파리 알이나 1령기 유충에 오염된 음식을 먹으면 위에서 부화한 구더기가 자라면서 위통을 유발하는데 이 경우를 내부구더기증(internal myiasis)이라 한다. 열내지방에는 사람의 온전한 피부를 뚫고 들어가 기생하는 파리가 있다. 이 경우를 편성구더기증(obligatory myiasis)이라 한다. *Callitroga americana*(중남미 서식종), *Cordylobia anthropophaga*(아프리카 서식종) 등이 주요 종이다

2) 병원체의 기계적 전파

병원체의 물리적인 운반체로서 여러 종의 파리가 관여하는데 그중 집파리(*Musca domestica*)가 역학적으로 가장 중요한 역할을 한다. 집파리는 ① 주택 내 또는 주변에서 주로 활동하고, ② 잡식성이어서 음식물과 혈변, 고름, 객담 등에 있는 병원체와 접촉 빈도가 높으며, ③ 주둥이와 발톱 사이에 있는 욕반의 구조가 병원체를 부착시키기에 적합하여 기계적 전파 능력이 뛰어나다. 장티푸스, 파라티푸스, 이질, 결막염, 콜레라, 결핵, 뇌수막염 등을 일으키는 병원체와 출혈성대장균(O157), 회충란, 이질아메바 등을 운반한다.

3) 아프리카형 수면병

열대 아프리카에 분포하고 있는 수면병(African trypanosomiasis)을 체체파리가 매개한다. 감염된 사람이나 동물을 흡혈한 암수 체체파리 모두 약 18일 후 전파 능력을 갖게 되고 그 후 죽을 때까지 사람이나 동물을 감염시킨다. 주요 매개종은 *Glossina palpalis*, *G. morsitans* 등이다.

12. 참진드기 Hard tick

(1) 형태 및 분류

거미강(Arachnida), 진드기목(Acarina), 후기문아목(Metastigmata), 참진드기과(Ixodidae)에 속한다. 대형(1~9mm)으로 진드기 중 가장 크며, 특히 흡혈 후에는 2~3배로 몸이 더욱 커진다. 몸은 악체부(또는 악두; gnathosoma)라 부르는 주둥이와 동체부(idiosoma)라 부르는 몸통으로 구분된다. 배면에 순판(scutum)이 있는데 암컷의 것은 작고 배면 전방에 위치하며, 수컷의 것은 커서 배면 전체를 덮고 있다. 악체부는 1쌍의 협각, 1쌍의 촉수 및 1개의 구하체(hypostome)로 되어 있다. 4쌍의 다리는 각기 7마디로 구성된다.

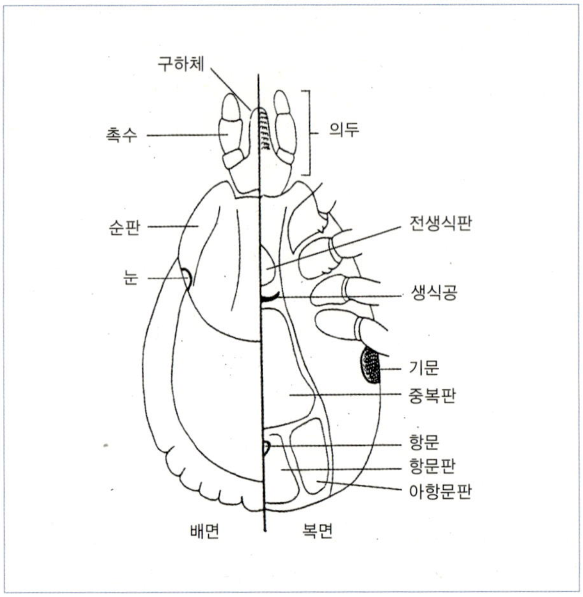

그림 6-24. **참진드기의 형태.**

(2) 생활사 및 습성

불완전변태로 알→유충→약충→성충으로 발육한다. 유충, 약충 및 성충(암수) 모두 흡혈한다. 알의 부화기간은 수주~수개월이다. 알에서 부화한 유충(larva)은 다리가 3쌍이다. 한 번 흡혈(3~7일) 후 다리가 4쌍인 약충(nymph)이 된다. 약충도 장기간(7~10일간)에 걸쳐 1회 흡혈하고 성충이 된다. 성충이 되면 암수가 교미하고 숙주 몸에 붙어 1~4주간 흡혈을 계속한다. 흡혈 후 암컷은 3,000~8,000개의 알을 수주간에 걸쳐 낳고 곧 죽는다.

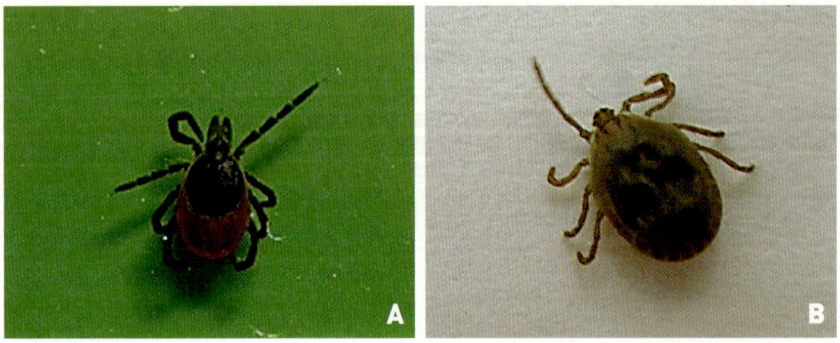

그림 6-25. **일본참진드기(A)와 작은소참진드기(B).**

(3) 참진드기 매개 질병

록키산홍반열 Rocky mountain spotted fever

진드기매개 티푸스(tick-borne typhus)라고도 한다. 리켓치아성 질병으로 병원체는 *Rickettsia rickettsii*이다. 병원체는 경란형 전파로 감염되기 때문에 유충, 약충, 성충 모두 감염되어 있다. 세계적으로 널리 분포되어 있는데, 우리나라에는 보고된 예가 없다.

라임병 Lyme disease

세균성 질병으로 병원체는 *Borrelia burgdorferi*이다. 감염 초기에는 독감과 비슷하나 수막염, 안면 신경마비 등 증상이 나타나고 만성 관절염으로 발전한다. 미국, 유럽, 호주, 아프리카, 중국, 일본 등 세계 각국에서 많은 환자가 발생한다. 특히 미국에서는 매년 수천건이 보고되고 있다. 우리나라에서는 1992년에 등줄쥐(*Apodemus agrarius*)와 산림참진드기(*Ixodes persulcatus*)에서 병원체를 발견하였는데 아직 환자 보고는 없다.

중증열성혈소판감소증후군 Severe Fever with Thrombocytopenia Syndrome, SFTS

작은소참진드기(*Haemaphysalis longicornis*)를 통해 발생하는 중증열성혈소판감소증후군은 주로 동북아를 중심으로 발견되고 있는데, 매개체인 작은소참진드기는 국내에 전국적으로 고르게 분포하고 있다. 국내에서는 2013년 사망한 환자에서 작은소참진드기에 의해 감염되는 SFTS 바이러스가 확인되었다. 그러나 전체 작은소참진드기 중 단지 0.5%만이 SFTS 바이러스를 보유하고 있고, SFTS 바이러스 감염이 확인된 진드기라도 옮기는 바이러스 양이 적다면, 물려도 이 병에 걸리지 않는다. 증상은 전신이 나른해지고, 구역질이 나는 경우가 많다. 그 후 고열과 설사 등 증상을 보이는 한편, 혈소판이나 백혈구가 급감한다.

이 밖에도 참진드기가 매개하는 질병으로는 큐열(Q fever), 진드기매개 뇌염(tick-borne encephalitis), 콜로라도 진드기열(Colorado tick fever), 야생토끼병(tularemia), 일본홍반열(Japanese spotted fever), 바베스열원충증(babesiosis), 진드기 마비(tick paralysis) 등이 있다.

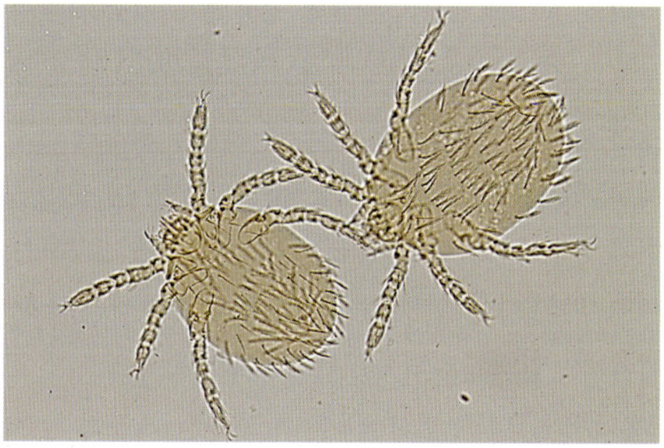

그림 6-27. 털진드기 유충.

13. 털진드기 Chigger mite

(1) 형태 및 분류

진드기목(Acarina), 전기문아목(Prostigmata), 털진드기과(Trombiculidae)에 속하며 세계적인 분포상을 보인다. 크기 0.15~0.2mm의 미세한 진드기이다. 유충 시기에는 다리가 3쌍이고 약충과 성충은 4쌍이다. 털진드기는 유충 시기에만 형태적으로 종 감별이 가능하다. 배면전방에 순판(scutum)이 있고 여기에 1쌍의 감각모(sensilla)와 3~10개의 극모(seta)가 있다. 몸과 다리에 잔털이 분지되어 있는 극모로 덮여 있다. 다리는 6절로 구성된다.

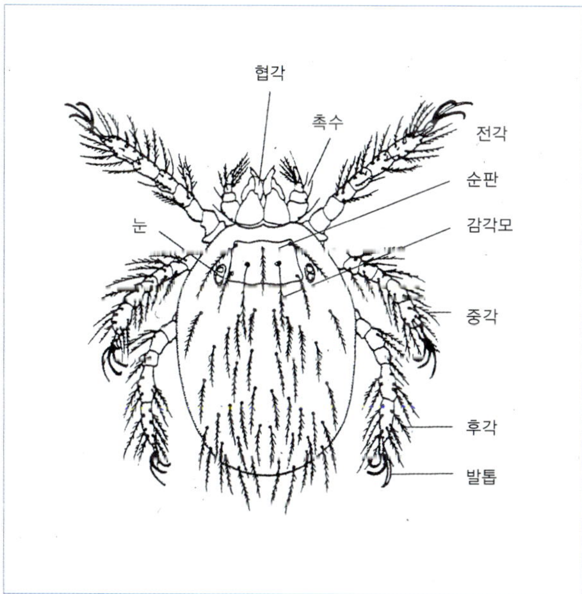

그림 6-26. 털진드기 유충의 형태.

(2) 생활사 및 습성

불완전변태를 하는데 발육 과정이 복잡하여 알(egg)→유충(larva)→제1약충(protonymph)→제2약충(deutonymph)→제3약충(tritonymph)→성충(adult)의 시기를 거친다. 이 중 유충만 숙주 몸에 붙어 2~3일간 흡혈하고, 나머지 시기의 털진드기는 흙 속에서 유기물질을 먹으며 자유생활을 한다. 따라서 유충만이 질병을 전파시킨다. 우리나라를 포함하여 온대 지방에서는 1년 1세대로 가을에 알에서 부화한 유충이 흡혈 후 흙 속에서 월동하고 이듬 해 약충을 거쳐 성충이 되고 가을에 산란한다. 흡혈 대상 숙주동물은 종에 따라 다른데, 설치류, 조류, 파충류 등 다양하다.

(3) 매개 질병

쯔쯔가무시병(tsutsugamushi disease)을 매개한다. Scrub typhus라고도 한다. 리켓치아성 열병으로 온몸에 발진이 생긴다. 병원체는 *Orientia tsutsugamushi* 인데 여러 혈청형이 알려져 있어, 병독성과 치사율이 다르게 나타난다. 일본에서 동남아를 거쳐 파키스탄,

그리고 호주 북부와 남태평양 지역 등 아시아 전역에 분포되어 있다. 우리나라에서는 1986년부터 대량 발생이 계속되고 있어 매년 수백~수천 명의 환자가 전국에 걸쳐 가을(10~11월)에 집중적으로 발생한다. 털진드기가 병원체의 감염원 역할도 하고 사람에게 전파하는 매개 역할도 한다. 들쥐는 털진드기의 흡혈 대상일 뿐 병원체의 감염원은 되지 못한다. 병원체는 털진드기 제2세대에게 경란형 전파(transovarian transmission)로 알을 통하여 감염이 이어진다. 우리나라에서 주 매개종은 대잎털진드기(*Leptotrombidium pallidum*)와 활순털진드기(*L. scutellare*)이고 이들의 흡혈 대상은 주로 등줄쥐(*Apodemus agrarius*)이다.

14. 모낭진드기 Follicle mite

(1) 분류 및 형태

거미강(Arachnida), 진드기목(Acarina), 전기문아목(Prostigmata), 모낭진드기과(Demodicidae), 모낭진드기속(Demodex)에 속한다. 대부분의 종이 개나 가축에 기생한다. 인체에 기생하는 종은 모낭진드기(*Demodex folliculorum*)와 작은모낭진드기(*D. brevis*)의 두 종인데, 99% 이상이 전자이고 후자는 1% 미만이다. 형태가 타원형인 다른 일반 진드기와는 달리 비교적 가늘고 긴 몸체를 하고 있다. 체장은 0.3~0.4mm이고 폭은 0.05mm이다. 네 쌍의 다리는 짧고 끝에 1쌍의 발톱이 있다.

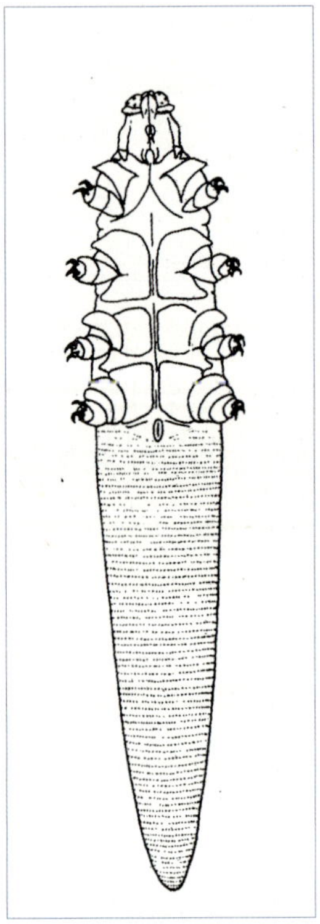

그림 6-28. 모낭진드기의 형태.

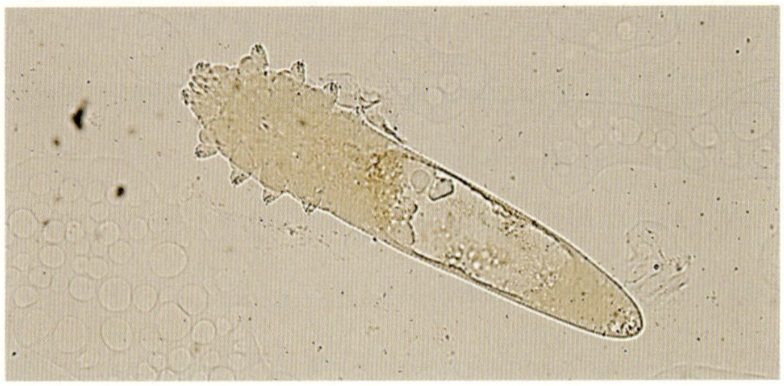

그림 6-29. 모낭진드기.

(2) 생활사 및 습성

불완전변태로 알→유충→약충→성충으로 발육한다. 알은 부화하여 3쌍의 돌기 모양인 다리를 가진 유충이 된다. 약충은 3회 탈피하여 성충이 된다. 주로 모낭과 피지선의 기부에 기생한다. 대부분이 얼굴, 특히 코, 볼, 턱 등에 서식한다. 20대에서 가장 높은 기생률을 보이며 여성이 65%로 남성(35%)보다 높다. 기생 경로는 잘 알려져 있지 않다.

(3) 질병

일반적으로 모낭진드기 기생으로 인한 증상은 없으나, 기생 개체 밀도가 높으면 주로 얼굴에 홍반성 구진, 짐윤성 홍반 또는 농포 등 피부염을 일으킨다.

15. 옴진드기 Itch mite

(1) 분류 및 형태

거미강(Arachnida), 진드기목(Acarina), 무기문아목(Astigmata), 옴진드기과(Sarcoptidae)에 속하는 종으로 학명은 *Sarcoptes scabiei*이다. 체색은 유백색이고 크기는 수컷 0.15~0.2mm, 암컷 0.25~0.4mm로 원판 모양

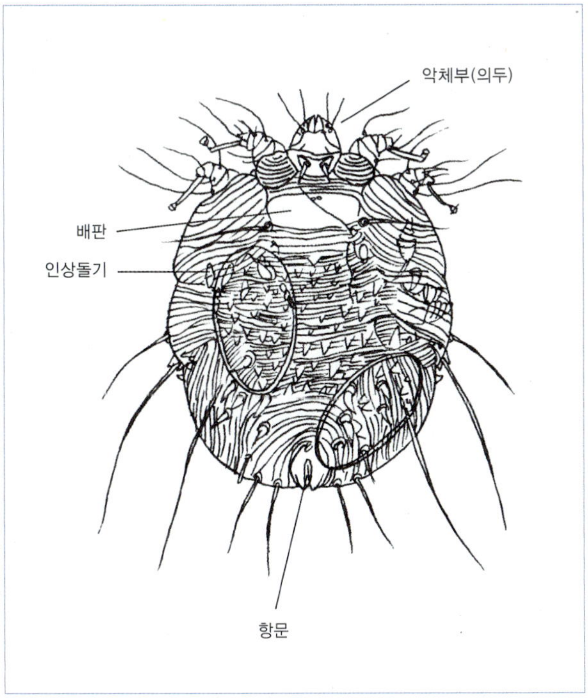

그림 6-30. **옴진드기의 형태.**

을 하고 있다. 다리는 짧고 뭉툭하며, 제1각과 제2각 끝에 흡반이 있다. 사람에 기생하는 종과 동물에 기생하는 종이 다르다. 사람옴진드기는 *Sarcoptes scabiei*, 개옴진드기는 *S. canis*, 말옴진드기는 *S. equi*이다.

(2) 생활사 및 습성

알→유충→제1약충→제2약충→성충으로 발육한다. 알에서 성충까지 발육하는 데 10~14일 소요되고 성충의 수명은 약 4주이다. 인체의 얇고 부드러운 피부의 표피층(epidermis)을 뚫어 만든 터널 속에서 서식한다. 터널의 길이는 2~3mm에서 수 cm에 이른다. 인체 부위별 기생률을 보면 손 60%, 팔꿈치 11%, 발 9%, 기타 부위에 20%이다. 연령별 기생률은 10대가 40.4%, 20대가 31%로 젊은 층에서 높게 나타나고, 남성이 78%로 여성(22%)보다 월등하게 기생률이 높다. 요양원이나 군대 등에서 집단 발생하는 경우가 많다.

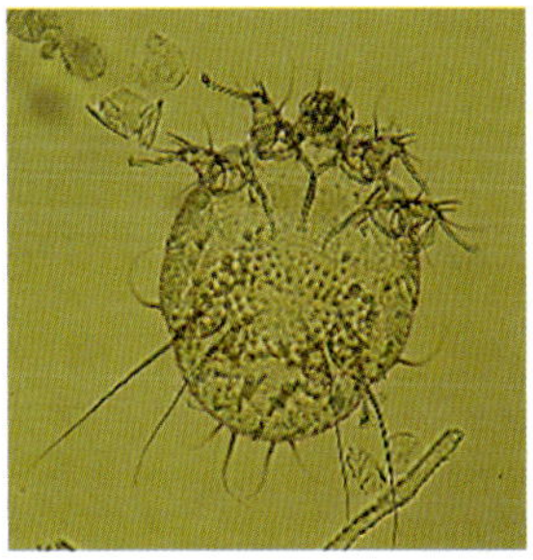

그림 6-31. **옴진드기.**

(3) 질병

옴진드기가 피부에 기생하여 일으키는 질병을 옴(scabies)이라 한다. 인체 기생 후 1개월부터 심한 가려움증이 나타나는데 밤에 더 심하다. 치료제로는 3% 설파연고제를 오랫동안 사용해 왔는데 근래에는 25% benzyl benzoate 로션이나 유제, 1% lindane 연고제, 10% crotamiton 등이 사용된다. 최근에는 탁월한 구제 효과를 나타내는 0.1~0.2% permethrin 유제나 0.4% phenothrin 분제 등 pyrethroid계 살충제가 주로 사용되고 있다.

16. 집먼지진드기 House dust mite

(1) 형태 및 분류

거미강(Arachnida), 진드기목(Acarina), 무기문아목(Astigmata), 집먼지진드기과(Pyroglyphidae)에 속한다. 집안 먼지 속에는 수십 종의 진드기가 살고 있는데 세계 어디서나 큰다리먼지진드기(*Dermatophagoides farinae*, Df)와 세로무늬먼지진드기(*Dermatophagoides pteronyssinus*, Dp)의 2종이 전체의 80~90%를 차지하고 있는 우점종이다. 전자는 비교적 건조한 지역(예 미국 본토)에서, 후자는 습도가 높은 지역(예 유럽)에서 우점종으로 나타난다. 우리나라에서는 서울을 비롯한 내륙 지방에서는 Df가 우점종이고, 인천, 영광(전남), 춘천(주변에 호숫가 많음), 부산 등 비교적 습도가 높은 지역에서는 Dp가 우점종이다. 두 종의 형태는 매우 유사하여 전문가가 고배율 현미경으로 관찰해야 동정이 가능하다. 체색은 유백색이고 크기는 0.3~0.4mm이다. 유충은 다리

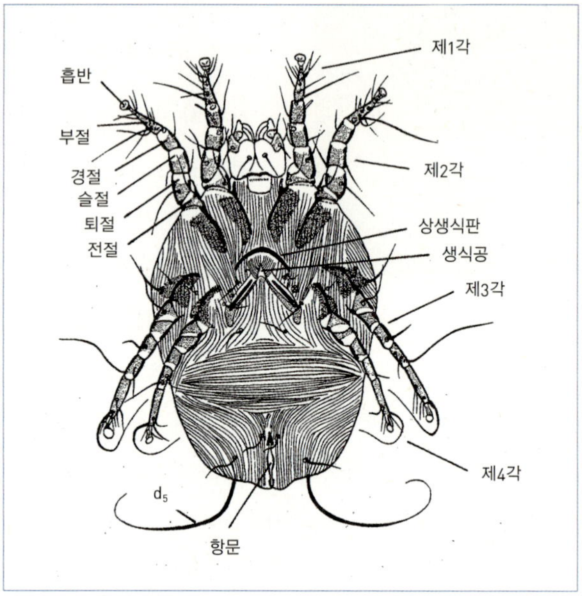

그림 6-32. **세로무늬먼지진드기의 형태(복면).**

가 3쌍이고 약충과 성충은 4쌍이다. 4쌍의 다리 중 제1각과 제2각은 서로 인접하여 몸의 전방으로 뻗어 있고, 큰 간격을 두고 제3각과 제4각이 인접한 채 후방으로 뻗어 있다. 복면과 배변의 외피(껍질)에 지문 모양의 많은 주름이 있는데, 주름의 모양이 종에 따라 달라서 형태적 특징이 된다. 복면 아래에 항문(anus)과 교접낭(bursa copulatrix)이 있다.

(2) 생활사 및 습성

일→유충→제1약충(전약충)→제2약충(후약충)→성충의 단계로 발육한다. 암컷은 매일 1~3개의 알을 산출하여 일생 동안 200~300개 산란한다. 알에서 성충까지의 발육 기간은 약 1개월이고, 성충의 수명은 평균 2개월이다. 집먼지진드기의 가장 중요한 생존 조건은 높은 습도이다. 수분을 직접 섭취하지 못하고 대기 중의 수분을 피부를 통해 흡수한다. 대기의 상대습도가 64% 이하이면 체내의 수분을 빼앗겨 치사한다. 발육과 번식에 필요한 기온은 10~32℃이다. 집먼지진드기는 먼지에 섞여 있는 유기물질을 먹고 사는데, 사람

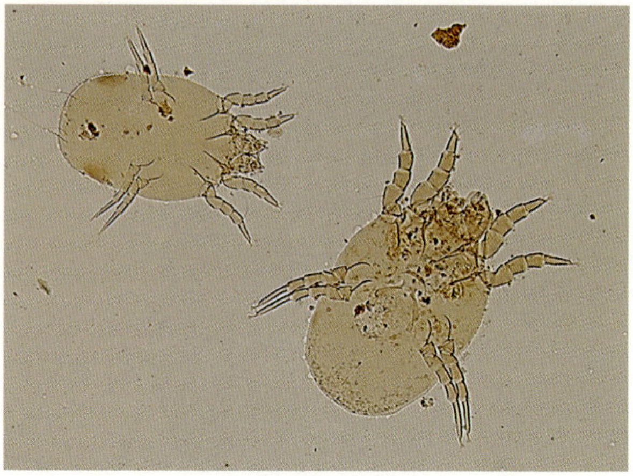

그림 6-33. **집먼지진드기.**

의 피부에서 떨어져 나온 박리 상피를 주로 섭취한다. 먼지 1g 속에 수십~수천 마리가 서식한다. 방바닥이나 가구 밑에 있는 먼지에도 있지만 카펫과 침구(베개, 매트리스, 이불 등)가 중요한 서식처이다.

(3) 집먼지진드기에 의한 질병

집먼지진드기는 기관지천식, 비염, 아토피성 피부염 등 알레르기 질환의 가장 주요한 알레르기항원(allergen)이다. 전체 알레르기성 환자의 80~85%가 집먼지진드기 항원에 양성 반응을 보인다. 몸체와 배설물(fecal pellet)에 알레르기항원이 포함되어 있다.

17. 오구충 Pentastome

성충은 파충류, 조류 및 포유류의 체강이나 상기도에 기생한다. 충란이 타액이나 점액에 섞여 배출되면 중간숙주인 양, 토끼, 쥐 및 사람이 섭취하여 장내에서 4~6개의 다리를 가진 유충이 되어 간, 비장, 임파선이나 폐로 이행하여 약충(nymph)으로 변태되고 피막을 형성(encapsulation)한다. 종숙주가 중간숙주를 생식할 때 감염된다. 사람에서는 유충이나 약충이 간, 비

장, 폐, 장간막 등에서 발견되었다. 국내에서도 폐에서 1예가 보고되었다. 인체에서 보고된 종은 *Linguatula serrata*, *Armillifer armillatus*, *Armillifer moniliformis*, *Armillifer grandis*, *Porrocephalus* sp. 등이다.

참고문헌

박송연, 노주영, 이준영, 김도원, 윤태진, 심우영, 이규석, 계영철, 이애영, 김문범, 조소연, 문기찬, 양준모, 이은소, 이원수, 이민결, 박석돈, 원영호, 신봉석, 홍창권, 이증훈, 윤태영, 김광중, 노영석, 김기호, 은희철(2014) 한국에서 옴 감염의 역학 및 임상적 연구 : 다기관 전향적연구. 대한피부과학회지 52(7): 457-464.

박춘식, 김무원, 홍원기, 이희발, 이동화, 강득용, 채종일, 이순형(1985) 호산구성 폐염을 유발한 伍口舌蟲 감염 1예 보고. 대한의학협회지 28: 1141-1146.

배기수, 박민수, 이일섭, 김덕희, 정기섭, 이기영, 김병길, 김길영, 용태순, 이한일, 임경일, 허선(1989) 농촌 및 도시지역 어린이의 머릿니 감염실태. 기생충학잡지 27(4): 271-275.

백남호, 김재호, 이상욱(1976) 음모슬(陰毛蝨)에 의한 안검염 2례. 대한안과학회지 17(2): 187-190.

용태순, 신호준, 이규재, 박갑만, 이한일, 임경일(2004) 인체기생충학. 정문각.

윤석권, 고기봉, 전택환(2001) 참진드기 교상 : 증례보고와 국내 발표예 고찰. 대한피부과학회지 39: 891-895.

李純炯, 鳴昌完, 蔡鍾一(1984) 충남 서산군 國民學校 學生에 있어서 머릿이(Head Louse) 감염상황. 기생충학잡지 22: 141-143.

이한일(2012) [의용절지동물학] 위생곤충학. 고문사.

임숙희, 이동원, 이준영, 조백기, 김정애(2001) 소아의 두피에 발생한 사면발이증 1예. 대한피부과학회지 39(1): 117-119.

정평림, 정영헌, 김기선, 조상균, 정석, 이한일(1996) 내부승저증(internal myiasis) 1례. 기생충학잡지 34: 151-154.

조백기, 이구봉, 김정원, 허원(1975) 疥癬의 임상적 및 itch mite에 관한 고찰. 대한피부과학회지 13(2): 95-101.

Korean Center for Disease Control. Severe Fever with Thrombocytopenia Syndrome confirmed cases and follow-up measure. 24 May 2013.

Korean Center for Disease Control. Document for physicians about Severe Fever with Thrombocytopenia Syndrome(SFTS). 21 May 2013.

Ha YC, Heo JM, Kim HJ, Go GM, Lee SJ, Jeong SH, Ahn SI, Kim MC, Kim JE, Song HY, Park JW, Kim BS, Sohn WM(2000) Infestation status of head louse and treatment with lindane shampoo in children of primary school and kindergarten in Chinju-shi, Kyongsangnam do, Korea. Korean Journal of Parasitology 38(1): 41-43.

PART 3

MEDICAL PARASITOLOGY

기생충 검사법

제1절
일반

제2절
현미경의 관리와 조작

제3절
검사 재료

제4절
검사 방법

제5절
기생충의 염색법

제6절
기생충의 배양

제1절

일반

기생충감염의 진단은 진료기관에서 임상적 정보를 바탕으로 한 잠정적 진단을 확인하기 위하여 검사하는 경우가 대부분이다. 그 외에도 일상검사(routine check)를 할 때나 역학조사를 하고자 할 때 또는 임상시험이나 기초 연구를 할 때에도 기생충 검사가 수행된다.

기생충은 인체에 감염되었을 때 고유의 생활사에 따라 여러 장기나 조직에 기생하기 때문에 적절한 검사 재료를 선택하여 수집하여야 한다. 인체 내부기생충의 경우 연충류는 성충이 충란 또는 유충을 배출하고, 원충류는 포낭 또는 영양형을 대변, 소변, 객담 등을 통해서 외계로 배출한다.

어떤 기생충의 유충은 여러 기관이나 조직 또는 혈액 속에 체류한다. 기생충은 이처럼 기생 장소와 다음 세대의 배출 양상, 혹은 탈출 양상이 독특하므로 그 생활사를 이해하여 정확한 검사 재료를 선택하는 것이 중요하다.

기생충감염의 정확한 진단은 여러 재료로부터 성충, 유충, 충란, 원충의 포낭형 또는 영양형 등을 관찰하여 그 형태학적인 특징에 따라 동정하는 것이지만, 형태학적인 관찰만으로는 진단이 어려울 때 영상의학적 방법, 생화학적 분석, 면역학적 방법 및 분자생물학적 기법 등을 이용하여야 한다.

이 장에서는 검사실에서 할 수 있는 기초적인 검사법과 현지 조사 때 적용할 수 있는 방법들을 소개하였다.

제2절

현미경의 관리와 조작

현미경은 검사실이나 현장에서 기생충검사를 수행하는 데 가장 중요한 기구이다. 최상의 상태에서 사용할 수 있도록 관리하는 것이 중요하다.

(1) 현미경 관리

① 사용하지 않을 때는 항상 덮개를 씌워서 건조한 보관함이나 보관장에 넣어둔다. 습도가 높으면 곰팡이가 번식하여 렌즈를 부식시킬 수 있다.

② 장기간 사용하지 않을 때에는 광학계(렌즈)를 분리하여 별도의 렌즈 케이스에 넣어 보관한다.

③ 사용 전후에 손때나 외부의 기름기를 깨끗이 닦아낸다.

④ 현미경을 이동할 때는 왼손으로 바닥(base)를 받치고 오른손은 몸체 연결부(arm)를 잡는다.

⑤ 모든 렌즈는 렌즈페이퍼를 이용하여 깨끗이 닦는다(거즈나 섬유성 헝겊은 사용하지 않는다).

⑥ 렌즈에 손이 닿지 않도록 하고, 묻은 기름기는 정해진 세척액으로 제거한다.

⑦ 산(acids), 알칼리, 클로로포름, 알코올 등 금속부식물질에 노출되지 않도록 한다.

⑧ 조리개의 초점이 시야의 중앙에 있는지 확인한다.

⑨ 사용 후에는 저배율 대물렌즈를 검경판(stage)의 중앙으로 돌려 내려놓는다.

(2) 검경 방법

① 현미경은 실험대에 수직으로 놓고 똑바른 자세로 앉는 것이 좋다.

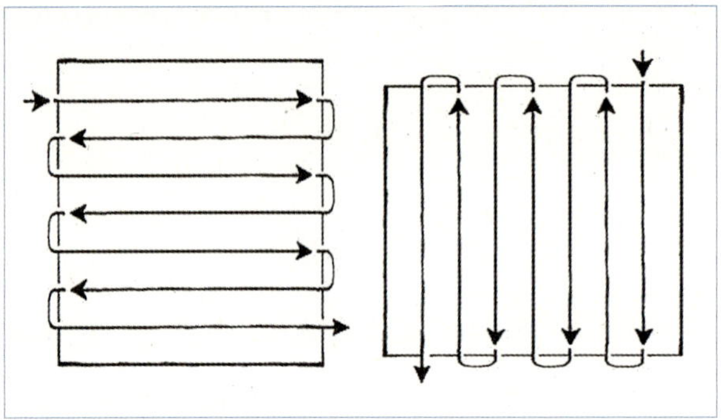

그림 7-1. 현미경 관찰 시작 방향.

② 광학현미경의 확대 범위는 최고 1,000~2,000배이며, 기생충검사에서 저배율(low magnification)이라 함은 40~100배를 말한다. 현미경검사는 저배율로 시작하며 충란의 경우 40배에서, 원충 포낭의 경우 100배에서 시작한다.

③ 검경할 슬라이드글라스를 고정하고 전후좌우로 이동시키며 커버글라스의 전체를 검사한다(그림 7-1, 검경은 가로 또는 세로로 시작할 수 있다).

④ 보통 고배율검사 또는 유침(oil immersion)을 할 때는 집광기(condenser)와 조명장치(illuminating apparatus)로 광량을 조절한다. 저배율검경 때나 검사체가 투명할 경우에는 광량을 줄이고, 고배율인 경우에는 광량을 많도록 조절한다.

⑤ 유침을 할 경우에는 다음의 주의 사항을 지킨다.

㉠ 표본 옆에 적당량의 유침유(immersion oil)를 떨어트린다.

㉡ 대물렌즈의 하단을 유침유에 담근 후 대물렌즈와 표본 면이 닿을 정도로 접근시켜 상을 찾는다.

㉢ 상을 포착하면 조명을 조절한다.

㉣ 표본에는 두께가 있으므로 검경 중에는 늘 미동장치로 초점을 조절하면서 관찰한다.

㉤ 검경이 끝나면 대물렌즈에 묻은 유침유를 닦아 놓는다.

제3절

검사 재료

(1) 검사 재료의 선정과 채취

검사해야 할 재료의 선정과 채취는 기생충의 인체 침범 위치에 따라 다르다. 만연 지역의 현장에서는 전문가가 검사 재료를 선정하여 수집하고 검사하기도 한다. 검사 재료를 얻기 전에 충란이나 포낭의 배출이 억제될 수 있는 구충제나 항생제 등 기생충에 영향을 미치는 약물 복용 여부를 확인한다.

소화기계통에 기생하는 회충, 간흡충, 이질아메바 등은 대변을 채집하여 검사하며, 호흡기계 기생충의 경우는 객담이나 기관지 세척액검사를, 중추신경계 침범이 의심될 경우는 뇌척수액검사를, 비뇨생식기의 경우는 소변이나 질분비물을 검사한다. 말라리아의 경우 혈액을 채취한 후 혈액도말검사를 한다. 이 밖에 담즙, 소화액을 검사할 때도 있다. 선모충이나 피부리슈만편모충 등 조직감염 기생충은 감염 의심 부위를 생검하여 검사한다. 면역학적 검사 때 사용되는 혈청은 환자의 말초혈액에서 혈액을 채취하고 분리한다.

1) 대변의 채취

장내 기생충은 열대, 아열대 및 온대 지역에 넓게 분포하고 있어 대변검사는 기생충 검사에서 가장 기본이 되는 검사법이다. 이 검사법으로 소화기계에 기생하는 연충류의 충란과 유충, 원충류의 포낭과 영양형을 모두 검출할 수 있다. 또한 간담관계나 폐에 기생하는 흡충류의 충란과 조충류의 편절도 관찰이 가능하다.

① 대변을 채취할 때에는 재료가 토양 등에 오염되지 않도록 주의하여 토양 내의 기생충 충란, 유충 혹은 포낭이 섞이지 않도록 한다.

표 7-1. 검사재료에서 관찰되는 기생충과 형태.

검사재료	연충류	원충류
대변	선충류 및 흡충류의 충란 및 유충, 조충류의 충란 및 편절	소화기관 기생원충의 포낭 및 영양형
소변, 질, 전립선 분비물	주혈흡충 충란, 거대신충	질편모충의 영양형
객담	폐흡충 충란	폐포자충 포낭
혈액	사상충의 미세사상충	파동편모충의 파동편모형, 말라리아열원충, 톡소포자충의 빠른 분열체
간	개회충, 고양이회충의 유충, 포충낭, 간흡충 성충 및 충란, 주혈흡충 충란	이질아메비 영양형, 조직기생 편모충의 무편모형, 톡소포자충의 빠른분열체
림프절 및 림프관	사상충의 성충과 미세사상충	조직기생 편모충의 무편모형
폐	폐흡충 성충과 충란, 포충낭	폐포자충 포낭
피부 및 피하조직	사상충의 성충과 미세사상충, 유구낭미충, 스파르가눔	리슈만편모충의 무편모형
근육	선모충 유충	근육포자충의 근육포자낭, 크루스파동편모충의 무편모형

② 검사에 충분한 대변양(3g 내외)을 비닐 봉투 혹은 플라스틱 용기에 담은 후 성명, 성별, 나이, 채취 일자를 기록한다.

③ 가능한 한 빨리 검사하도록 한다. 설사변에서 원충의 영양형을 관찰하고자 할 때는 30분 이내에 검사하는 것이 좋다. 장거리로 운반하거나, 며칠 이상 보관해야 할 경우 부패를 방지하기 위하여 보존액에 넣거나 냉장보관 후 검사한다.

2) 소변의 채취

질, 방광 혹은 콩팥에 기생하는 질편모충, 방광주혈흡충, 거대신충 등의 검사에 사용한다. 배뇨 시 중간 소변(200ml 이상)을 깨끗한 용기에 담아 모은다. 소변은 가급적 빠른 시간 안에 검사해야 한다.

3) 객담의 채취

아침 기상 후 바로 객담(가래)을 받아야 하며, 필요시 24시간 동안 객담을 모아 검사한다. 객담과 침을 혼동하지 않도록 한다. 객담검사에서 폐에 기생하는 폐흡충과 유충의 폐이행 시기를 거치는 회충, 구충, 분선충 등의 유충 및 폐포자충 포낭을 검출할 수 있다.

4) 혈액의 채취

혈액은 혈류에 있는 사상충의 미세사상충, 열원충, 파동편모충, 톡소포자충 등을 직접 관찰하기 위하여 채취하거나, 혹은 면역학적 진단을 위한 혈청을 분리하기 위하여 채혈한다. 손가락 끝을 알코올로 소독한 후 천자하여 나오는 혈액의 첫 방울은 버리고 이어서 나오는 것을 슬라이드글라스 위에 얇게 도말하거나, 두껍게 도말하여 염색(Giemsa stain)하고 관찰한다. 혈청은 보통 정맥혈액 5~10ml을 채취하여 혈청용 시험관(serum tube)에 넣어 분리한다. 분리된 혈청은 바로 사용하거나 냉동 보관한다.

각 기생충의 기생습성과 검사 방법에 따라 채혈 시

기와 채혈 양이 조금씩 다르다. 특히 사상충의 경우 미세사상충의 정기출현성(periodicity)을 고려하여야 한다. 말라리아열원충의 경우 대체로 발열 직전에 채혈하고 적혈구 내의 충체를 관찰하여 종을 감별한다.

5) 흡인물(Aspirate)의 채취

내시경검사를 시행할 때 소장 혹은 대장의 흡인물을 채취하여 원충의 영양형을 검출할 수 있다. 간이나 폐의 고름집에서 흡인물을 채취하여 이질아메바의 영양형을 관찰한다.

6) 생검(Biopsy) 재료의 채취

조직에 기생하는 유구낭미충이나 회선사상충, 리슈만편모충, 선모충, 대장섬모충 등을 진단하기 위해 피부, 림프절, 근육, 간, 대장, 직장 등에서 조직을 떼어 낸다.

7) 질과 요도 분비물의 채취

질이나 요도의 분비물을 멸균된 면봉으로 채취한 후 생리식염수로 처리하여 도말 후 바로 검경하거나, 배지에 분비물을 배양하여 관찰한다.

(2) 검사 재료의 보관

검사 재료를 채취한 후 검사 대상 기생충, 검사 장소까지의 운반 수단, 검사 방법, 검사 계절 등을 고려하여 적절히 보관해야 한다. 여름철에 대변 내 구충의 충란은 2~3일 이내에 부화하므로 충란을 검출하기 힘들다. 이런 경우 냉장보관하여 발육을 지연시키거나 적절한 보존액을 첨가하여 부패를 방지하면 2주 이상 보관할 수 있다. 흔히 쓰는 고정액의 처방은 다음과 같다.

1) Formalin 고정액

10% 포르말린 용액을 가검물의 5배 정도 넣은 후 잘 섞어 보관한다.

시약

Formaldehyde	100ml
0.85% 식염수(또는 중성 완충액)	900ml

- 가장 흔히 쓰는 고정액으로 최종 농도는 10% v/v이다.

2) MIF(Merthiolate-Iodine-Formalin) 고정액

가검물 1ml에 MIF 고정액 8~10ml 비율로 첨가하여 보존한다.

시약 제1 액(갈색병에 보관)

Formaldehyde	5ml
Thimerosal(merthiolate 1 : 1,000 희석액)	40ml
Glycerin	1ml
증류수	50ml

시약 제2 액(요오드염색액으로 갈색병에 보관)

Potassium iodide(KI) 결정	10g
Iodine 결정	5g
증류수	100ml

(사용 전 제1 액 9.4ml에 제2 액 0.6ml을 섞어서 사용한다.)

- 원충검사 때 요오드에 이미 염색이 되어 있어 절차가 간편하다. 원충의 영양형과 포낭, 연충류의 충란과 유충의 보존과 염색에 적합하다.

3) PVA(Polyvinyl alcohol) 고정액

시약

Ethyl alcohol, 95%	62.5ml
Mercuric chloride(포화용액)	125ml
Acetic acid, glacial	10ml
Glycerin	3ml

- 원충 영양형을 검사하기 위한 설사변의 보관에 적합한 고정액이다. 설사변과 PVA 용액을 1 : 3 정도의 비율로 혼합하여 보존하였다가 나중에 주로 iron-hematoxylin 염색을 하고 검경한다. 이들 보존액 이외에 SAF(Sodium acetate, Acetic acid, Formalin) 고정액과 Schaudinn 고정액 등도 쓰인다.

제4절

검사 방법

(1) 대변검사 Stool Examination

대변에서 검출되는 기생충은 대부분 소화기계에 기생하는 기생충들이다. 소화기계와 연결되는 호흡기계(예 폐흡충)의 기생충 또한 대상이 된다. 직접 도말하여 검사하는 방법과 충란 또는 유충을 모아 검사하는 방법, 대변 내 충란을 정량하는 방법 등이 있다.

1) 도말법

① 직접도말법(direct smear method)

시행 방법이 간단하여 어디서든지 사용이 가능하다는 장점이 있다. 그러나 검사하는 대변 양이 적기 때문에 검출이 쉽지 않다. 세 번 정도 반복 검사를 해야 한다.

재료 슬라이드글라스, 커버글라스, 면봉, 생리식염수, 2% 요오드용액

방법

㉠ 슬라이드글라스 가운데에 식염수 한 방울을 떨어트리고, 다른 한쪽에는 요오드 용액을 한 방울 떨어트린다.

㉡ 나무 막대로 대변을 3~4군데에서 팥알 정도 채취하여 식염수와 잘 혼합한다. 이때 점액이나 혈액 반점이 있는 곳을 채취하는 것이 좋다.

㉢ 요오드용액과 혼합한다.

㉣ 조잡한 잡물들은 한쪽 구석으로 밀어내고 고운 부분을 커버글라스로 덮고 검사한다.

㉤ 저배율에서 시작하여 표본 전체를 검사하고, 원충류의 포낭은 요오드염색표본에서 고배율로 검사한다.

② 셀로판후층도말법(cellophane thick smear method, Kato's thick smear method)

Kato법이라고도 한다. 직접도말법보다 검사하는 대변의 양이 많아서 여러 가지 충란을 감별하면서 관찰할 수 있다. 집단검사에서 연충류의 충란을 검출하는 데는 우수하고 경제적이지만, 유충 혹은 원충류의 검사에는 적절치 않다.

재료 셀로판지(크기 : 22×22mm, 두께 40μm)

시약 Malachite green 용액

3% malachite green	6ml
glycerine	500ml
phenol	500ml

방법

㉠ 셀로판지를 Malachite green 용액에 하룻밤 정도 미리 담가 두었다가 사용한다.

㉡ 콩알 크기(50mg 정도)의 대변을 나무 막대로

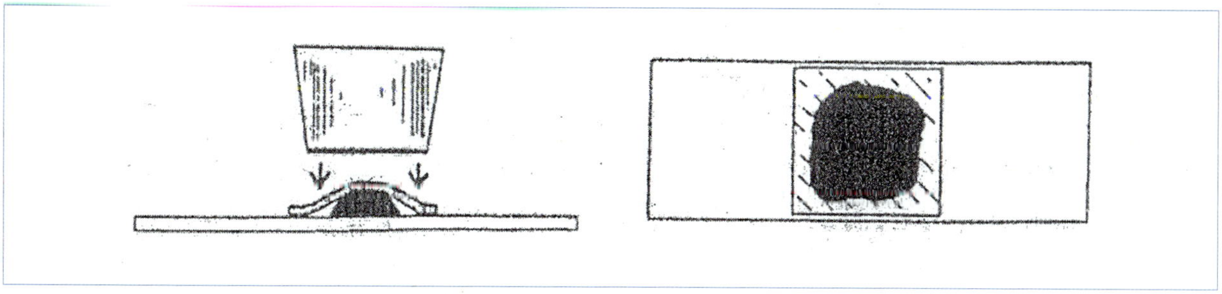

그림 7-2. 셀로판후층도말법.

채취하여 슬라이드글라스 위에 놓는다.

ⓒ Malachite green에 충분히 젖은 셀로판지 1장을 대변 위에 덮는다.

ⓓ 고무마개 또는 코르크 마개 등으로 대변을 가볍게 누른다(대변을 누른 후 검사할 슬라이드를 신문지 위에 올려놓았을 때 글자가 보일 정도로 얇게 도말되어야 적절하다).

ⓔ 표본을 한 시간 정도 실온에 두었다 검경한다(장시간 방치할 경우 마를 수 있으며, 충란이 부풀어 정상보다 훨씬 커 보일 수 있다).

③ 카토-카츠 도말법(Kato-Katz smear method)

셀로판후층도말법의 한 가지로 정성검사와 정량검사를 동시에 할 수 있다. WHO의 추천으로 주로 주혈흡충 충란검사에 사용하고 있지만 회충 등 일반 장내 기생충의 충란 검출에도 널리 쓰인다. 야외에서 만들어진 표본을 장시간 보관하며 관찰할 수 있지만 유충이나 원충의 포낭 관찰에는 적합하지 않은 방법이다.

재료

㉠ 상업적으로 이용되는 Kato-Katz kit인 플라스틱 주형틀(41.7mg 용량의 구멍이 있는 틀, template), 주걱(spatula)과 나일론 망사(7×7cm 정도)를 준비한다(주걱과 주형틀은 세척하고 소독하여 재사용할 수 있다).

㉡ 직경 2cm가량의 고무도장 또는 고무마개

㉢ 3% malachite green 용액에 적셔둔 셀로판지(셀로판후층도말법에서 사용하는 것과 같다)

㉣ 잘라 놓은(15×15cm 정도) 신문지와 종이(A4 용지가 적당하다)

방법

㉠ 미리 슬라이드 위에 구멍이 뚫린 주형틀을 놓는다.

㉡ 신문지 위에 종이를 놓고 그 위에 1g 정도의 대변을 놓는다.

㉢ 대변 위에 망사를 덮고 주걱으로 망사 위를 훑어 대변 내 섬유질 등 찌꺼기가 제거된 대변을 모은다.

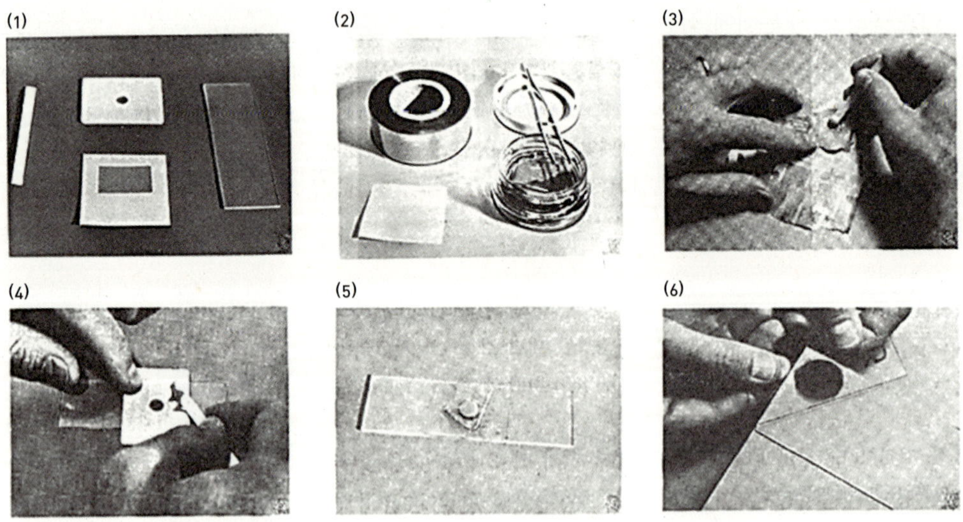

그림 7-3. 카토-카츠 도말법(Kato-Katz smear method).

㉣ 나일론 망사로 여과시킨 대변을 주걱을 이용하여 슬라이드 위에 놓인 주형틀의 구멍에 수평으로 꽉 채운다. 이때 Kato-Katz kit의 주형틀 구멍 안에 들어 있는 대변의 양은 41.7mg 정도이다.

㉤ 조심스럽게 주형틀을 들어 올리면 둥근 모양의 대변이 슬라이드 중앙에 편평하게 놓인다.

㉥ 미리 Malachite green 용액에 적셔둔 셀로판지를 대변 위에 놓고 고무도장으로 가볍게 눌러 편다.

㉦ 20~30분 후에 검경하며, 이때 관찰된 연충의 충란 수에 24를 곱해주면 대변 1g에 들어 있는 충란수(egg per gram, EPG)가 된다.

2) 집란법 Concentration technique

보다 정확한 진단을 위해 사용한다. 대변 내에 흩어져 있는 충란을 모으는 방법으로 부유법과 침전법이 있다.

A. 부유법 Flotation technique

① 포화식염수부유법(Saturated brine gravity flotation technique)

포화식염수의 비중(약 1.20)보다 낮은 충란을 검출하기 위한 방법이다. 원심분리기 없이도 구충이나 동양모양선충의 충란을 관찰하는 데 적합하다. 회충, 편충 등 장내 선충류는 대부분 검출할 수 있으나 비교적 비중이 높은 간흡충 충란이나 원충류의 포낭을 검사하는 데는 부적절하다.

재료 포화식염수(비중 약 1.20), 시험관, wire loop, 슬라이드글라스, 커버글라스, 면봉

방법

㉠ 포화식염수를 미리 제조한다(포화식염수의 제조 : 섭씨 약 80℃ 정도의 뜨거운 물에 충분한 양의 소금을 넣으면서 저어주어 더 이상 녹지 않을 정도까지 녹인다. 여과지로 거친 불순물을 제거하고 깨끗한 새 용기에 옮긴 후 실온에서 식혀 저장한다. 실온에서 용기의 밑바닥에 소금의 결정체가 남아 있으면 포화식염수가 완성된 것이다).

㉡ 시험관에 포화식염수를 2ml 정도 넣고 대변 약 1g과 잘 혼합한다.

㉢ 거친 찌꺼기를 제거하기 위해 거즈로 걸러 다른 시험관으로 옮긴다.

㉣ 안정된 위치에 시험관을 놓고 포화식염수를 천천히 부어 표면장력에 의해 윗부분에 포화식염수 용액이 볼록 나올 때까지 첨가한다.

㉤ 30~60분 정도 실온에 방치한다.

㉥ Wire loop로 볼록 부분을 떼어내거나 또는 커버글라스를 볼록 부분에 살짝 대었다가 떼어낸 다음 슬라이드글라스에 옮겨 검사한다(장시간 방치하면 충란이 가라앉기 때문에 적절한 시간에 관찰해야 한다).

② 황산아연부유법(Zinc sulfate centrifugal flotation technique)

이 방법은 흡충란, 조충란을 제외한 연충란(helminths egg)과 원충의 포낭 검출에 우수한 방법이다. 현재 우리나라에서는 회충이나 구충 등 비교적 비중이 낮은 기생충의 감염률은 매우 낮은 반면 간흡충과 장흡충 등 비중이 높은 기생충의 감염률이 높아 이 방법은 사용되지 않고 있다.

B. 침전법

① 포르말린-에테르 원심침전법(Formalin-ether centrifugal sedimentation; MGL method)

연충류의 충란과 유충, 원충의 포낭을 동시에 검출할 수 있어 의료기관이나 연구실에서 가장 많이 사용되는 방법이다. 특히 부유법으로 검출하

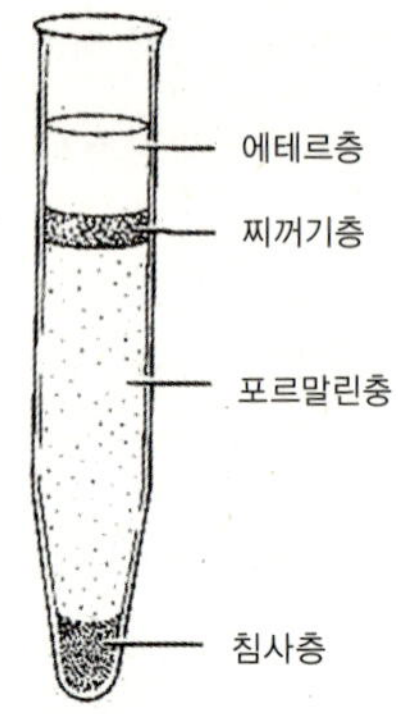

그림 7-4. **포르말린-에테르 원심침전법(MGL).**

기 어려운 흡충란과 조충란의 검출에 우수하다. 조작과정 중에 포르말린으로 고정하고 대변 내 지방 성분을 에테르로 흡착시켜 제거하여 포낭을 관찰하기 용이하다.

재료 10% 포르말린 용액, 에테르, 원심관(15ml), 거즈, 깔때기, 원심분리기, 면봉, 슬라이드글라스, 커버글라스

방법

㉠ 원심관(15ml)에 10% 포르말린을 3ml 정도 넣고 대변 약 1g을 넣어 충분히 혼합한 후 포르말린을 3ml 더 추가한다.

㉡ 거즈를 올려놓은 깔때기 위로 ㉠의 대변 부유액을 여과시킨 후 포르말린을 10ml 눈금까지 붓고 잘 혼합한 후 5분 정도 방치하여 고정시킨다.

㉢ 3ml의 에테르를 넣어 포르말린과 에테르의 비율이 10 : 3 정도가 되게 한 후 고무마개로 막고 강하게 20~30초간 진탕한다.

㉣ 조심스럽게 마개를 열고 2,000~2,500rpm으로 2~3분간 원심분리한다. 원심분리가 끝나면 위에서부터 에테르층, 찌꺼기층, 포르말린층, 그리고 맨 밑에 침사층이 생긴다.

㉤ 면봉을 시험관 벽을 따라 깊게 넣은 후 벽을 따라 한 바퀴 돌려서 찌꺼기층을 시험관 벽으로부터 떼어내고 상청액을 버린 다음 침사만 남긴다.

㉥ 침사를 슬라이드글라스 위에 옮긴 후 요오드 용액 한 방울과 섞고 커버글라스로 덮어 검경한다. 연충 충란과 염색된 원충의 포낭을 관찰할 수 있다.

3) 충란의 정량검사

인체에 기생하는 연충을 정량적으로 측정할 수 있는 방법은 없다. 따라서 기생충이 산란한 충란의 양을 측정함으로서 기생충의 감염 양을 추정할 수 있다. 검사 당시의 감염 양을 추정할 수 있어 구충제 투여 후의 구충 효과를 판정하는 데도 이용되며 지역사회의 역학적 연구에도 이용되고 있다.

흔히 대변 1g 내의 충란 수(eggs per gram of feces : EPG)를 산출한다. 이 밖에 24시간 배출된 모든 충란 수(eggs per day : EPD)를 산출하는 방법과, EPD를 암컷 수(투약 후 대변에 배출된 암컷 수)로 나눈 충란 수(eggs per gram per female : EPGPF)를 산출하여 산란수를 측정하는 방법도 있다.

EPG 산출을 위한 방법으로 Stoll 방법(Stoll's dilution egg counting technique)과 카토-카츠 도말법이 있다. Stoll 방법은 실험실에서 주로 활용되지만 카토-카츠 도말법은 현장에서 대변의 정성검사와 함께 정량적으로 즉시 결과를 알 수 있다.

① Stoll 충란계산법(Stoll's dilution egg counting technique)

재료 Stoll 플라스크(용량 60ml 플라스크에는 56ml를 나타내는 눈금이 표시되어 있다), Stoll 피펫(0.15ml와 0.075ml의 눈금이 있다. 지금은 마이크로피

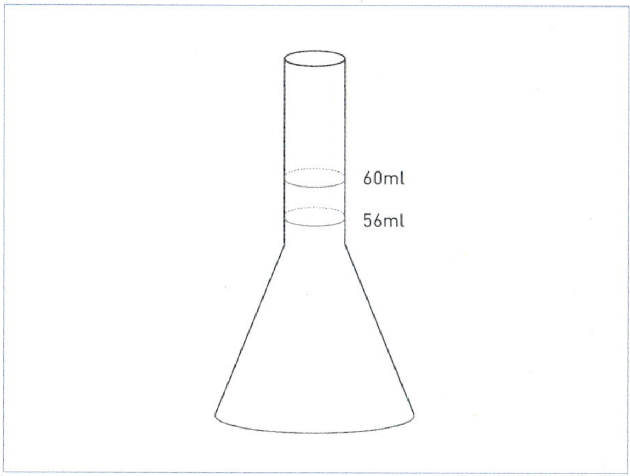

그림 7-5. Stoll 플라스크.

펫을 사용할 수 있다), 0.1N NaOH, 유리알, 슬라이드글라스, 커버글라스

방법

㉠ 플라스크에 0.1N NaOH액을 56ml까지 채운 다음 대변을 60ml가 될 때까지 넣는다.

㉡ 여기에 유리알을 넣고 마개를 한 후 잘 섞은 다음 하룻밤 이상 방치한다.

㉢ 검사 때 플라스크를 다시 흔들어 고루 섞은 다음 재료의 중간 부위에서 피펫으로 0.075ml를 채취하여 슬라이드글라스 위에 놓고 검사한다.

㉣ 모든 시야의 충란을 관찰하여 200배를 곱해 주면 EPG가 산출된다.

산출방식

EPG = 충란 수(N)×(60g/0.075g)/4g

= 충란 수(N)×200

- 대변의 굳기에 따라 1g 내 충란의 수가 달라지기 때문에 분변의 성상에 따라 교정 지수를 곱하기도 한다. 굳은 변(formed stool)을 기준으로 하고, 보통 변(soft stool)은 2배, 묽은 변(loose stool)은 3배, 설사 변(watery stool)은 4배를 곱하지만, 집단검사 때에는 생략한다. 플라스크가 없고 대변이 부족할 때에는 15ml 튜브를 사용하여 측정할 수 있다.

4) 대변검사에서 흔히 관찰되는 검출물

대변검사에서 검경할 때 기생충과 함께 관찰되는 것들은 아래와 같으며 세심하게 감별해야 한다.

㉠ 기생충의 충란, 유충, 원충류

㉡ 각종 혈구(적혈구, 백혈구 등)

㉢ Charcot-Leyden 결정체

㉣ 곰팡이, 효모균 등

㉤ 식물세포나 꽃가루

㉥ 식물섬유

㉦ 기름방울

㉧ 기타 음식물 찌꺼기

(2) 혈액검사 Blood test

순환기계에 기생하는 기생충을 대상으로 시행하는 방법이다. 열원충(말라리아), 사상충의 유충, 파동편모충 등이 대상이 된다. 주로 혈액도말표본을 만들고 염색하여 검사하는데 정성적인 검사법과 정량적인 검사법이 있다. 검사하고자 하는 기생충이나 검사 목적에 따라 혈액의 채취 시간과 양이 달라진다. 열원충은 열발작 직전에, 사상충류는 정기출현성에 따라서 채혈해야 하며, 검사 목적에 따라 말초혈액 또는 정맥혈액 등을 적당량 채취한다.

1) 혈액도말법

혈액도말법에는 박층도말법(thin smear method)과 후층도말법(thick smear method)이 있다. 박층도말법은 혈액을 최소한으로 얇게 도말하는 방법으로 보통 혈액 1/3~1/4방울이 적절하다. 상세한 형태관찰에 이용한다. 후층도말법은 두껍게 도말하여 쉽게 검출할 목적으로 이용한다. 혈액 2~3방울을 슬라이드글라스에 떨어트리고 직경 1.5cm 내외로 고루 도말한다. 도말에 사용되는 슬라이드글라스는 알코올에 하룻밤 이상 넣었다가 세척하고 건조하여 사용한다. 현장에서는 직접 알

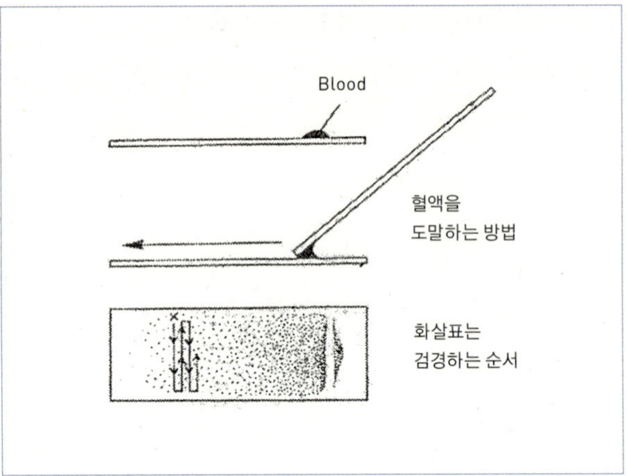

그림 7-6. 혈액 박층표본 제작 방법.

코올 솜으로 깨끗이 닦아 쓰기도 한다.

도말된 표본이 완전히 건조된 것을 확인한 다음 박층도말 표본은 메탄올(methanol)로 1분가량 고정한다. 후층도말 표본은 혈구가 여러 겹으로 겹쳐 있어서 이 경우 고정하지 않고 염색액에 바로 넣어 삼투압으로 혈구를 깨뜨려 염색한다.

2) 혈액도말표본의 염색

① Giemsa 염색

시약 **Giemsa 염색 원액**

Giemsa 염색 분말	0.6g
Methanol, absolute	50ml
Glycerol	50ml

방법

㉠ 고정된 표본을 0.1% sodium carbonate 완충액으로 씻은 후 실내에서 건조시킨다.

㉡ Giemsa 염색 원액에 0.1% sodium carbonate를 10~50배의 비율로 염색 상을 보아가며 적당히 희석한다.

㉢ 이 용액에 10~60분간 염색한다.

㉣ 완충액이나 천천히 흐르는 물로 씻은 후 건조시켜 현미경으로 검사한다.

② Wright 염색

시약 **Wright 염색 원액**

Giemsa 염색 분말	0.6g
Methanol, absolute	50ml

(염색 분말을 잘 갈면서 알코올에 녹인다. 하루 몇 차례씩 흔들어 5일 정도 두면 거의 녹는다.)

방법

㉠ Wright 염색 원액을 사용하기 바로 전에 여과한다.

㉡ 혈액도말표본을 수평으로 놓고 적당량의 염색액으로 덮는다.

㉢ 1~3분 후 같은 양의 인산완충액을 첨가하고 잘 섞는다.

㉣ 4~8분 후 물로 씻고 건조시켜 검사한다.

(3) 객담검사 Sputum test

폐, 기관지 등 호흡기계에 기생하는 기생충을 검사하는 방법의 하나로 우리나라에서는 주로 폐흡충의 충란을 관찰하기 위하여 시행한다. 어린이 혹은 노인에서는 객담을 정확하게 얻지 못하는 경우가 많아 대변검사와 병행하여 시행한다.

시약

1N NaOH(증류수 또는 완충액 1000ml+NaOH 40g)

방법

㉠ 객담에 5배 정도의 1N NaOH를 첨가하여 잘 젓는다.

㉡ 1시간 이상 방치 후 1,500rpm으로 5분간 원심분리하여 침사를 현미경으로 관찰한다(충분한 검사를 위하여 객담을 24시간 동안 모으는 것이 좋다. 가래와 침은 구분하여야 한다).

(4) 항문도말검사 Cellophane tape anal swab method

주로 요충검사에 적용한다. 요충은 밤에 항문 주위에 산란하는 습성이 있어 대변에서 충란의 검출이 거의 불가능하므로 항문 주변의 재료를 채취하여 검사한다. 접착성이 좋은 셀로판테이프(Cellophane tape)를 이용한다. 아침 일찍 대변을 보기 전에 재료를 채취하는 것이 좋다. 드물게 조충류(유·무구 조충)의 충란도 이 방법으로 관찰할 수 있다.

재료 요충검사용 슬라이드글라스, 설압자

- 요충검사용 슬라이드글라스는 슬라이드글라스 위에 테이프와 기록할 표식지를 미리 붙여 놓는다.

방법

㉠ 요충검사용 슬라이드글라스에서 표식지를 잡고 셀로판테이프를 한쪽만 떼어 접착 부위를 밖으로 하여 설압자를 안에 끼우고, 손가락으로 테이프의 다른 쪽 끝을 잡는다.

㉡ 엉덩이를 들게 한 후 항문 부위가 잘 보이도록 손으로 벌린 후

㉢ 테이프의 접착 부위를 항문의 주름진 주변에 대고 눌렀다 뗀다. 이때 충란이나 항문 주변의 찌꺼기들이 테이프에 붙는다.

㉣ 이 테이프의 접착면을 슬라이드글라스에 다시 잘 펴서 붙이고 현미경으로 검사한다. 테이프를 슬라이드글라스에 붙일 때 기포가 들어가지 않도록 조심한다.

㉤ 항문 주변 모양이 찍힌 곳을 저배율로 관찰한다. 이 표본은 몇 주 동안 보관하면서 검사할 수 있다.

(5) 기관지 및 소화관 세척액 검사 Bronchial or Gastro-intestinal lavage test

세척액을 원심분리(2,500rpm, 5분 정도)한 후 원충은 침사를 염색하여 검사하고, 장흡충류나 장관기생충의 충란은 염색하지 않고 그대로 검사한다.

(6) 질분비물 검사 Vaginal discharge test

주로 질편모충을 검사하기 위한 방법이다.

재료 면봉, 시험관(또는 세척기구)

방법

㉠ 0.85% 생리식염수에 적신 면봉으로 질분비액을 채취한다.

㉡ 시험관 내에 생리식염수를 2~3ml가량 넣고 면봉을 잘 흔들어 질분비물과 혼합한다.

㉢ 원심침전(1,500rpm, 5분 정도)한 후 침사를 현미경으로 검사한다(때로는 적당량의 질세척액을 원심침전하여 검사한다).

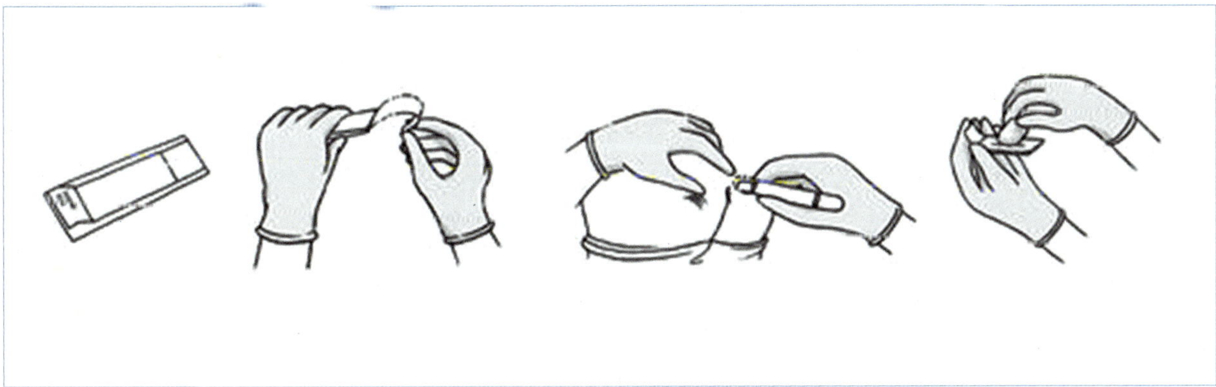

그림 7-7. 항문도말검사법.

(7) 소변검사 Urine microscopy

㉠ 주로 남성 질편모충증이나 방광주혈흡충증을 진단하기 위해 적용한다.

㉡ 아침 첫 소변을 용기에 받아 원심침전(1,500rpm, 5분)을 한 후 침사를 검사한다.

(8) 방광주혈흡충 충란 정량검사법

방광주혈흡충 충란 내 섬모유충은 충란이 외계로 배출되면 곧 충란을 깨고 나온다. 따라서 이 검사법은 소변을 채취하고 30분 이내에 시행하여야 한다.

㉠ 필터홀더에 polycarbonate나 나일론 필터를 설치한다.

㉡ 주사기로 소변 10ml을 취하고 필터홀더가 주사기 입구와 마주보도록 장치한다.

㉢ 주사기 안의 소변을 필터 홀더를 통해 소변을 방출한다.

㉣ 필터홀더를 떼고 그 안의 나일론 필터를 꺼내 슬라이드글라스 위에 놓는다.

㉤ 이 필터 위에 Lugol 용액 한 방울을 떨어트려 15초 동안 염색하고 관찰한다.

㉥ 저배율로 필터 전체를 검경한다. 주혈흡충란은 주황색으로 염색된다.

(9) 유충검사

1) 혈액 내 미세사상충 microfilaria

미세사상충을 집충하기 위하여 혈액을 용혈처리하고 염색하여 미세사상충을 관찰하는 방법이다. 도말표본에 쓰이는 양보다 훨씬 많은 양의 혈액을 사용할 수 있다.

2) 토양 및 조직 내 유충의 검출

Baermann 장치를 이용한다. 주로 토양매개기생충 만연 지역의 토양에서 구충, 동양모양선충, 분선충 등의 유충을 검출하기 위하여 사용되지만 자유생활 선충류의 유충도 섞여 있어 감별이 필요하다. 생검조직 내 감염 유충의 분리에도 사용된다.

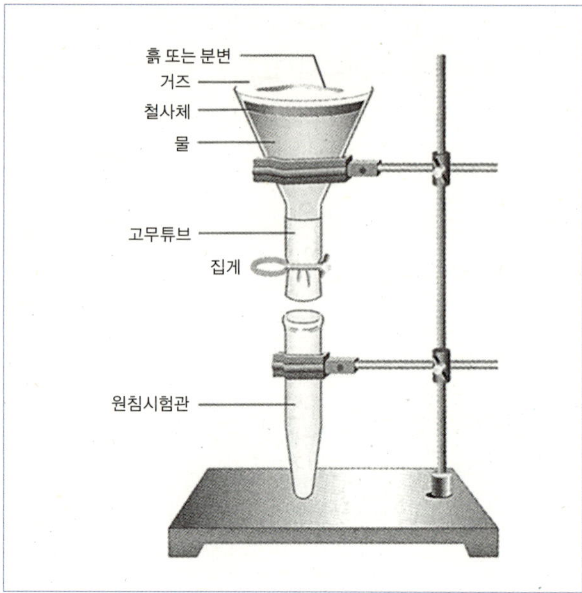

그림 7-8. Baermann 장치.

재료 깔때기, 거즈, 구리 체 또는 나일론 체, 고무줄 관, 집게, Baermann 장치

시약 인공소화액

생리식염수	100ml
염산	0.7ml
Pepsin	10.5g

방법

㉠ 깔때기 내부에 구리철사 체(또는 나일론 체)를 설치하고, 위에 두 겹의 젖은 거즈를 놓는다. 이 위에 토양, 대변 또는 잘 다져진 조직검사 재료를 고루 펴서 놓는다.

㉡ 깔때기 끝에 고무관을 연결하고 끝을 집게로 막는다.

㉢ 37~40 ℃ 정도의 물을 천천히 넣어 재료가 충분히 적시도록 한다.

㉣ 1시간 이상 방치하였다가 집게를 열어 물을 받아 검사한다(유충은 친수성(hydrophilic)이 있

어 유충들이 물로 빠져나와 시간이 지나면 고무관의 가장 밑부분 쪽에 모여 있게 된다. 이를 원침하여 유충을 수집한다. 재료가 조직인 경우 잘 다져서 올려놓고, 물 대신 섭씨 37℃ 정도의 인공소화액을 사용하며, 보통 하룻밤 정도 방치한다).

(10) 면역학적 진단법 Immunologic test

기생충학 분야에서 항원-항체 반응을 이용한 면역학적 진단법이 널리 이용되고 있다. 감염이 의심되는 사람에서 기생충이 검출되지 않거나 검출이 불가능한 경우, 증상이 모호하여 감별진단이 어려운 경우 등에 주로 사용된다.

면역학적 진단방법은 감수성(sensitivity), 특이성(specificity), 반복성(reproducibility) 등이 좋아야 하며, 이들 진단법을 시행할 때는 항상 대조군(control 또는 reference)을 두어야 한다. 근래에 많이 이용되고 있는 면역학적 검사법으로는 피내반응검사(intradermal test : skin test), 효소면역측정법(enzyme-linked immunosorbent assay; ELISA), 간접형광항체법(indirect immunofluorescent antibody test; IFA), 간접혈구응집법(indirect hemagglutination test; IHA) 등이 있으며, 항원-항체 반응을 이용한 방사선면역검사법(radioimmunoassay : RIA)도 드물게 이용되고 있다.

① 피내반응검사(Intradermal test : Skin test)

기생충에 감염된 사람의 피내에 그 기생충의 항원을 주입하면 지연형(delayed type, 예 리슈만편모충), 또는 즉시형(immediate type, 예 폐흡충증) 등의 과민반응(hypersensitivity reaction)이 나타난다. 우리나라에서 주로 이용되는 간·폐흡충의 피내반응검사는 즉시형 과민반응을 이용한 것으로 피부에 두드러기(wheal)가 생기게 되는데, 그 크기로 양성 여부를 결정한다. 이 검사는 과거에 감염되었다가 완치된 사람이나 다른 연충에 감염된 사람에서도 양성반응이 나와 역학조사에서 선별검사(screening test)로만 쓰인다.

방법

㉠ 간·폐흡충 성충의 냉동건조 충체분말을 veronal 완충액으로 추출한 항원 희석액(1 : 10,000)을 사용한다.

㉡ 팔 앞부분 피내(intradermal)에 항원을 0.01~0.02ml 주입한다.

㉢ 주입 15분 후 두드러기의 크기를 측정한다. 두드러기의 크기가 8mm($60mm^2$) 이상이면 양성으로 판정한다.

② 면역확산법(Immunodiffusion test)

항원-항체가 반응한 부위에 침강대가 생기는 것을 보는 검사이다. 민감도(sensitivity)는 낮다.

③ 보체결합반응검사(Complement fixation test; CFT)

항원과 특이항체가 결합하게 되면 함께 넣어준 보체(complement)도 항원-항체의 복합체에 결합되어 소모되게 된다. 보체의 소모를 확인하여 항원-항체의 결합반응이 발생했는지를 판단할 수 있는 방법으로 표준화가 어려운 단점이 있어 이용이 제한된다.

④ 간접혈구응집반응검사(Indirect hemagglutination test; IHA)

양 적혈구를 탄닌산으로 처리하고, 이 적혈구를 항원에 감작시킨 후 시험혈청과 반응시키면 계단희석(serial dilution)된 혈청 내 항체와 감작된 적혈구가 응집하는 것을 이용한 역가측정 검사법이다. 시행이 간편하고 육안으로 관찰할 수 있으며 민감도가 높다.

⑤ 간접형광항체검사(Indirect fluorescent antibody test; IFAT)

항원과 시험혈청을 넣어 항원-항체 반응을 일으킨 후 형광(fluorescein)이 표지된 항사람면역글로불린(anti-human immunoglobulin)을 넣어주면 시험혈청에 특이항체가 존재할 경우 항원-항체-형광표지 항사람면역글로불린 복합체가 형성되어 형광현미경으로 관찰할 때 기생충 주위에 형광색이 나타난다. 높은 특이도를 가지며 민감도도 비교적 괜찮은 편으로 실제로 기생충증 검사에 많이 이용되고 있는 역가측정 검사법이다. 주관적으로 판정하기 때문에 대조군이 있어야하고, 검사의 규격화가 필요하다.

근래에는 단클론항체(monoclonal antibody)를 제조하여 직접형광항체법을 이용하기도 한다. 작은와포자충 감염 환자의 설사변을 도말하고, 여기에 형광이 표지된 단클론항체를 반응시켜 형광항체법을 수행한다.

⑥ 효소면역측정법(Enzyme-linked immunosorbent assay; ELISA, EIA)

항원-항체반응을 이용하여 항원이나 항체를 정량할 수 있으며, 비교적 적은 양의 항원도 검출할 수 있는 검사법이다. 기생충 면역검사에서는 보통 상품화된 키트(kit)를 많이 이용한다. 시험용기벽에 고정시킨 기생충의 항원에 혈청을 반응시켜 항원과 사람의 항기생충항체(일차항체)를 결합시키고, 다시 효소가 결합된 이차항체(항사람면역글로불린)를 일차항체에 반응시킨다. 세척한 후 효소의 기질을 넣어주면 일차항체와 결합된 이차항체의 효소와 반응하여 색이 나타나게 되며 이를 분광광도계를 이용하여 흡광도를 측정함으로써 혈청 내의 기생충 항체를 정량적으로 측정하게 된다.

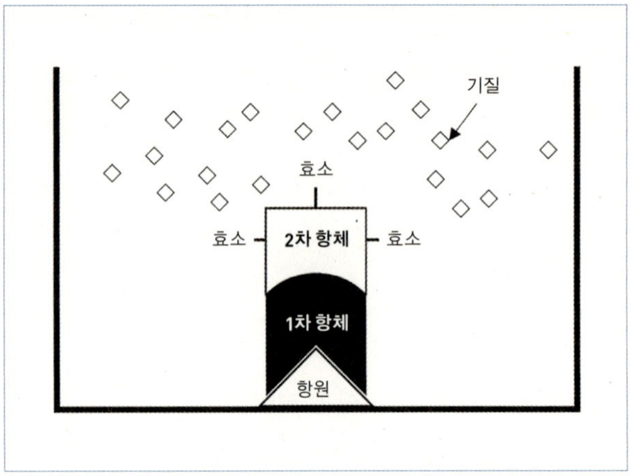

그림 7-9. 효소면역측정법(ELISA).

시행하기 쉽고 높은 민감도를 가져 최근 기생충증 진단에 가장 활발히 이용되고 있는 검사법이다.

⑦ 운동억제시험(Immobilization test)

배양된 원충(예 이질아메바)의 영양형과 시험혈청을 혼합하면 원충의 움직임이 억제되는 것을 관찰할 수 있는 비교적 간단한 방법이다. 원충과 시험혈청의 혼합물은 37℃ 배양기에서 30분간 방치하여 50% 이상의 원충이 억제되었을 경우 양성으로 간주한다. 판독할 때 시험실 내 온도나 현미경 검경판의 온도 등에 원충이 민감하게 반응하는 단점이 있다.

⑧ 색소면역검사 (Sabin-Feldman dye test)

톡소포자충증의 진단에 이용되는 방법이다. 과거에 톡소포자충증의 특이적 진단에 가장 우수하다고 인정받았으나 톡소포자충의 살아 있는 빠른분열소체를 이용해야하므로 실험실 내 감염의 위험성과 빠른분열체를 계대배양 해야 하는 불편함으로 현재는 거의 이용되지 않는다.

⑨ 충란주위침전소검사(Circumoval precipitin test; COPT)

충란 혹은 유충을 시험혈청과 함께 놓으면 충란 또는 유충 주위에 항원-항체의 침강 반응이 일어나는 것을 관찰하는 방법으로 주로 주혈흡충증의 진단에 이용된다.

(11) 기타 검사

이상의 검사 방법 외에도 담즙, 간고름집 고름, 생검조직, 뇌척수액 등 다양한 재료를 채취하여 의심되는 기생충을 대상으로 여러 가지 검사법과 염색법 등을 적용하여 검사한다.

제5절

기생충의 염색법

(1) 요오드염색 Iodine stain

보통 원충의 포낭을 관찰하기 위해 흔히 사용하는 염색법이다. 즉시 염색되어 바로 관찰할 수 있다. 슬라이드글라스 위에 검사 재료를 놓고 요오드용액 한 방울을 떨어뜨려 잘 혼합하여 염색하고 커버글라스를 덮어서 검경한다.

시약 요오드염색액

Potassium iodide(KI)	2.0g
Iodine(I_2) 결정	1.0g
증류수	50ml

- 증류수에 potassium iodide(KI)를 넣어 녹인 후 iodine (I_2) 결정을 넣어 용해시킨다. 만든 후 오래 경과되면 염색성이 떨어지므로 새 용액을 만들어 쓰는 것이 좋다.

(2) 철헤마톡실린염색 Iron-hematoxylin stain

원충류의 핵을 관찰할 때 흔히 쓰이지만 조작이 복잡하고 숙련된 기술이 필요하다.

(3) 카민(Carmine) 염색

흡충류의 성충이나 조충류의 편절을 관찰하기 위해 이용되는 영구표본 염색법이다.

글리세린-알코올용액으로 고정한 후 카민염색액으로 염색 후 발삼으로 포매하여 영구보존한다.

제6절

기생충의 배양

채집된 기생충을 동정(identification)하여 진단하거나, 유충의 감별이나 면역학적 진단법에 이용되는 항원의 조제를 위해, 또는 연구를 목적으로 충란, 유충 또는 원충을 배양한다.

(1) 연충류 배양법

연충류의 배양방법으로는 숯가루배양법, 기와배양법, 시험관 내 여과지 배양법 등이 있으며, 주로 구충, 동양모양선충, 분선충 등의 유충을 관찰하기 위한 배양법이다.

흔히 쓰이는 여과지(filter paper) 배양법은 아래와 같이 시행한다.

㉠ 직경 2~3cm의 시험관에 깊이 2~3cm 정도의 물을 채우고

㉡ 시험관보다 짧은 길이의 여과지(폭은 시험관의 직경보다 작은 것)의 약간 아래쪽에 2~3g의 대

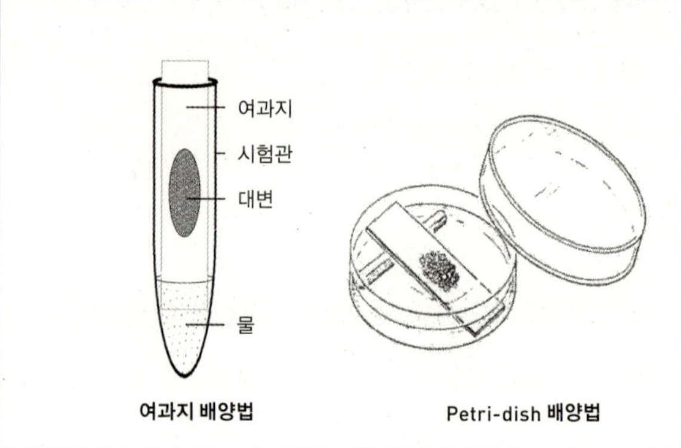

그림 7-10. **연충 배양법.**

변을 고르게 바른 후 세워둔다.

㉢ 여과지의 하단이 물에 잠기도록 넣고, 상단은 물 밖으로 나오게 한 후 마개를 한다. 이때 대변이 물에 직접 닿지 않게 해야 한다.

㉣ 25~30℃의 항온기 내에 넣어 배양한다. 4~5일 후에 시험관 바닥에 유충이 내려와 있는지 확대경으로 확인하며, 물을 보충하여 여과지가 시험관 내의 물과 함께 마르지 않도록 주의한다.

㉤ 10~14일 후에는 시험관 밑의 물을 피펫으로 뽑아 유충을 관찰한다(충란에서 부화하여 나온 유충은 친수성이 있어 거의 모두 물속에 있게 된다).

(2) 원충류 배양법

기생충에 필요한 영양물질이 든 배지 내에서(37℃, 5% CO_2 배양기) 원충을 배양한다. 이질아메바 및 람블편모충은 Trypticase-Yeast extract-Iron-Serum media(TYI-S-33), 질편모충은 Trypticase-Yeast extract-Maltose media(TYM), 자유아메바는 Casitone-Glucose-Vitamins media (CGV, CGVS) 등의 배지들이 이용되고 있다.

참고문헌

소진탁(1993) 인체기생충학. 신광출판사.

Beaver PC, Jung RC, Cupp EW(1984) Clinical Parasitology. 9th ed. Lea & Febiger, Philadelpphia, USA.

Garcia LS, Ash LR(1975) Diagnostic Parasitology. Clinical laboratory manual. The C.V. Mosby Company, Saint Louis, USA.

Garcia LS(2007) Diagnostic Medical Parasitology. 5th ed. ASM press, Washington, USA.

WHO(2002) 기생충기본검사법. Basic Laboratory Methods in Medical Parasitology. 한국건강관리협회.

【V】

【W】

【X】

【Y】

【Z】

류재숙
한양대학교 의과대학 의학과 졸업(1982)
전 대한기생충학회 회장
한양대학교 의과대학 환경의생물학교실 교수

안명희
고려대학교 의과대학 의학과 졸업(1976)
전 대한기생충학회 회장
한양대학교 의과대학 환경의생물학교실 교수

민득영
연세대학교 의과대학 의학과 졸업(1969)
전 대한기생충학회 회장
한양대학교 의과대학 명예교수
을지대학교 석좌교수

신명헌
한양대학교 의과대학 의학과 졸업(1989)
연세대학교 의과대학 환경의생물학교실 교수

송현욱
한양대학교 의과대학 의학과 졸업(2001)
대구가톨릭대학교 의과대학 기생충학교실 교수

이한일
서울대학교 문리과대학 생물학과 졸업(1959)
전 한국동물분류학회 회장
전 연세대학교 의과대학 환경의생물학교실 교수
연세대학교 의과대학 환경의생물학교실 초빙교수

의학 기생충학

펴낸날 2017년 3월 30일 초판 1쇄 · 2018년 5월 10일 초판 2쇄
지은이 류재숙·안명희·민득영·신명헌·송현욱·이한일
펴낸이 이영무 · **펴낸곳** 한양대학교출판부 · **출판등록** 제4-7호(1972.2.29)
주소 서울 성동구 왕십리로 222 · **전화** 02.2220.1432-4 · **팩스** 02.2220.1435
홈페이지 press.hanyang.ac.kr · **이메일** presshy@hanyang.ac.kr

값 28,000원

ISBN 978.89.7218.535.2 (93510)